循環器研修テクニカルノート

心不全

臨床を上手に行うための
「頭と実地」のテクニック

著■ 樋口 義治　大阪警察病院循環器内科 部長

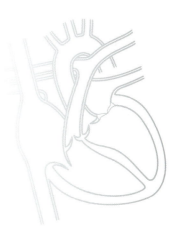

メディカル・サイエンス・インターナショナル

Technical Note for the Residents of Cardiology : Heart Failure
First Edition
by Yoshiharu Higuchi

© 2016 by Medical Sciences International, Ltd., Tokyo
All rights reserved.
ISBN 978-4-89592-865-6

Printed and Bound in Japan

序　文

　本書は循環器領域において「頭の中の知識をどう整理し，実際にどのように診療するか」，思考と実地の両面についてのテクニカルな要素をまとめたシリーズの1冊として書き下ろしました．この「心不全」は筆者が桜橋渡辺病院CCU科長，日本大学板橋病院CCU室長の頃に作成した院内冊子「CCUマニュアル」が元となっています．CCU内でメンバーが共通の認識をもって診療にあたることができるように，データブックや手技のマニュアルではなく，基本的な考え方を重視して作成したもので，これに慢性期診療を加えて，広く心不全を理解できる内容にしたのが本書です．

　基本的な考え方を重視する姿勢はそのままにしています．日々新しい患者さんの，刻々と変わる病態に対応するのが臨床の現場．応用問題を解くには基礎の裏打ちが欠かせないからです．最初は「何となくわかった」という程度でかまいません．実際の臨床経験と照らし合わせてみて，読み進むうちに内容が腑に落ちるようになれば本書の目的は達成です．

　特にPart 1では心不全の基本的理解を目指しました．その他のPartでも「頭で理解する」ための内容が多くなっています．各Partの最初にある「プリンシプル」は，本文を読み終えた後でもう一度振り返ってみてください．役に立ちそうな知識や，ちょっと難解だけれども後になって味がわかる知識をTechnical Memoにまとめました．なかには豆知識程度のものも多数含まれますが，適度に息抜きをしてください．

　本書は「心不全の専門家が書いた心不全の専門書」とは雰囲気が違うと感じるかもしれません．新しい知見を発見して発表するのが専門家の役割．筆者は心不全を中心として循環器診療全般に携わっていますが，一方で現役のアンジオプラスターでもあります．専門家の視点ではなく，あらゆる心臓病を扱うにあたって必要となる知識を整理してみました．

　心不全の専門書として読むと，物足りなく感じるかもしれません．そこは割り切って，本書の目的は，今そこにある間違いのなさそうな知識をまとめて，具体的にはどう診療すればよいのかを，スジを通して伝えること．同じ内容の文章が表現を変えて何度も出てきます．本書を通読していただいた読者には目に障るかもしれませんが，この本の性格と思ってください．スジを通すためには，かえって内容が重複してしまうこともあります．カンファレンスで話しかけるような気持ちで書きました．講義でも大切な内容は繰り返し出てくるもの．何度も見聞きしている間に知識として定着します．

● なぜ心不全を研修するのか？……

　循環器研修を始めたばかりの医師にとって，心不全は理解しにくいようです．心不全が単一の疾患ではなく，様々な基礎心疾患から構成される症候群であるからです．基礎心疾患には高血圧もあり，虚血性心疾患もあり，不整脈も含まれます．筆者が大阪警察病院で循環器研修を始めた頃とは，疾病構造が一変しました．狭心症や不整脈を単一の疾患として治療していた時代は終わり，その先にある心不全を考えなければならない時代となっています．

　冠動脈インターベンション治療は昔も今も循環器診療の華です．しかし現代では，冠動脈疾患の患者を心不全にさせないため，あるいは心不全になってしまった冠動脈疾患をどのように治療するのか，について治療戦略を練る必要が高まってきました．頻脈性不整脈に対するカテーテルアブレーションはカテーテル室のもう1つの華ですが，日常診療のなかで激増する心房細動は心不全患者の増加と無関係ではありません．今後は，「心不全を語れるアンジオプラスター」「心不全を語れるアブレーター」がますます必要とされるでしょう．循環器に興味がある初期研修医ばかりではなく，アンジオプラスターやアブレーターを目指す循環器後期研修医にとって，「なぜ心不全を研修するのか？」に対する答えとモチベーションになれば筆者として望外の喜びです．

● 最後に感謝を……

　医学部を卒業し循環器研修を開始して以降，多くの師から教えを受けました．大阪警察病院では児玉和久部長（現・大阪警察病院名誉院長）と平山篤志副部長（現・日本大学教授）から，医師としての基本的姿勢に始まり，循環器診療に携わるための手ほどきを受けました．桜橋渡辺病院では伊藤浩内科部長（現・岡山大学教授）のCCU回診から得た知識と病態の整理術をノートに書き溜め，それがCCUマニュアルの元となりました．安村良男先生（現・大阪警察病院心臓センター長）からは本書執筆にあたり，幾多のご助言をいただきました．これから循環器研修を始める若い先生に還元します．

　本書は桜橋渡辺病院および日本大学板橋病院でのCCUミーティングの内容を元ネタとし，それに大幅な加筆を施して構成されています．毎朝7時半にCCUに集合してディスカッションした当時のCCUメンバーの皆様に感謝申し上げます．

　院内冊子にすぎなかったものを発展させてこのような本として出版できたのはメディカル・サイエンス・インターナショナル書籍編集部の染谷繁實エディターのおかげです．帝京大学の村川裕二教授からご紹介いただきました．感謝申し上げます．1冊の本が世に出るのは大変うれしいことです．

樋口　義治

目 次

Part 1 　診療の基本

A 心不全の基礎知識
- A-1 　心不全診療にあたってのプリンシプル ………………………………… 2
- A-2 　心不全症状とその仕組み―主訴のメカニズム ………………………… 2
- A-3 　CV continuumの終着駅としての心不全 ………………………………… 16

B 心不全の診察・検査と診断
- B-1 　問診のテクニック ………………………………………………………… 18
- B-2 　身体診察のテクニック …………………………………………………… 22
- B-3 　臨床検査のテクニック：検査の目的は診断とモニタリング ………… 29
- B-4 　心エコーによる左心系の評価法とその解釈 …………………………… 39
- B-5 　心エコーによる右心系の評価法とその解釈 …………………………… 49
- B-6 　鑑別診断：急性/慢性呼吸不全を呈する呼吸器疾患の鑑別が重要 …… 52

C 心不全の治療
- C-1 　救急で出会う心不全の集中治療 ………………………………………… 55
- C-2 　一般病棟で管理する心不全の治療 ……………………………………… 58
- C-3 　外来でフォローする心不全の治療 ……………………………………… 61

Part 2 　急性期診療のテクニック

A 急性期患者の診察・検査と診断
- A-1 　急性心不全診療のプリンシプル ………………………………………… 66
- A-2 　急性心不全を診たとき …………………………………………………… 67
- A-3 　心不全急性期を診察する ………………………………………………… 72
- A-4 　診察・検査から病態に迫る ……………………………………………… 73

B 急性期患者の治療
- B-1 　急性期の呼吸管理 ………………………………………………………… 84
- B-2 　急性期の循環管理 ………………………………………………………… 88
- B-3 　背景となる基礎心疾患と経路/トリガーごとに考える心不全治療 …… 92
- B-4 　特別な注意を要する急性心不全診療 …………………………………… 105
- B-5 　急性心不全の薬物治療と非薬物治療 …………………………………… 117

Part 3　慢性期診療と長期管理のテクニック

A 慢性期患者の診察・検査と診断
 A-1　慢性期心不全診療のプリンシプル ･････････････････････････････ 134
 A-2　慢性心不全とは ･･･ 134
 A-3　慢性心不全の診察・検査 ･･･････････････････････････････････････ 148

B 慢性期患者の治療
 B-1　慢性期心不全治療の考え方―こんなのも慢性期，あんなのも慢性期 ･･･ 158
 B-2　慢性期患者の治療―総論 ･･･････････････････････････････････････ 160
 B-3　基礎心疾患ごとの治療―各論 ･･･････････････････････････････････ 165
 B-4　薬物治療（経口）と非薬物治療 ･････････････････････････････････ 181

C 長期管理
 C-1　心不全長期管理の実際 ･･･ 194
 C-2　長期管理における診察と検査 ･･･････････････････････････････････ 194
 C-3　長期管理の心不全治療 ･･･ 196
 C-4　長期管理のための心不全チーム医療 ･････････････････････････････ 198
 C-5　長期管理のための地域連携 ･････････････････････････････････････ 200

Part 4　処方のテクニック

A 薬物の種類と特徴
 A-1　血管拡張薬 ･･･ 204
 A-2　利尿薬 ･･･ 206
 A-3　レニン-アンジオテンシン（RA）系阻害薬 ･･･････････････････････ 210
 A-4　β遮断薬 ･･ 212
 A-5　強心薬 ･･･ 215
 A-6　ジギタリス ･･･ 217

B 急性期の処方薬
 B-1　血管拡張薬 ･･･ 219
 B-2　利尿薬 ･･･ 222
 B-3　強心薬 ･･･ 227

C 慢性期の処方薬
 C-1　利尿薬 ･･･ 230
 C-2　レニン-アンジオテンシン（RA）系阻害薬 ･･･････････････････････ 233
 C-3　β遮断薬 ･･ 235
 C-4　経口強心薬 ･･･ 240
 C-5　ジギタリス ･･･ 243
 C-6　併存疾患をもつ慢性心不全の内服治療 ･･･････････････････････････ 245

索　引 ･･･ 249

Technical Memo

「血管内脱水」とは？―しばしば陥るシチュエーション ………………………… 5
いわゆるサードスペースとは？ ……………………………………………………… 6
循環のロジック ………………………………………………………………………… 8
大きな心臓は楽ではない！ …………………………………………………………… 8
ADHF―デコってしまった心不全 …………………………………………………… 10
afterload mismatch とは？ …………………………………………………………… 11
体液調節系は2種類ある ……………………………………………………………… 14
腎動脈周囲交感神経節アブレーション（腎デナベーション）の心不全治療における
　可能性 ………………………………………………………………………………… 15
お釈迦様の寝姿 ………………………………………………………………………… 21
cold or warm？ ………………………………………………………………………… 23
「木を見て，森も見る」―フレイルの評価 ………………………………………… 29
胸部X線写真上の浮腫所見 …………………………………………………………… 30
HFpEFと冠動脈疾患 …………………………………………………………………… 31
LVSWIとSVRI ………………………………………………………………………… 37
PVループという心臓力学 …………………………………………………………… 38
CVPの意味は？ ………………………………………………………………………… 39
さすがは循環器内科医の心エコー，と言われるには何が必要か？ ……………… 51
ウィーニング …………………………………………………………………………… 59
心不全診療の目標 ……………………………………………………………………… 66
HFpEFとHFrEF，cardiac failure と vascular failure ……………………………… 67
心不全でよく聞く呼吸に関する略語 ………………………………………………… 68
診察所見でカルテに記載すべきもの ………………………………………………… 73
AFが先か，ADHFが先か？ ………………………………………………………… 74
one look echoでわかること …………………………………………………………… 76
圧較差の少ないASで心不全？ ……………………………………………………… 80
ARにおける病態生理は基本的に左室容量負荷 …………………………………… 80
急性期にLVEDPを推測する ………………………………………………………… 81
呼吸を読む：呼吸運動は muscle work（筋肉労働） ……………………………… 85
陽圧換気からの離脱法 ………………………………………………………………… 87
虚血性心筋症（ICM） ………………………………………………………………… 98
頻脈性不整脈を原因とするHFrEF―頻脈誘発性心筋症 ………………………… 102
厄介な心筋症HOCM …………………………………………………………………… 104
AMIの機械的合併症 …………………………………………………………………… 107
J-Wind 試験 …………………………………………………………………………… 108
PTEと急性左心不全に対するPCPS管理は，概念がまったく異なる！ ………… 115
ループ利尿薬抵抗性 …………………………………………………………………… 119

すでに服用しているβ遮断薬は継続する ……………………………………………… 123
腎うっ血とは ……………………………………………………………………………… 124
送血管と脱血管はどちらの足から挿入するか？ ……………………………………… 128
実は大事な右心機能 ……………………………………………………………………… 153
心筋 viability をみる …………………………………………………………………… 156
open artery theory とは？ ……………………………………………………………… 167
STICH 試験 ………………………………………………………………………………… 169
糖尿病性心筋症（diabetic cardiomyopathy）とは？ ………………………………… 171
これから出てくる新規心不全治療薬 …………………………………………………… 185
嫌気性代謝閾値（AT）とは？ …………………………………………………………… 187
心臓と腎臓：コルシカの兄弟 …………………………………………………………… 195
長期管理における水分制限と塩分制限 ………………………………………………… 199
カルシウム拮抗薬は心不全治療薬になり得るか？ …………………………………… 206
ナトリウム利尿薬と RA 系阻害薬 ……………………………………………………… 208
理想的な利尿薬とは ……………………………………………………………………… 210
静注β遮断薬 ……………………………………………………………………………… 214
実はちょっと異なる，先発品とジェネリック ………………………………………… 218
急性期にトルバプタン（サムスカ®） …………………………………………………… 224
合剤の功罪 ………………………………………………………………………………… 235
長期管理・在宅管理で使用する慢性心不全治療薬 …………………………………… 244
高齢者全臓器不全に対する薬物治療 …………………………………………………… 247

Case

- 左心ポンプ機能の極めて低下したHFrEF ... 70
- HFpEFの急性期治療 ... 96
- HFrEFの急性期治療 ... 99
- 頻脈誘発性心筋症 ... 102
- 排便時にvascular failureを起こす高齢者心不全 ... 104
- AMIによる心原性ショック ... 106
- 急性心筋炎による心不全 ... 109
- リハビリテーション開始時の肺血栓塞栓症 ... 116
- 右心系のうっ血による呼吸困難 ... 124
- 一次性MRによる慢性心不全 ... 144
- 二次性MRによる慢性心不全 ... 146
- 広範囲前壁中隔心筋梗塞による慢性心不全 ... 154
- 強心薬を必要とするHFpEFもある ... 161
- 血行再建術が奏功したICM患者 ... 169
- 糖尿病性心筋症 ... 171
- DCM慢性心不全患者 ... 174
- 心サルコイドーシスによる慢性心不全患者 ... 176
- 他山の石―良かれと思ったことも ... 197
- こんな症例に注意 ... 221
- 他山の石―hANP 0.025 γ が過量であったHFrEF患者 ... 221
- 上手な利尿は2日目以降が勝負 ... 225
- 他山の石―慢性期利尿薬の上手な使い方，下手な使い方 ... 232
- 慢性期 β 遮断薬の上手な使い方，下手な使い方 ... 240
- 経口強心薬を用いた静注強心薬からのウィーニング ... 242

注 意

本書に記載した情報に関しては，正確を期し，一般臨床で広く受け入れられている方法を記載するよう注意を払った．しかしながら，著者ならびに出版社は，本書の情報を用いた結果生じたいかなる不都合に対しても責任を負うものではない．本書の内容の特定な状況への適用に関しての責任は，医師各自のうちにある．

著者ならびに出版社は，本書に記載した薬物の選択，用量については，出版時の最新の推奨，および臨床状況に基づいていることを確認するよう努力を払っている．しかし，医学は日進月歩で進んでおり，政府の規制は変わり，薬物療法や薬物反応に関する情報は常に変化している．読者は，薬物の使用にあたっては個々の薬物の添付文書を参照し，適応，用量，付加された注意・警告に関する変化を常に確認することを怠ってはならない．これは，推奨された薬物が新しいものであったり，汎用されるものではない場合に，特に重要である．

Part 1

診療の基本

A 心不全の基礎知識

A-1 心不全診療にあたってのプリンシプル
A-2 心不全症状とその仕組み—主訴のメカニズム
A-3 CV continuumの終着駅としての心不全

A-1 心不全診療にあたってのプリンシプル

□ その1……診断が決まれば治療が決まる
- 心不全は単一の疾患ではなく症候群である。心不全発症の背景となる基礎心疾患が存在する。
- 基礎心疾患が何であるかを診断する。診断が決まれば治療が決まる。
- 虚血性か非虚血性かは特に重要。治療に行き詰ったときには、もう一度診断から振り返ってみること。

□ その2……治療はゴールを意識する
- 急性期の治療でも慢性期の治療においても、ゴールを設定する。
- 特に慢性心不全の治療では、年齢や併発疾患を考慮する。
- ゴールは個々の患者で異なる。大規模試験ではわからない。

A-2 心不全症状とその仕組み—主訴のメカニズム

1) そもそも、心不全の本質は「うっ血」をきたす症候群である

□「うっ血」をきたす場所は、血液をプールできる場所である。血管内であれば、静脈系と臓器の毛細血管床（vascular bed）。左心系では肺毛細血管床があり、右心系では全身の静脈系と腹部臓器にうっ血する。

□ 実は血管外のほうが「うっ血」する場所は多い。間質のうっ血は「浮腫」として現れる。

□ 例えば、ポンプ機能不全の主体は前方への心拍出の低下であるが、その場合でも必ずポンプの後方で多少の「うっ血」が生じる。

□ 最も単純化したモデルで考えると、「うっ血」の場はポンプの後方である。これを後方障害という（図1A-1）。
- 左心系の後方には肺静脈・肺血管床（vascular bed）がある。すなわち、左心系の後方障害が肺うっ血である。
- 右心系の後方には全身の静脈系および腹部臓器がある。すなわち右心系の

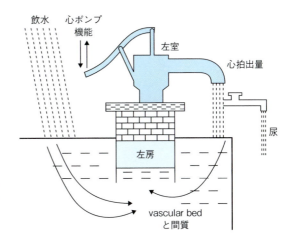

図1A-1 心臓とは，後方の血管床から血液を「汲み上げ」て，前方へ「押し出す」ポンプである

後方障害は，肝うっ血に代表される臓器うっ血と間質浮腫である。
□ 毛細血管と間質の間では，体液はStarlingの法則に従って移動する。毛細血管の1点における物質の濾過は，
　①静水圧勾配［＝毛細血管内静水圧－間質液静水圧］
　②浸透圧勾配［＝血漿コロイド浸透圧－間質液コロイド浸透圧］
　の2つで規定され，Starling forceと呼ばれる。
　静水圧勾配のベクトルは，血管内から間質へ向いている。コロイドとは血漿蛋白質のことで，血管外スペースから体液を取り込む方向への力を生み出す。通常の間質液コロイド浸透圧はゼロである。
□ 通常状態のStarling forceのベクトルは「間質→毛細管内」である。
□ 毛細血管内静水圧は動脈側からの距離に依存して変化するが，大雑把に言うと，静脈圧の上昇により①静水圧勾配が②浸透圧勾配を凌駕すると（Starling forceが外向きとなり）血漿成分が間質に漏出する（図1A-2）……これが最も単純な浮腫の仕組みであり，右心系後方障害では全身の浮腫となる。
□ 血管内からの外向きの流れの超過分は，通常はリンパ管内に入り，静脈系に戻る。
□ 左心不全では，肺静脈圧の上昇のために①静水圧勾配が高まっている。外向きのStarling forceを生じることにより，肺胞間質性浮腫の状態となる。これはリンパ灌流によりある程度代償される。リンパによる排出を上回る静水圧勾配であれば，余剰体液は肺胞内へと漏れ出して肺胞性浮腫となる。電撃性肺水腫（flash pulmonary edema）と呼ばれる状態である。
□ 右心系の後方には広大な静脈系プール（静脈系血管床）が広がっている。すなわち全身の静脈系および腹部臓器であり，そこにプールできる血液量は左心系の後方（肺毛細血管床）の約10倍にのぼる（図1A-3）。このことから，

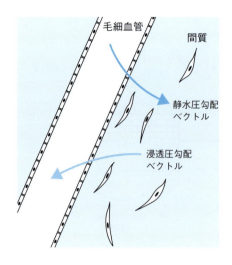

図1A-2 毛細血管と間質の物質移動に関わるStarling force

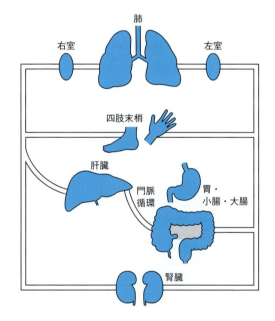

図1A-3 右心系と左心系の後方に広がる血管床の違い

左心系と右心系の後方障害の起こり方に違いが生じる。
□すなわち，左心不全における肺うっ血は容易かつ短時間に生じるが，右心不全における浮腫や臓器うっ血が成立するにはある程度の時間を要する。溜まるのに時間がかかれば，排出するにも時間がかかる。全身の浮腫や臓器うっ血を解除するのに時間がかかる理由である。

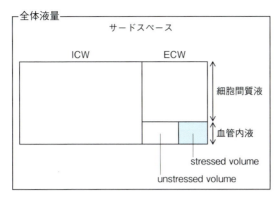

図1A-4　体液分布図。ICW：細胞内液，ECW：細胞外液。

2) 水の分布を考える

☐ ヒトの体内の水は，約2/3が細胞内液（intra-cellular water：ICW）であり，残り1/3の細胞外液（extra-cellular water：ECW）のうち3/4を細胞間質液が占めている。残り1/4が血管内液（血漿）であるが，なかでも循環に関与している水をstressed volumeと呼ぶ（図1A-4）。

☐ 血管内液のうち，循環せず存在するものをunstressed volumeと呼ぶ。unstressed volumeは臓器のvascular bedに分布し，リザーバーあるいはstressed volumeの急激な増減に対するバッファーとして働く。unstressed volumeが存在するのは，肝臓や脾臓といった腹部臓器や門脈系血管床である。

Technical Memo ▶▶▶

「血管内脱水」とは？―しばしば陥るシチュエーション

　心不全治療において，肺うっ血も臓器うっ血も難治性，利尿薬を使用しても十分な尿量が得られない，といった事態にしばしば遭遇する。

　全身の浮腫とvolume overが明らかな患者。下大静脈はエコーで見るとペチャンコ。医学的には「下大静脈虚脱」と呼ばれる状態であったとき，この状況を「血管内脱水」（あるいは血管内ハイポ＝hypovolemia）と呼ぶ。これは細胞外液量として過剰であるにもかかわらず，stressed volumeが足りない状態（図1A-5）。

　細胞間質液とunstressed volumeを効率よく上手に除水するのが心不全治療。ひと言で言えば，過剰な細胞外液をstressed volumeの形で血管内へ引き込み，同時に素早く利尿をかけて体外へ排泄しなければならない。

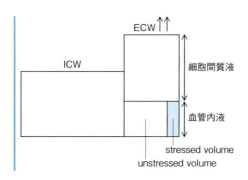

図1A-5 血管内脱水状態の体液分布図

Technical Memo ▶▶▶

いわゆるサードスペースとは？

血管外に存在し循環にもあずからない，かといって細胞間質にあるわけでもない水．図1A-4で示す体液コンパートメントの枠外に存在する水が「サードスペース」の水．腹腔内・胸腔内がこれに相当する．そのため心不全治療では，基本的にはサードスペースから除水する必要はない．

ただし閉鎖腔内に存在する水なので，大量に貯留すると臓器を圧迫する．例えば，大量の胸水があれば，肺を圧迫して換気にあずかる肺容積を保てなくなる．これは穿刺，排液の適応となる．

3）前方障害・後方障害について

- □ 左心系にとっての前方障害は体循環系の低拍出状態であり，後方障害は肺静脈・肺毛細血管床のうっ血である．
- □ 右心系にとっての前方障害は肺循環系の低拍出状態であり，後方障害は体静脈および臓器うっ血である．いわゆる右心不全による前方障害は，左心系にとっても前負荷不足となり，体循環系の低拍出状態に直結する．
- □ 大雑把に言うと，前方障害は低心拍出に相当し，後方障害は肺うっ血あるいは臓器うっ血に相当する（表1A-1）．ただし，低拍出（前方障害）が心不全の初発症状・所見であることは少なく，後方障害が先行する．前方障害がみられる場合は，ほぼすべての状態で後方障害も内包している．

4）前負荷・後負荷とは

- □ 単純化したモデルで考えると，「前負荷を受けて仕事を行い，後負荷に打ち勝って排出する」のが閉鎖循環回路でのポンプの役割．
    - ● 前負荷（preload）……容量（volume）
    - ● 後負荷（afterload）……圧（pressure）または抵抗（resistance）
- □ 左心系にとって，

表1A-1 心不全でみられる前方障害と後方障害

前方障害は左心系と右心系で共通であり，そのなかでも最早期からみられるものが運動耐容能の低下である。
- 前方障害：低心拍出に伴う症候
  運動耐容能の低下，全身倦怠感，易疲労感，尿量減少，夜間多尿，四肢の冷感，意識障害，頭痛，低血圧，脈圧減少，頻脈，精神活動の低下，チアノーゼ
- 左心系後方障害：肺うっ血に伴う症候
  労作時呼吸困難，起座呼吸，夜間の咳嗽，肺野の湿性ラ音，ギャロップ心音
- 右心系後方障害：臓器および全身静脈系のうっ血に伴う症候
  体重増加，腹部膨満感や食欲不振，内頸静脈怒張，肝腫大と肝頸静脈逆流現象，浮腫

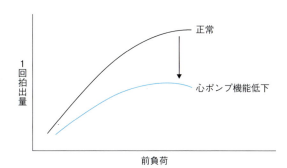

図1A-6 Frank-Starling曲線と心ポンプ機能

- 前負荷……拡張期に心室へ流入する肺静脈-左房還流により規定される。この場合，volumeを正確に知るのは困難であるため，圧で代用する。すなわち，拡張末期の左室充満圧と考えてよい。
- 後負荷……全身血管抵抗（systemic vascular resistance：SVR）により表され，全身の抵抗血管（細動脈arteriol）により規定される。

□ Frank-Starlingの法則では，前負荷の増大により左室壁が引き伸ばされ，それに応じて筋線維ではより強大な収縮が発生し，心臓全体では1回拍出量（stroke volume：SV）が増大する。前負荷は左室拡張末期圧充満圧（left ventricular end-diastolic pressure：LVEDP）で代用する。

□ 普通の心臓では，いわゆる「心ポンプ機能」が保たれているので，前負荷を上げるとSVが増大する。しかし，心ポンプ機能の低下した心臓では，曲線が下方に変位する（図1A-6）。

□ 左室後負荷はSVRによって規定されるが，前負荷と左心のポンプ機能が変化していないと仮定すれば，すなわち体血圧で代用される。

Technical Memo ▶▶▶

循環のロジック

循環を単純化したモデルで考えると，いわゆる電流回路におけるオームの法則が適用できる．すなわち，

　　血圧＝末梢血管抵抗×循環血流

循環血流は心拍出量により規定され，

　　心拍出量（CO）＝1回拍出量（SV）×心拍数（HR）

である．さらに，SVは前負荷と心ポンプ機能に規定される．

　　血圧∝前負荷×心ポンプ機能×HR

この式を理解すれば，ベッドサイドで血圧の変化に注意することは，心不全の病態を把握することとイコールであることがわかる．

□ 後負荷増大で何が悪いのか？
- 左室心筋への駆出期壁応力（wall stress）が増大する．つまり，より多くの心筋酸素消費につながる．

□ 心筋レベルでの後負荷とは，Laplaceの式から計算される壁応力である．

$$\text{Laplaceの式：壁応力} = \frac{(圧 \times 半径)}{(2 \times 壁厚)}$$

Technical Memo ▶▶▶

大きな心臓は楽ではない！

拡張型心筋症（DCM）を仮定してみると，左室径が大きく壁厚が薄い（図1A-7）．Laplaceの式を考えると，壁応力は増大する．つまりペラペラで大きな心臓を呈するDCMでは，心筋レベルで大きな後負荷がかかっており，心筋酸素消費が多くなる．

大きな心臓は楽をしているわけではない．

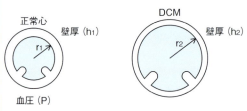

図1A-7　Laplaceの式で解釈するDCM

5）急性心不全と慢性心不全

□ まずは日本循環器学会ガイドライン〔急性心不全治療ガイドライン（2011年改訂版），慢性心不全治療ガイドライン（2010年改訂版）〕による定義を整理して示す。
- ●急性心不全……心臓に器質的または機能的異常が生じ，急速にポンプ機能の代償機転が破綻するとともに，心室拡張末期圧上昇や主要臓器への灌流不全を生じ，それによる症状・徴候が急速に出現あるいは悪化した状態。
- ●慢性心不全……慢性の心筋傷害により心臓のポンプ機能が低下し，末梢主要臓器の酸素需要に見合うだけの血液量を絶対的・相対的に拍出できない状態であり，肺または体静脈系，あるいは両者にうっ血をきたして日常生活に障害を生じた病態。

□ この定義に記載されている「ポンプ機能」とは，血液の前方への拍出のみならず，前負荷を受け止める機能，すなわち拡張能を含んでいると考えるべきである（図1A-8）。

□ 急性心不全と慢性心不全の病態を包括的に表現すると，「**有効な心拍出を得るためには心室拡張末期圧の上昇を必要とする病態，あるいは有効な心拍出を得るためには後方障害（＝うっ血）を必須とする病態**」となる。このように考えると，急性・慢性に本質的な差はなく，時相の違いのみであることがわかる。

□ 多少のうっ血を伴いながらもなんとか組織灌流を保っている時相（＝すなわち代償期）が慢性心不全であり，代償機転が破綻して高度のうっ血の状態に転ぶ，あるいは組織低灌流に陥る時相（＝非代償期）が急性心不全である。

□ 逆に，左室拡張末期圧の上昇を伴うことなく十分な組織灌流が得られているのが正常な循環動態である。

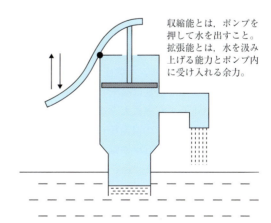

図1A-8 ポンプ機能とは「汲み上げて押し出す」

Technical Memo ▶▶▶

ADHF―デコってしまった心不全

急性心不全を急性非代償性心不全（acute decompensated heart failure：ADHF）と呼ぶことがある。

多少のうっ血を我慢しながら有効な心拍出とのバランスをとっているのが「compensated」な状態。バランスが崩れると転げ落ちる。「decompensationする」を短縮形で「デコる」というのは，うっ血と組織灌流のバランスから転げ落ちるようなイメージ（図1A-9）。

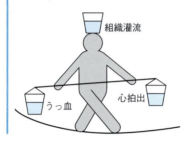

図1A-9　うっ血と組織灌流の微妙なバランス

□ 急性心不全において忘れてはならないことがある。
- 「デコった」原因として心臓そのものが変化しているかどうか，で治療法が異なる。
- 心臓そのものが変化してしまった心不全の代表は，急性心筋梗塞と急性心筋炎。
- 心臓自体が変化していなければ，周囲の環境（水バランスと血管抵抗）が変化したことが原因と解釈する。

□ 急性・慢性を問わず，基礎となる原因疾患をはっきりさせると，治療法が決定する。虚血性心疾患を基礎心疾患とするものが最も多く，心筋バイアビリティ（viability）の有無と虚血の有無を診断し，血行再建術の適応を考慮する。

□ 非虚血性心不全では，特発性の心筋症，二次性の心筋症，過負荷（overload）による心筋症，弁膜症を鑑別診断する。それにより治療法が決まる。

□ 過負荷による心筋症は臨床でよくみられる病態であり，終末像では心筋の収縮性が低下して左室拡大をきたし，特発性拡張型心筋症（DCM）様の壁運動異常を示す。長年の高血圧負荷に曝露された高血圧性心疾患（hypertensive heart disease：HHD）が最も多い。DCM様の変化をきたすと，拡張相高血圧性心疾患（dilated phase of HHD：dHHD）と呼ぶ。

Technical Memo ▶▶▶

afterload mismatchとは？

afterload mismatchは日本語で後負荷不適合と訳されるが，いわゆる急性心不全クリニカルシナリオのCS1としばしば混同される。両者は同義ではない。

afterload mismatchとは急性心不全の病態を表す言葉ではなく，本来は左心系血行動態力学の概念を表す言葉であることに注意が必要。

心ポンプ機能が良好であれば，後負荷増大に対しても心拍出を保つことができる。しかし，心ポンプ機能が障害されていると後負荷増大に対して十分な駆出ができなくなり，結果として前負荷を受け止めることができなくなる。このような急性の血行動態の変化を後負荷不適合（afterload mismatch）という。

afterload mismatchを生じる心臓は，少しの後負荷にも予備力がなく，容易に左室後方障害を起こす。

■ 急性心不全・慢性心不全での体液総量および体液分布
□ 急性心不全であっても慢性心不全であっても，本質はうっ血を生じる症候群である。うっ血を生じる際，体液総量は増加しているのだろうか？
- 最終的に肺うっ血が生じるときは，体液分布が変化して左室後方障害が主体となる。すなわちunstressed volumeとして存在していた細胞外液が循環回路中に動員される（stressed volumeとなる）ことで肺うっ血を生じる。これをvolume central shiftと呼ぶ。
- 慢性心不全では，ほぼ全例で体液総量が増加している。そのうえで，volume central shiftを起こしてADHFが発症する。
- 急性心不全では体液総量は増加せずに，体液分布の移動のみで肺うっ血を起こすことがある。
- ただし，unstressed volumeからstressed volumeへの体液移動が生じるためにはunstressed volumeに必要以上のリザーブがあったと考えるのが妥当である。実際の臨床でも，たとえ急性肺うっ血を起こしたADHFであっても，純粋にvolume central shiftのみで生じたものは少ない。幾分かは体液総量の増加がみられることが多い。

6）収縮性の低下した心不全（HFrEF）と収縮性の保たれた心不全（HFpEF）
□ 収縮性の低下した心不全（heart failure with reduced ejection fraction：HFrEF）と収縮性の保たれた心不全（heart failure with preserved ejection fraction：HFpEF）は，心エコーで判断される病態分類。
□ その基準については定まったものがない。おおむねLVEF 50％を基準にす

ることが多い。
- 僧帽弁狭窄（MS）や大動脈弁狭窄（AS），収縮性心膜炎も収縮性が保たれた心不全を呈するが，これらの病態は通常除外する。

☐ HFpEFの診断には，
①心不全症状があり，
②心収縮機能はほぼ正常で，拡張障害が証明されていること
が必要である。

☐ 高齢者の心不全の多くがHFpEFであり，今後はその増加に直面することになる。わが国で行われた慢性心不全の登録研究（CHART-2）（Takada T. Eur J Heart Fail 2014）によると，登録された慢性心不全患者の7割近くがHFpEFであった。

☐ HFpEFはHFrEFと同様に，身体機能や生命予後に影響を与えることが明らかになっている。しかしHFpEFの治療を大きく変えるような大規模臨床研究結果は皆無であり，いまだ治療法の決め手に欠けるのが現状である。
- わが国で行われたJ-DHF試験（Yamamoto K. Eur J Heart Fail 2013）では，HFpEF症例に対する比較的高用量のβ遮断薬の有用性が示唆されている。

☐ HFpEFでは収縮機能は保たれるが，拡張機能の障害がみられる。すなわち，正常な拡張機能に不可欠な左室の弛緩・吸引，およびコンプライアンスが障害されている。

☐ HFrEFの心臓では，すべからく拡張機能も低下している。つまり，HFrEFは収縮性も拡張性も低下した病態である。

☐ HFpEFの本質は，左室が有効な前負荷を受け入れるだけの拡張ができないこと。そのため後負荷が上昇するような状況があると，容易に左室の後方障害，すなわち肺うっ血が出現する。

☐ 心臓の大きさ……左室拡張末期径（LVDd）について
- 一般的にHFrEFはLVDdの大きな心臓を呈する。
- HFpEFはLVDdの小さな心臓（small LV）を呈することが特徴の1つである。左房が前負荷を受け止めるバッファーの役目をせざるを得ないので，大きな左房（giant LA）を示す。LVEFでHFpEFを定義するよりも，small LV + giant LAのほうがHFpEFの本質を言い表しているかもしれない。

☐ 心エコー所見で得られるいわゆる「拡張障害」は，HFpEFと同義ではない。高齢者の多くで，心不全症状がなくても多少の拡張障害がみられる。

☐ HFpEFは高齢者に多く，HFrEFと比して女性に多い。その臨床像は多くの併存疾患（高血圧，糖尿病，CKD，心房細動，肥満，冠血流予備能の低下，COPDなど）を抱えている。

7) 心不全における神経体液性因子の変動：心不全は悪循環を生む

- 心不全状態になると，心拍出量低下や組織低灌流を代償するための機転が働き，神経体液性因子の亢進が起こる。
- 3つの系が代表。
  - ①交感神経系……交感神経の異常亢進は心筋酸素需要を増大させる。過剰なカテコラミンへの曝露は心筋傷害を惹起する。
  - ②レニン-アンジオテンシン（RA）系……RA系の亢進により末梢抵抗血管のトーヌスが亢進し，後負荷の上昇をきたす。腎臓においては水・Na^+の貯留をきたす。
  - ③アルギニンバソプレッシン（AVP）系……AVPは視床下部より分泌される抗利尿ホルモンである。AVP系の亢進により水貯留が起こる。
- 急性心不全や慢性心不全の急性増悪期には，上記の代償機転が破綻する。3つの神経体液性因子の亢進は，さらに心不全を増悪させる方向に働く（図1A-10）。
- 心不全では全細胞外液量は増加しているが，難治性では循環に関与する stressed volume はむしろ減少していることも多い。その代わりに間質での細胞外液量貯留が多く，除水に難渋する。
- AVP系は浸透圧調節系と非浸透圧・容量調節系の二重支配を受けており，心不全時には有効循環血漿量減少（stressed volumeの減少）を感知してAVPが分泌される。そして，さらに利尿が絞られるという悪循環を呈する。
- 慢性心不全では恒常的な神経体液性因子の亢進がみられ，特に①交感神経系と②RA系の抑制は慢性心不全治療として重要である。
- ③AVP系の抑制に対しては腎髄質集合管のバソプレッシンV_2受容体阻害薬（トルバプタン）が利用可能で，強力な利尿作用を示す。慢性心不全において予後改善効果があるかどうかは不明。
- 臨床で多くみられる病態は，長年の高血圧過負荷に曝露されたHHD。心筋

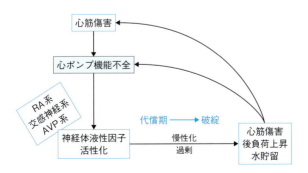

図1A-10 心不全でみられる悪循環

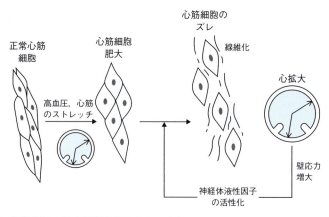

図1A-11　過負荷による心筋症発症のメカニズム

のストレッチにより神経体液性因子の活性化が生じ，細胞レベルでは心筋細胞肥大が起こる．心筋細胞同士の接合がズレて，心臓の壁厚が増大し，終末的には心拡大をきたして，DCM様の病態（dHHD）に陥る．するとLaplaceの式により，心筋には壁応力がかかり，神経体液性因子の活性はさらに亢進する（図1A-11）．

> **Technical Memo** ▶▶▶
>
> ### 体液調節系は2種類ある
>
> ①浸透圧調節系（水調節）
>   血漿浸透圧の低下を視床下部で感知することにより，アルギニンバソプレッシン（AVP）系を活性化させる．AVPは抗利尿作用により，尿浸透圧の調節を行う．この一連の体液調節系は，レスポンスが速いのが特徴．
> ②容量調節系（Na^+調節）
>   有効循環血漿量（すなわちstressed volume）を頸動脈洞や心房において感知する．RA系を活性化して尿中へのNa^+排泄（＋水排泄）の調節を行う．

■ 神経体液性因子からみた低Na^+血症の機序

☐ 重症の慢性心不全では，しばしば低Na^+血症がみられる．臨床では，重症心不全の約20％程度に低Na^+血症がみられる．慢性心不全においては，死亡率・心血管死・再入院のいずれもが低Na^+血症で増加する．

☐ 低Na^+血症を呈している状況でループ利尿薬を用いると，血清Na^+がさらに低下するのではないかとの懸念が生まれる．すでに十分な内科治療がなされ

ている状況下では，RA系も交感神経系も抑制されている。残ったAVP系が亢進するため，腎集合管での水再吸収が促進されて低Na^+血症が生じる。こうした環境では，そもそもループ利尿薬が効きにくい。

Technical Memo ▶▶▶

腎動脈周囲交感神経節アブレーション（腎デナベーション）の心不全治療における可能性

　腎動脈周囲には神経節があり，求心性の交感神経活性化経路となっている。カテーテルを用いて腎動脈外膜に存在する交感神経節を高周波でアブレーションすることにより，腎交感神経を選択的に除神経する治療法が腎デナベーションである。

　薬剤抵抗性難治性高血圧に対する治療法として期待されたが，2014年発表のSymplicity HTN-3試験によると，除神経を行っていない偽治療群と比べて血圧低下の程度に差はみられなかった（Bhatt DL. N Engl J Med 2014）。この試験結果をもって，高血圧に対する腎デナベーションの治験は現在中断している。

　しかし，腎動脈周囲からの求心性交感神経活性はADHF発症のメカニズムの1つとなっている可能性があり，今後は心不全治療への効果が期待されている（図1A-12）。

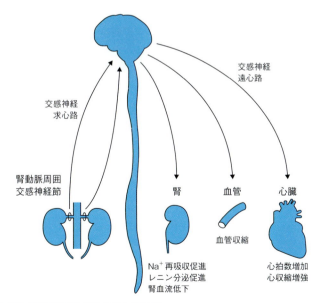

図1A-12　交感神経系の求心路と遠心路

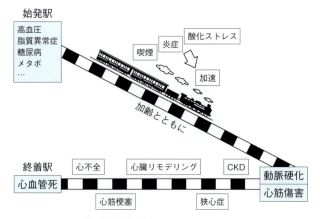

図1A-13　CV continuumの始発駅と終着駅

A-3　CV continuumの終着駅としての心不全

☐ わが国の心不全患者数は，高齢化社会の到来に伴い急速に増加している。日本循環器学会の循環器疾患診療実態調査によると，2013年度の心不全入院患者数は約23万人であった。外来通院中の患者を含めると，心不全患者は約100万人を超えると推測される。

☐ わが国最大の急性心不全レジストリーであるATTENDによると，急性心筋梗塞を除いた急性心不全の原因疾患は，虚血性心疾患が31.1%，拡張型心筋症12.7%，弁膜症19.4%であった (Sato N. Circ J 2013)。わが国でも虚血性心疾患を基礎疾患にした心不全が増加するものと思われる。

☐ 心血管系危険因子（高血圧，脂質異常症，糖尿病，メタボリックシンドロームなど）を出発点として動脈硬化・心筋虚血・組織障害が出現し，病態が複雑になっていくにつれて左室リモデリングや末期心不全に至る一連の流れを「CV (cardio-vascular) continuum」という (Dzau VJ. Circulation 2006)（図1A-13）。

☐ あらゆる心疾患の終末像が心不全であり，慢性心不全の予後は極めて不良である。古いデータだが1990年代のFramingham研究によると，5年生存率は50%程度となっており，悪性腫瘍に匹敵する悪性疾患である。

☐ 1990年代以降のβ遮断薬の慢性心不全治療への導入により，予後は改善していると期待される。しかし，慢性心不全は急性増悪を繰り返すたびに心筋の傷害が高度となっていき，ついには不可逆な終末期心不全に至る。慢性心不全は基本的には予後不良の進行性疾患と心得るべきである。

☐ 慢性心不全の時間経過を図に示す（図1A-14）。心機能あるいは身体活動度と

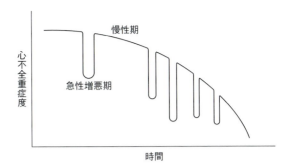

図1A-14 慢性心不全自然経過の時間軸

いった慢性心不全重症度の指標は，時間経過とともに緩やかな下降を示す。その過程で急性増悪を繰り返すにつれて曲線の落ち込みが強くなっていく。

参考文献
- Oppie LH編著. オピーの心臓生理学―細胞から循環まで. 岩瀬三紀監訳. 西村書店, 東京, 2008.
- 山本一博. 心臓の機能と力学. 文光堂, 東京, 2014.
- 村川裕二, 他. 循環器病態学ファイル 第2版. MEDSi, 東京, 2015.
- Gheorghiade M. Acute heart failure syndromes. J Am Coll Cardiol 2009；53：557-73.
- Dzau VJ. The cardiovascular disease continuum validated. Circulation 2006；114：2850-70.

B 心不全の診察・検査と診断

B-1 問診のテクニック
B-2 身体診察のテクニック
B-3 臨床検査のテクニック：検査の目的は診断とモニタリング
B-4 心エコーによる左心系の評価法とその解釈
B-5 心エコーによる右心系の評価法とその解釈
B-6 鑑別診断：急性/慢性呼吸不全を呈する呼吸器疾患の鑑別が重要

□ 心不全とは特徴的な症候をきたす疾患群であるから，丁寧な問診と身体診察によって初期診断と重症度の判定がほぼ可能である．その後の検査は，心不全発症の基礎となった心疾患の診断と，治療経過のモニタリング目的で行われる．

B-1 問診のテクニック

□ 心不全でみられる症状は，「前方障害と後方障害」の表1A-1を参照．実際の臨床でみられる症状として，圧倒的に肺うっ血の症状が多い．

□ 心不全はうっ血をきたす症候群である．それに加えて末梢循環不全を伴うか否かで病態が変わってくる．したがって，病初期に出現する症状は労作時の息切れである．

□ 心不全の診断基準としては，古典的であるがFramingham基準が重要．Framingham研究で発表されたうっ血性心不全診断基準（McKee PA. N Engl J Med 1971）によると，大症状2つか，大症状1つと小症状2つ以上を満たせば心不全と診断される．

- 大症状……発作性夜間呼吸困難または起座呼吸，頸静脈怒張，肺ラ音，心拡大，急性肺水腫，拡張早期ギャロップ（Ⅲ音），静脈圧上昇（≧16 cmH$_2$O），循環時間延長（≧25秒），肝頸静脈逆流
- 小症状……下腿浮腫，夜間咳嗽，労作時呼吸困難，肝腫大，胸水貯留，肺活量減少（≦最大量の1/3），頻脈（≧120/min）
- 大症状/小症状……5日間の治療に反応し4.5 kg以上の体重減少をみた場合，それが心不全治療の効果ならば大症状1つ，それ以外の治療の効果ならば小症状1つとみなす

□ 心不全の重症度はStage分類A～D（表1B-1）に分けられるが，症状により重症度を分類したものがNew York Heart Association心機能分類（NYHA分類）（表1B-2）である．

□ 最も多くみられる心不全症候が肺うっ血である．肺うっ血が進行すると，労

表1B-1　心不全重症度Stage分類

Stage A	高血圧，耐糖能異常，脂質異常症，喫煙などの危険因子を有するが，心機能障害がない
Stage B	無症状の左室機能障害
Stage C	症候性の心不全
Stage D	治療抵抗性の心不全

表1B-2　症状からみた心不全重症度NYHA分類

NYHA I	心疾患はあるが身体活動に制限はない。 日常的な身体活動では著しい疲労，動悸，呼吸困難あるいは狭心痛を生じない。
NYHA II	軽度の身体活動の制限がある。安静時には無症状。 日常的な身体活動で疲労，動悸，呼吸困難あるいは狭心痛を生じる。
NYHA III	高度な身体活動の制限がある。安静時には無症状。 日常的な身体活動以下の労作で疲労，動悸，呼吸困難あるいは狭心痛を生じる。
NYHA IV	心疾患のためいかなる身体活動も制限される。 心不全症状や狭心痛が安静時にも存在する。わずかな労作でこれらの症状は増悪する。

作時息切れから安静時呼吸困難へと病態が悪化する。
- 臥床時に下半身の静脈系に貯留していた血液が大静脈から右房へ戻ってくると，肺うっ血が急速に悪化する。これが，夜間発作性呼吸困難（paroxismal noctual dyspnea：PND）や起座呼吸（orthopnea）の仕組みである。
- 呼吸困難の訴え方には患者個々人の「感じ方」の違いがあり，多種多様であることが実際の臨床。患者が答えやすいように問診する。
- 肺うっ血による「呼吸困難」と低心拍出による「運動耐容能低下」は，患者にとってはどちらも労作時息切れと表現される。
- 英語表記では，息切れはSOB（shortness of breath），労作時息切れはSOB on effortと表現される。労作時呼吸困難の英語表記はDOE（dyspnea on effort）。
- SOBとdyspneaは同義とされている。どちらかといえば，SOBは患者本人の訴える表現方法であり，dyspneaは客観的にカルテに記載する医学用語とされている。

1）SOBを訴える患者の問診のポイントと，その解釈
■ SOBの現状を尋ねる
- まずはどのタイプであるのか？

- 労作時に生じるのか
- 安静時に生じるのか
- 睡眠時・夜間に発作性に生じるのか

以上を，大体つかんだうえで，詳しく問診する。

□ どの程度でSOBを生じるかを尋ねる。
- 「家の中でじっとしていても息苦しいですか？」，あるいは家族に「息苦しそうですか？」と尋ねる→「はい」ならば安静時心不全症状なのでNYHA Ⅳである。
- 「トイレへ行くのはどうですか？」→トイレに行くのもつらいようならNYHA Ⅲ～Ⅳと考えてよい。

家の中の通常の活動がつらいようならNYHA Ⅲである。例えば，
- 「部屋の移動も息苦しくてつらいですか？」→NYHA Ⅲである。

家の中の活動は大丈夫ということならNYHA Ⅱであるが，具体的に尋ねてみる。NYHA Ⅱの守備範囲は広い。
- 「外に買い物に出かけるのはつらいですか？」→「はい」であれば，NYHA Ⅱである。

外出が問題ないようであれば，坂道歩行を聞いてみる。
- 「坂道はどうですか？」あるいは「地下鉄の階段はどうですか？」
  →平坦路は大丈夫だが坂道や階段がつらい場合はNYHA Ⅱ，
  →坂道も階段も問題ないようであればNYHA Ⅰと判定する。

本人の意思疎通が難しそうであれば，付き添いの家族に尋ねる。「ゼェゼェしていますか？」や「肩で息をして苦しそうですか？」のように問診する。

■ いつから発症したのかを尋ねる

□ 「いつ頃からですか？」と尋ねるが，返答は曖昧なことが多い。そこで，具体的な期日を設定して，同時に随伴する症状がなかったかを尋ねる。
例えば，
- 「先週はどうでしたか？ 先月や先々月はどうでしたか？」と尋ねる。

おおよその発症期日がわかれば，次に，
- 「その頃から体重が増えたり，足がむくんできたりしませんでしたか？」と尋ねる。

■ どうしたら楽に感じるかを尋ねる

□ 安静時の呼吸困難を訴える患者には，
- 「座っているほうが楽ですか，横になっているほうが楽ですか？」と具体的に尋ねる。

座っているほうが楽に呼吸できるようであればNYHA Ⅳの心不全である。

Technical Memo ▶▶▶

お釈迦様の寝姿

　涅槃像ともいうが，お釈迦様は右半身を下にしてお休みになる．実は，心不全患者に「どちらを向いて寝るか」を尋ねると，圧倒的にこの「お釈迦様型」が多いことに気がつく．

　右半身を下にする→下大静脈を圧迫する→静脈還流が減る→肺うっ血を軽減できることから呼吸困難感が緩和される．

　心不全患者は，自然と楽な姿勢を選択している．

2) その他の症状を訴える患者の問診のポイントと，その解釈

☐ 肺うっ血以外の症状が前面に現れることもある．
- 左心系・右心系が均等に機能低下した場合には，肺うっ血は軽度であり，右心系後方障害である臓器うっ血と全身浮腫がみられる．
- 左心系症状としては前方障害がみられ，低心拍出による症状がみられる（表1A-1）．
- 最初は運動耐容能低下で現れることが多いが，高齢者では食欲不振などの消化器症状で現れることもある．
- 問診例
  ▶「足がむくんだり，顔が腫れたりしませんか？」あるいは「体重に変化はありませんか？」と尋ねる．
  　→「足がむくむ」と答える患者でも，体重に変化がない，あるいは「夕方にむくむが，朝にはきれいにとれている」ということであれば重症度は低い．「最近になってむくみだした」ということであれば，心不全を疑い検査を進める．
  ▶「坂道や階段で息切れしませんか？」や「平坦な道ではどれくらい歩けますか？」と尋ねる．具体的に「駅から病院まで歩くのに休憩しましたか？」と尋ねてもよい．
  　→「大丈夫」と答える患者には，「以前は平気であった距離（あるいは階数）がつらくなってきていませんか？」と確認をとってみる．

☐ 重症の低心拍出に出会うのは循環器病棟．「食欲不振」「頭痛」「身の置き所のない感じ」などの明確でない症状を訴える［p.24「精神神経活動の評価」参照］．

☐ 稀に健康診断や人間ドックで，高度の左室拡大とLVEFの低下を伴った心機能低下患者を発見することがある．この場合，肺うっ血所見が乏しくても，慎重に問診すると低心拍出症状が見つかる場合がある．
- 問診では，運動耐容能の低下について重点的に尋ねる．食欲低下などの症

状が出ていれば相当の重症。健康診断で出会う心機能低下患者は「平坦な道」であれば，なんら問題なく歩けることが多い。
- ● 問診例
  - ▶「階段や坂道で息切れはしませんか？」と尋ねる。
    - →「息切れはしない」と答える患者にも，もう少し詳しく「同年代の同僚と比べるとどうですか？」あるいは「以前は階段で昇っていたところを，ついついエレベーターを使うようになっていませんか？」など詳しく尋ねてみる。

  ただし，運動耐容能の低下には下肢筋力の低下や，いわゆる運動不足も含まれるので，問診だけではわからないことも多い。

□ 心不全の診断で鑑別が問題となるのは，呼吸器疾患。労作時息切れでは慢性心不全と慢性閉塞性肺疾患（COPD）を鑑別し，急性の呼吸不全では心原性肺水腫と非心原性肺水腫を鑑別する。
- ● 心疾患と呼吸器疾患は併存することも多いので，問診のみで鑑別するのは極めて困難。どちらも労作により呼吸困難感が増大する。両者の病態生理の違いは，左室拡張末期圧が上昇しているか（心不全），そうでないか（呼吸器疾患）。
  - ▶「横になって眠れていますか？」あるいは「座っているのと横になっているのでは，どちらが楽ですか？」と尋ねる。
    - →臥床がつらいようであれば，心不全の可能性が高まる。
- ● 随伴する症候を尋ねるのは診断の補助として有効。
  - ▶「最近の体重の変化はどうですか？」あるいは「足がむくんだり，顔が腫れたりしていませんか？」と尋ねる。
    - →最近になっての体重増加や四肢末梢の浮腫は，volume overによる心不全を疑う。

B-2　身体診察のテクニック

1）心不全患者の身体診察とは

□ 身体所見をとる目的は，
　①診断および重症度の評価と，
　②治療効果の評価
□ 身体所見のみで背景にある基礎心疾患を診断することは難しい。例えば，聴診により心臓弁膜症の存在は推測できるが，心不全発症の原因となった基礎心疾患であるかどうかは確定できない。身体診察は重症度の評価と治療効果の評価に適している。
□ 当然のことながら身体診察は初診時のみに行うものではない。重症度の評価

		うっ血所見 なし	うっ血所見 あり
低灌流所見	なし	Profile A dry-warm	Profile B wet-warm
	あり	Profile L dry-cold	Profile C wet-cold

図1B-1 Nohria-Stevensonの分類

表1B-3 Nohria-Stevenson分類におけるwetとcoldの所見一覧

- ●うっ血所見（wetの所見）：起座呼吸，頸静脈圧の上昇，浮腫，腹水，肝頸静脈逆流
- ●低灌流所見（coldの所見）：小さい脈圧，四肢冷感，傾眠傾向，低Na^+血症，腎機能悪化

と治療効果の評価は，日々の診療で行うべき事項である。

□「心不全とは，うっ血を呈する症候群」であることから，身体所見をとる目的は，体液量の評価である。さらに組織灌流を評価して，病態と重症度を診断する。

□うっ血と組織低灌流の身体所見をとれば，Nohria-Stevensonの分類表（Nohria A. J Am Coll Cardiol 2003, Stevenson LW. Eur J Heart Fail 1999）（図1B-1）を埋めることができる。

□身体診察により，うっ血の有無（dry or wet）と組織低灌流の有無（warm or cold）を評価する。Nohria-Stevenson分類では4つのプロファイルに分類する。

- ●dry and warm（Profile A）：うっ血や低灌流所見なし
- ●wet and warm（Profile B）：うっ血所見はあるが，低灌流所見はなし
- ●wet and cold（Profile C）：うっ血および低灌流所見を認める
- ●dry and cold（Profile L）：低灌流所見を認めるが，うっ血所見はない

□うっ血の所見（wetの所見）と組織低灌流（coldの所見）の所見を簡単にまとめる（表1B-3）。

Technical Memo ▶▶▶

cold or warm ?

Nohria-Stevenson分類においては，coldかwarmかの判定が重要。四肢冷感の所見は，慣れないと間違えることがあるので注意を要する。

> 　HFpEF患者が急性心不全を呈したとき，多くは後負荷の増大から血圧が高値となり，肺うっ血を認める．すなわちwet and warmである．しかしこのとき，四肢はべっとりと汗をかいており，足先などの末梢血管は締まっていて，触れると冷たく感じることが多い．この所見をもってcoldと判定してはいけない．
> 　組織低灌流の推測には，脈圧の評価が簡便で有効なことが多い．脈圧が減少していることはcoldの所見の1つ．
> 　（収縮期血圧－拡張期血圧）/収縮期血圧≦25％であれば，coldと判断できる．

2）身体診察各論
■ 精神神経活動の評価
□「意識レベル」と言ってもよい．四肢・腹部臓器への灌流を多少犠牲にしても，生体は脳への灌流を維持しようとする．しかし，心拍出量の低下した状態では，意識レベルの低下から傾眠傾向や精神活動遅滞，感覚鈍麻が生じることがある．

□ 意識レベルの判定にはJapan Coma Scale（JCS）やGlasgow Coma Scale（GCS）があるが，中枢神経疾患も扱う救急医学領域と循環器領域では視点が異なる．
　● 心臓救急で重要なのは，JCSⅢ-300であるかどうか（深昏睡，GCM 3点），すなわちVT/VFや心静止による心肺停止であるのかどうか．
　● 日常臨床で重要なのは，JCS Ⅰ-1なのか，Ⅰ-2または3なのかどうか．低心拍出状態では，JCS Ⅰ群の軽度意識障害を生じることがある．

□ 全体に落ち着かない様子や，不穏状態も低心拍出が原因である可能性を考える．患者本人が「身の置き所がない感じ」と訴えることもある．

□ 循環器病棟入院中の患者では，食欲低下や頭痛が低心拍出による症状ということがある．重症のHFrEF患者が急に便意を催したときには，低心拍出が増悪してショックが逼迫している可能性があり，注意を要する．

■ 視　診
□ 心不全による呼吸困難が強いと，平坦な臥位の姿勢がとれずに頭部を挙上した姿勢をとることがある．これを起座呼吸という．

□ 起座呼吸の姿勢のときに内頸静脈を観察することで，中心静脈圧（CVP）を推測することができる．通常は45°の半座位の姿勢とし，真横から観察して内頸静脈拍動を評価する（図1B-2）．

□ 拍動がわかりにくければ，仰臥位にしてみる．仰臥位から徐々に上半身を上げていくが，45°に達するまでに内頸静脈のふくらみが消失するようなら，

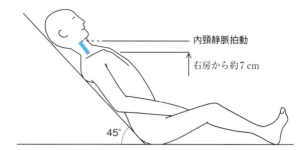

図1B-2 内頸静脈の観察

うっ血なしと判断してもよい。
□ 右房から胸骨角までの高さは7 cm前後であるから，中心静脈圧が7 cmH₂O（＝7/1.36≒5.1 mmHg）以上であれば内頸静脈拍動を視認できる。胸骨角から4 cm程度上で拍動を視認したとすれば，中心静脈圧は11/1.36≒8 mmHgと計算できる。

■ 触　診
□ 心不全を疑う患者では，足を中心に触診し浮腫を診断する。
□ 仰臥位になることができれば，腹部に触れて肝臓の状態と腹水の有無をチェックする。
□ うっ血所見
　●浮腫の初期には，脛骨前部（骨の上）にpitting edema（押すと凹む浮腫）がみられる。高度になると，下腿全体が腫脹して硬くなる。このようなnon-pitting edemaは，心不全以外ではリンパ浮腫や甲状腺機能低下症でもみられる。
　●慢性の右心系静脈圧上昇から肝うっ血をきたせば，肋骨下に腫大した肝臓を触れる。
　●腹水貯留はサードスペースへの体液貯留である。
□ 末梢冷感所見
　●末梢血管のトーヌスが亢進して収縮した状態のサインであり，後負荷が増大していることを示唆している。

■ 打　診
□ 有効な情報を得ることは少ない。しかし熟練した循環器内科医であれば，座位での打診により心胸比（CTR）の増減を感知できる。

■ 聴　診
□ 身体所見の要である。

□ 心　音
- うっ血の所見としてⅢ音が重要。Ⅲ音を聴取する心不全では，通常は頻脈となっているので，ギャロップ（奔馬調律）と呼ばれるリズミカルな聴診所見を示す。Ⅲ音は心室拡張早期の急速充満期の最後に生じるもので，左房圧の上昇を示唆する。
- 心尖部僧帽弁領域における高調な全収縮期雑音は，器質的あるいは機能的な僧帽弁閉鎖不全を示唆している。心不全の重要な所見であり，治療に難渋することが予想される。
- 急性心筋梗塞患者で，突然出現した全収縮期雑音とともに心原性ショックを呈した場合は，乳頭筋断裂による急性僧帽弁閉鎖不全や心室中隔穿孔を疑う。

□ 呼吸音
- 肺うっ血の聴診所見として，肺野での水泡音（ブツブツという断続性ラ音。湿性ラ音やcoarse crackleという）が特徴。呼吸器疾患を聴診のみで鑑別するのは困難。多くの場合，呼吸器疾患によるラ音は背側でよく聞こえる。気管支喘息では連続性の高調笛音（wheeze）が聞こえる。肺の線維化は捻髪音（fine crackle）が下肺野背面でよく聴取される。
- 肺うっ血の過程は，肺胞周囲の間質浮腫から始まり，肺静脈圧がさらに上昇すると肺胞腔内への血漿成分の漏出が起こる（図1B-3）。この段階で湿性ラ音が聞こえる。

□ 肺うっ血が進行し浮腫が気管支壁に及ぶと，気道狭窄を起こす。気管支喘息と同様のwheezeを聴取することから，心臓喘息と呼ばれる病態となる。これも聴診のみで気管支喘息と鑑別することは困難である。

■ 脈　拍
□ 頻脈
- 1回拍出量の低下した患者において，分時心拍出量を維持するための代償

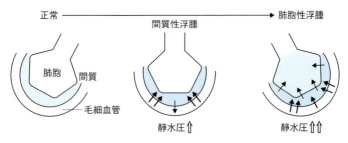

図1B-3　肺胞周囲で生じるStarling forceと肺うっ血の機序

的な頻脈の可能性を考える．この場合の頻脈は二次的なものなので，まずは1回拍出量を増やす手段を探ることが重要．HFpEFであれば，後負荷を下げることによって1回拍出量の増加がみられる．
- 心周期を考えると，心拍数の多少にかかわらず収縮に要する時間はほぼ一定である．心拍数が低ければ拡張時間が延び，頻拍では逆に拡張時間が短縮する（図1B-4）．拡張時間の短縮は，左室の十分な充満が得られないことになり，1回拍出量を稼ぐには不利となる．
- Frank-Starlingの法則が成り立つような（ポンプ機能がそこそこ保たれているような）心臓であれば，徐拍化することにより十分な左室拡張が得られ，1回拍出量が増加する可能性がある．しかし，見極めは難しい．

□ 交互脈
- 大脈と小脈を規則的に交互に繰り返す現象で，脈を触れることにより認識できるが，観血的動脈圧モニターを行っているとさらに視覚的に理解できる（図1B-5）．
- 脈の大小は脈圧の大きさに依存する．交互脈は重症のHFrEF患者にみられ，予後不良のサインである．

■ 呼　吸
□ 呼吸回数，呼吸の深さ，呼吸補助筋使用の有無を見て，呼吸促迫の程度を知る．浅くて速い呼吸（rapid shallow breathing）は心肺機能が十分ではない証拠であり，呼吸筋疲労をきたして急速に呼吸状態が落ち込むことがあるので，注意して観察する．

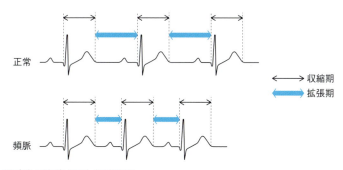

図1B-4　頻脈時の拡張時間と収縮時間

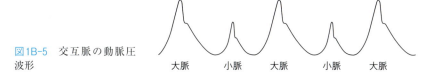

図1B-5　交互脈の動脈圧波形

□ 呼吸補助筋とは通常の安静な呼吸では使用しない筋肉のことで，斜角筋や胸鎖乳突筋，僧帽筋，肩甲挙筋などのことをいう。いわゆる「肩で息をする」状態であり，呼吸困難感の他覚的所見である。視診でわかる。

■ 血　圧

□「ポンプ機能が一定であれば，血圧は循環体液量（stressed volume）と血管抵抗に規定される」のロジック。ベッドサイドで血圧を診ることは，心不全を把握することに等しい。

□ もっと細かく血圧をみてみる。

　　　　収縮期血圧＝拡張期血圧＋脈圧

このうち拡張期血圧は大動脈弁が閉じた後の血圧であるから，心臓のポンプ機能は関係なく，純粋に動脈内で完結する話。すなわち，現在動脈内に存在する血管内容量と血管のトーヌスに依存する。脈圧には心臓のポンプ機能が関係する。

□ 心拍出量の増大を受け止めるだけの動脈伸展性が失われれば，脈圧は上昇する。全身の動脈硬化の強い高齢患者によくみられる現象である。逆に脈圧が減少した病態では，心拍出量の低下を疑う。基準は，

　　　　（収縮期血圧−拡張期血圧）／（収縮期血圧）≦25％

であること。

□ 来院時の低血圧は急性心不全の予後予測因子である（Fonarow GC. JAMA 2005）。したがって，急性心不全を治療するうえで，来院時の血圧に注目することは特に大切である。

□ 急性心不全の病態を入院時血圧で分類したのがクリニカルシナリオ（表1B-4）。

□ クリニカルシナリオは，超急性期診療において治療の取りかかりに便利であ

表1B-4　クリニカルシナリオ

- クリニカルシナリオ1（CS1）：SBP＞140 mmHg
  血圧の上昇が著明であるが，体液貯留はそれほどではないケース。電撃性肺水腫とも呼ばれる急速な肺うっ血をきたすことがある。
  治療法はNPPVと血管拡張薬が推奨。
- クリニカルシナリオ2（CS2）：SBP 100〜140 mmHg
  血圧の上昇よりも，体液貯留が著明にみられる病態。
  NPPVと血管拡張薬に加えて利尿薬も考慮。場合により強心薬の使用が推奨。
- クリニカルシナリオ3（CS3）：SBP＜100 mmHg
  末梢循環不全を呈している病態。
  ショックに準じた治療を要する。

（CS4：急性冠症候群と，CS5：右心不全は省略）

る（Mebazaa A. Crit Care Med 2008）。また，医療スタッフ間で病態把握を共有するための共通言語となるツールとしても便利。

> **Technical Memo ▶▶▶**
>
> ### 「木を見て，森も見る」―フレイルの評価
>
> フレイル（あるいはフレイルティ frailty）は，「脆弱性」「虚弱」と訳されていた。最近になって，日本老年医学会により「老化による要介護までの中間的な段階で，筋力低下や活動性低下をきたしているが，各種の介入で健常状態に戻る可逆性がある状態」と定義された。
>
> 心不全に当てはめると，古くから心臓悪液質（cardiac cachexia）の特徴として知られているヒポクラテス顔貌（末期癌患者などにみられる瀕死顔貌）は，慢性心不全におけるフレイルの状態と考えられる。日本循環器学会急性心不全治療ガイドライン（2011年改訂版）では，6カ月間で6％以上の体重減少がみられる患者で心臓悪液質を疑うとされている。
>
> 慢性心不全患者を追跡すると，約15〜20％が体重減少をきたす。このような患者では，心不全の重症度とは独立して，予後の悪化や心事故の増加がみられた（Rossignol P. Eur J Heart Fail 2015）。体重のみで心臓悪液質を定義できるわけではないが，栄養状態の悪化は心不全患者の予後不良と密接に関わる。
>
> 慢性心不全では，重症化するにつれて右心系のうっ血が顕著になる。臓器うっ血が生じ，特に肝うっ血と消化管うっ血による栄養吸収障害・蛋白合成障害が低栄養を惹起する。
>
> 慢性心不全におけるフレイルティといえる心臓悪液質については，定義や評価方法が定まっていない。簡単に言うと，ダイエットを意図していないにもかかわらず体重減少がみられることに注意し，さらには顔貌を中心に全身の雰囲気をよく見ることである。ヒポクラテス顔貌では，眼が窪み鼻先が尖ってくる。

B-3　臨床検査のテクニック：検査の目的は診断とモニタリング

☐ 生体は異常事態が生じると，常に恒常性を保とうと試みる。臨床検査はその代償機転の結果を見ている。

1）ファーストラインの検査：何も考えずにオーダーしてもよい

■ 胸部X線写真……肺うっ血の評価と胸水の有無
☐ 左心系後方障害の過程とX線写真を関連づける（図1B-6）。
　①左房圧の上昇→しかし，左第3弓の拡大がわかることは稀。

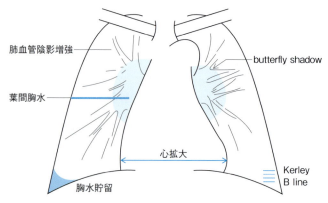

図1B-6 心不全でみられる胸部X線所見

②肺静脈圧上昇→肺門部の陰影拡大としてみられる。
③肺胞間質浮腫→肺胞レベルの大きさはX線写真では判定できない。

> **Technical Memo ▶▶▶**
>
> ### 胸部X線写真上の浮腫所見
>
> 　肺小葉は4 mm程度の大きさなので，小葉間隔壁に浮腫が生じるとX線写真で見ることができる。これが肺静脈のうっ血を反映するKerley B lineであり，確かに4 mm程度の間隔で並んでいる。末梢の肺静脈壁に浮腫が生じると，血管陰影増強という形で判定できる。間質浮腫は左房圧が18 mmHgを超えるくらいで出現する。

④左房圧がさらに上昇し25 mmHgを超えるようになると，肺胞間質から肺胞腔内へ血漿成分があふれ出す。X線写真上は浸潤影を示すようになり，通常は両側性に肺門部を中心として末梢に広がる陰影を示し，butterfly shadowと呼ばれる。左心系後方障害は左房圧の上昇に反応して急速に進行する。電撃性肺水腫（flash pulmonary edema）（図1B-7）と呼ばれる所以である。

□ 胸水は壁側胸膜で産生され，臓側胸膜から吸収されるサイクルを繰り返している。右心不全の結果として静脈圧の上昇から胸水の吸収が低下すると，胸腔内に貯留する。

□ CTRの絶対値は病態の評価に有用ではない。経時的にみていくことで病態の変化がわかる。ただし，比較が可能なように立位・最大吸気で撮影する。

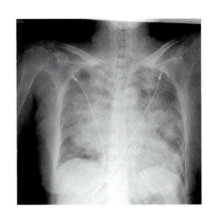
図1B-7　電撃性肺水腫の胸部X線写真

■ **心電図検査**……まずは急性冠症候群の鑑別
□ 急性心不全においては，まず急性心筋梗塞・急性冠症候群の診断をしなければならない。糖尿病患者や高齢者では，典型的な胸痛を訴えずに心不全症状で来院する場合も多いので，心電図による急性冠症候群の診断は重要である。
　● ST上昇があれば診断は容易。
　● STが低下している場合には，基礎心疾患が虚血性心疾患であるかどうかは確定診断できない。酸素化の改善とともにST低下の改善がみられれば，虚血性心疾患の存在が疑われる。
□ 欧米でのデータでは，HFrEFの2/3近くが冠動脈疾患を基礎心疾患としている。日本におけるデータでは，慢性心不全の半数近くが冠動脈疾患を基礎心疾患としている（CHART-2 study：Shiba N. Circ J 2011）が，HFrEFに限ればもっと多くなる可能性がある。

> **Technical Memo ▶▶▶**
>
> **HFpEFと冠動脈疾患**
>
> 　経験的に言えば，HFpEFの基礎心疾患には冠動脈疾患は少ない。
> 　HFpEFは高齢者や高血圧・CKD合併例が多いので，実は冠動脈疾患を併発している可能性は少なからずある。しかし，心不全発症の原因となる基礎心疾患はHHDなど別のものであることが多い。つまり，心不全の改善に血行再建術を必要とすることは少ないということ。

□ ストレインパターンのST低下と左室高電位所見（図1B-8）……左室肥大を疑う。
□ 徐脈に気をつける……基本的には心不全状態では交感神経系が活性化される

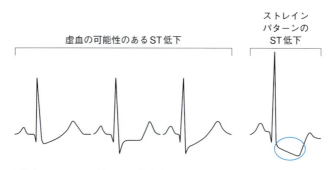

図1B-8　心筋虚血によるST低下と，左室高電位＋ストレインパターンのST低下

ので頻脈のはず．したがって，徐脈が心不全の原因となっている可能性を考える．洞不全であるのか，房室ブロックであるのかを心電図から判断する．
☐ 次にはQRSに注目する……幅の広いQRS（＞100 ms）はなんらかの心筋の傷害をもっていることが多い．診断には直接結びつかないが，「何か怪しい」という視点をもつこと．

2）セカンドラインの検査：結果を予測してオーダーする
☐ 時間的に多少の余裕はあるはずなので，身体所見などから結果を予測してオーダーする．異常値が出たときの対応を考えておく．
☐ 心不全重症度と予後の評価および併存疾患の評価を行うための検体検査，生理機能検査，画像診断，カテーテル検査などがある．

■動脈血ガス分析……急性心不全の病態把握のために
☐ 最初の病態把握として，
- 呼吸不全が，酸素化の不良のみであるのか，換気不全があるのか
- pHの代償はされているのか

を判断する．
☐ 急性心不全のほとんどがⅠ型呼吸不全を呈し，PaO_2の低下（＜60 Torr）がみられるが，$PaCO_2$は上昇しない．むしろPaO_2低下を代償するために頻呼吸となり，$PaCO_2$は低下することが多い．
- PaO_2＞60 Torr，あるいはSpO_2＞90％を保つように呼吸管理を行う．

☐ Ⅱ型呼吸不全は，肺胞低換気によりCO_2の貯留を伴うものである．心不全では以下の3つを考える．
①もともとCOPDなどの慢性肺疾患をもっている患者が急性心不全を併発した．
②急性心不全を発症し，意識レベルが低下した結果として呼吸回数が減少

し，低換気となった。
　③気管支間質にまで浮腫が遷延し，気管支狭窄のために換気不全となった。これは「心臓喘息」と呼ばれる状態である。
☐ 例えば，$PaCO_2$が高値であってもpHが保たれているならば，心不全発症前から高炭酸ガス血症が存在し，腎による代償がなされていると診断する。
☐ 血液pHの低いアシデミアの状態になると，様々な薬物の効きが悪くなる。特にカテコラミン類の効果は薄れる。よって，$pH≧7.2$を保つことを目安とする。
☐ 乳酸値を同時に測定できるキットもあり，重宝する。組織低灌流があると乳酸値が上昇し，循環不全と診断できる。通常は2 mmol/L以下（約<18 mg/dl）であるが，心原性ショックに伴う循環不全では5 mmol/Lを超える。
☐ モニタリング目的で侵襲的動脈ラインを用いることが必要だろうか？
　● モニターに動脈圧波形が出ていないと不安だという心情は理解できるが，侵襲を伴うものであることを十分に理解しておくこと。稀ながら，ライン側の手指壊死の報告がある。
☐ 換気不全を伴わない，$PaCO_2$が安定した状態であれば，パルスオキシメーターによるSpO_2測定で事足りる。

■ 血　算
☐ 心不全患者には貧血が合併することが多い。また，Hb値が低いほど心臓死や再入院の率が高まる。
☐ 貧血は心不全の独立した予後規定因子である。

■ 腎機能
☐ 腎不全の併存は，心不全治療を非常に困難なものにする。入院時BUNと血清Cr値は心不全予後の規定因子である。
☐ 腎臓は特に生体の恒常性維持に関わる。電解質所見や尿所見は，腎臓がその異常を修正あるいは代償した結果を示している。低Na^+血症は心不全の予後規定因子の1つである。
☐ 様々な神経体液性因子の活性化が腎機能に影響する。例えば，Cr高値かつBUN/Cr比が高ければ（>20），腎前性腎不全に対してAVP系（アルギニンバソプレッシン系）が亢進した状態であると判断する。
☐ RA系の活性化は腎髄質でのNa^+再吸収を促進するため，尿中Na^+排泄は減少する。
☐ AVP系の活性化は水再吸収の亢進と腎髄質浸透圧上昇をもたらし，尿量は減少する。尿は高張尿を呈し，血清BUNは上昇する。

■ 心筋バイオマーカー
□ 心筋特異的なトロポニンT・Iが心不全の重症度と予後に関係することがわかってきた。
□ バイオマーカーを診断に使うには，その測定系と検出感度を理解する必要がある。急性心筋梗塞であるか否かの判定であれば，定性検査で事足りる。高感度測定が可能になればなるほど急性期での判定が可能となり，診断基準が変更される。所属施設での検出感度について知っておく必要がある。
□ 高感度測定系が使用できるようになって，心不全においても心筋トロポニンT・Iが循環血中に逸脱することがわかってきた。ロシュ・ダイアグノスティクス社の測定試薬による高感度トロポニンTの検出限界は0.001 ng/mlであるが，慢性心不全患者では中央値が0.012 ng/mlであったとの報告がある（Val-Heft試験サブスタディ）。
□ さらに，高感度トロポニンT＞0.012 ng/mlであった群は心不全がより重症であり，予後も不良であった（Latini R. Circulation 2007）。急性心不全レジストリー研究であるADHEREでも，心筋トロポニンT・I高値の急性心不全は予後不良である（Peacock WF. N Engl J Med 2008）。

■ BNP/NT-proBNP……診断のためのツールと治療ガイドとしてのツール
□ BNP（B型ナトリウム利尿ペプチド）は，左室心筋が伸展された状態で分泌される。単純化すれば，左室拡張末期圧の上昇した状態と理解する。
□ したがって，BNPは症候性の心不全だけでなく，無症候性の，つまり代償された慢性心不全においても壁応力を鋭敏に感知して上昇し，NYHA IやStage Aの慢性心不全でも高値になり得る。ただし，BNPは収縮性心膜炎やCOPD患者など右心不全が主体の場合には低めとなる。
□ 心筋内で産生されたB型ナトリウム利尿ペプチド（proBNP）は，蛋白分解酵素により生理活性をもつBNPと非生理活性型のNT-proBNPに分解される。
  ● NT-proBNPは生理活性をもたない分，安定して存在し，半減期もBNPに比べて長い（BNP：約20分，NT-proBNP：約120分）。また，NT-proBNP測定は血清でよい（BNP測定は血漿）ので，生化学検査で血清が残っていれば追加で測定することができる。
□ 呼吸困難を有する緊急症例を検討した報告では，BNP 100 pg/mlが急性心不全診断の閾値設定となっている（McCullough PA. Circulation 2002）。
□ 日本循環器学会の慢性心不全治療ガイドライン（2010年改訂版）においても，BNP 100 pg/ml（あるいはNT-proBNP 400 pg/ml）が心不全の補助診断の1つの目安となっており，それを超える数値であれば心不全を想定して検査を進めるように推奨されている。さらに，BNP＞200 pg/ml（あるいは

NT-proBNP＞900 pg/ml）であれば，心不全があると考えて治療を開始する。
□ BNP，NT-proBNPともに腎不全時には上昇する。特にNT-proBNPは，ほとんどが腎排泄であり，腎不全時には上昇が著しい。さらに心房からもわずかながら分泌されるので，心房細動ではBNPの100 pg/ml程度の上昇がみられる。
□ BNP，NT-proBNPともに心筋への負荷を鋭敏に反映するので，心不全の重症度判定に用いる。また，退院時の数値は長期予後に強く関連する（Bettencourt P. Circulation 2004）。したがって，BNP，NT-proBNPの目標値を定めて管理を行うBNPガイド心不全治療は，慢性心不全患者の外来長期管理に有効である。

■ 心エコー
□ 心不全の診療において最も重要な検査である。原因となる基礎心疾患はほぼ確定診断できる（後に詳述）。

■ 胸部CT
□ 単純CTは，心不全の診断や重症度判定には特別な有用性はない。肺疾患との鑑別に用いる。
□ 最近のMDCT（多列CT）の進歩により，冠動脈疾患を迅速に非侵襲的に診断できるようになっている。特に陰性適中率に優れており，MDCTで冠動脈病変がなければ冠動脈造影検査の必要はない。

■ 心臓カテーテル検査……Swan-Ganzカテーテルの適応と解釈
□ 右心カテーテル検査は，右心系心内圧を直接に測定できることを最大の利点とするが，それゆえに多少のリスクを伴う侵襲的検査法である。今日では右心カテーテル検査で評価できる項目の多くが心エコー検査で推測可能となっており，右心カテーテル検査の適応は縮小している。
□ しかし，治療経過を連続的にモニタリングできる利点から，日本循環器学会急性心不全治療ガイドラインでも，急性心不全におけるモニタリングツールとしての右心カテーテルの使用はクラスⅠまたはⅡaの適応とされている。
□ 右心カテーテル検査により測定できる項目は，右房圧，右室圧，肺動脈圧，肺動脈楔入圧，心拍出量，混合静脈血酸素飽和度である。計算により求めることのできる項目としては，1回拍出量，右・左室仕事量と，肺血管抵抗・体血管抵抗である。計算項目のうち前二者は心臓ポンプ機能を表し，後二者は末梢循環動態を表すものである（表1B-5）。
　● 心室の仕事量（stroke work）は，後負荷の抵抗に駆出された血液量を乗じたものである。したがってLVSW＝SV×体血圧となるが，拡張期には血

表1B-5 右心カテーテル検査で得られる諸指標

測定項目	正常値
右房圧 (right atrial pressure：RAP)	2〜8 mmHg
右室圧 (right ventricular pressure：RVP)	収縮期圧15〜30 mmHg 拡張期圧2〜8 mmHg
肺動脈圧 (pulmonary arterial pressure：PAP)	収縮期圧15〜30 mmHg 拡張期圧4〜12 mmHg 平均圧9〜18 mmHg
肺動脈楔入圧 (pulmonary capillary wedge pressure：PCWP)	2〜10 mmHg
心拍出量 (cardiac output：CO)	5.0〜8.0 L/min
心係数 (cardiac index：CI)	2.6〜4.2
混合静脈血酸素飽和度	65〜70%
計算項目	正常値
体血管抵抗 (systemic vascular resistance：SVR) $= (mAP - mRAP) \times 80/CO$	700〜1,200 dyne·sec/cm^5
体血管抵抗係数 (systemic vascular resistance index：SVRI)	1,200〜2,000
肺血管抵抗 (pulmonary vascular resistance：PVR) $= (mPAP - PCWP) \times 80/CO$	20〜200 dyne·sec/cm^5
肺血管抵抗係数 (pulmonary vascular resistance index：PVRI)	40〜350
1回拍出量 (stroke volume：SV) $= CO/HR$	50〜80 ml
右室仕事量 (right ventricular stroke work：RVSW) $= (mPAP - mRAP) \times SV \times 0.0136$	10〜15 g·m
右室仕事係数 (right ventricular stroke work index：RVSWI)	6〜10
左室仕事量 (left ventricular stroke work：LVSW) $= (mAP - PCWP) \times SV \times 0.0136$	80〜110 g·m
左室仕事係数 (left ventricular stroke work index：LVSWI)	45〜75

HR：心拍数, mAP：平均大動脈圧, mRAP：平均右房圧, mPAP：平均右室圧。(Grossman & Baim. Cardiac Catheterization, Angiography, and Intervention. Lippincott Williams & Wilkins, Philadelphia, 2013に基づいて作成)

液の流入はすべて受動的であると仮定しているので，左室拡張末期圧（PCWPで代用する）を減じて計算する．血管抵抗計算における80と仕事量計算における0.0136はそれぞれの単位への変換係数である．
☐ 右心カテーテル法を用いた血行動態分類として，Forrester分類（図1B-9）が汎用されてきた．本来は急性心筋梗塞の血行動態分類のために提唱された

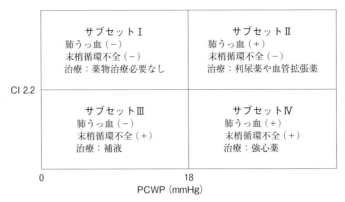

図1B-9 Forrester分類と各サブセットの治療

ものであるが，その簡便さゆえに広く心不全診療で用いられてきた．X軸に肺動脈楔入圧をとり18 mmHg以上であれば肺うっ血を意味し，Y軸を心係数として2.2以下であれば組織低灌流を意味する．血行動態モニタリングの1つの目標値として重要．
□ ただし，Forrester分類には末梢循環動態の情報がなく，心臓ポンプ機能を明確に反映していないことがある．Forrester分類に当てはめて，漫然と肺動脈圧と心拍出量のみをモニターし続けることは避けるべきである．
□ 左室が1心周期に行う仕事量は，右心カテーテル検査により左室仕事量（LVSW）として算出される．治療戦略の決定には，末梢循環動態を表す体血管抵抗（SVR）と心臓ポンプ機能を表すLVSWも加えて，末梢循環動態と心ポンプ機能を総合的に判断するべきである．大まかには，
  ● cardiac failureの有無をみるとき……LVSWI（LVSW index）を用いる．
  ● vascular failureの有無をみるとき……SVRI（SVR index）を用いる．

> **Technical Memo ▶▶▶**
>
> ### LVSWIとSVRI
>
> 経験的には，
> ● LVSWI……正常値は60前後．40程度あれば強心薬の必要はない．20前後でIABPが必要となる．
> ● SVRI……正常値は1,200〜2,000．後負荷の指標となるので，できるだけ適正化を図る必要がある．

Technical Memo ▶▶▶

PVループという心臓力学

　心周期1回ごとの圧-容積関係を平面上にプロットする。Y軸に心室内圧を，X軸に心室容積をとると圧-容積ループ（PV loop）が得られる。これは物理学における内燃機関のサイクルと同じで，心臓力学を語るうえで必ず出てくるグラフである。初学者にとっては食わず嫌いに終わることの多い心臓力学であるが，最低限の知識のみ紹介する。

　ピッグテール状のコンダクタンスカテーテル〔Jan Baan（ヤン・バーン）カテーテル〕を左室内に留置する。左室内圧（P）と，コンダクタンスより計算された左室容積（V）をプロットできる。左室前負荷をいろいろ変化させることによりPV loopは移動するが，心収縮性が一定であれば収縮末期の座標点（ESV，ESP）は一直線状に並ぶ現象がみられる。この傾きをE_{max}と称する。LVEFは前負荷と後負荷の影響を受けるが，E_{max}はそれらに依存しない真の左室収縮性の指標とされる。

　PV loopによる近似四角形の横径が1回拍出量（SV）であり，PV loopで囲まれた面積が心室の仕事量，すなわちLVSWである（図1B-10）。

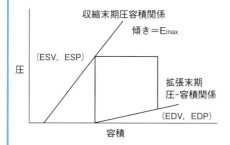

図1B-10　PV loop

　後負荷を下げると心拍出量が増える理由をPV loopから理解してみる。
　収縮性が一定，つまりE_{max}は一定であると仮定する。このとき，前負荷であるEDVを一定にするということは座標上で（EDV，EDP）を固定するということであり，後負荷を下げるということは（ESV，ESP）を左下に下げていくということである。するとPV loopが横に伸長する，すなわちSVが増大する（図1B-11）。

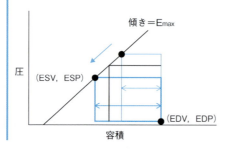

図1B-11　後負荷軽減によりSVが伸長するメカニズム

Technical Memo ▶▶▶

CVPの意味は？

CVP測定にはSwan-Ganzカテーテルはいらない．中枢ラインさえあれば測定できて簡便である．CVP測定で心不全の病態がわかれば好都合……と誰もが考える．

原則的にはCVPでは左心系のことはわからない．CVPは右心系に対する前負荷を示している．左心系に対する前負荷は左室拡張末期圧（＝左房圧）である．

CVPに影響する因子は，全身からの静脈還流とそれを受け止める右心機能．右心機能が正常であれば，CVP測定によって左室前負荷をおおよそのところで予測できる．

■ 冠動脈造影

☐ 虚血性心疾患を疑う場合の確定診断を与える検査であるが，侵襲的であるがゆえに適応は慎重になる．

☐ 基本的には，心不全が落ち着いた段階まで待つことが望ましい．すなわち，肺うっ血が改善して，少なくとも鼻カニューレ程度の酸素投与で安静臥床できる状態で冠動脈造影を施行する．

☐ HFpEFであれば，心不全入院の最後に冠動脈造影を行うのがよいと思われる．HFpEF患者には高齢者が多く，高血圧や糖尿病などの危険因子の合併も多いので，冠動脈病変が見つかる可能性はそれなりにある．

☐ HFrEFの場合は少し話が異なる．HFrEFのもとになる基礎心疾患のうち2/3は虚血性心疾患である．「DCMでフォローしている外来患者」などでない限りは，虚血性心疾患があると想定して治療にあたる．

☐ 重要なのは，
　①急性心不全において，現在進行中の虚血が存在するか
　②急性心不全・慢性心不全を問わず，心不全改善が見込まれる冠動脈疾患が存在するかどうか
を見極めること．造影剤の使用などのリスクよりもベネフィットが勝ると判断すれば，急性期であっても冠動脈造影を躊躇しない．

☐ 実際の急性心不全診療では，上記①②の見極めが重要であるが，難しい［具体的にはPart 2・3を参照のこと］．

B-4　心エコーによる左心系の評価法とその解釈

☐ 心エコーによる評価には，
　①基本断面による壁運動評価

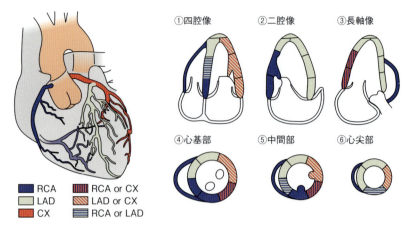

図1B-12 左室心筋の基本断面による冠動脈支配図（Lang RM, et al. Recommendations for chamber quantification：a report from the American Society of Echocardiography's Guidelines and Standards Committee and the Chamber Quantification Writing Group, developed in conjunction with the European Association of Echocardiography, a branch of the European Society of Cardiology. J Am Soc Echocardiogr 2005；18：1440-63, Elsevierより許可を得て転載）

②計測による評価
③ドップラーによる評価
がある。

1）基本断面による壁運動評価

☐ 傍胸骨左縁アプローチと心尖部アプローチから，Bモードによって行う。傍胸骨左縁アプローチからは，左室長軸像と短軸像を観察する。心尖部アプローチからは，左室二腔像と四腔像を観察する。

☐ 局所的な壁運動異常（asynergy）を認めた場合には，虚血性心疾患を疑う。冠動脈疾患で説明可能なasynergyであるかどうかは，左室心筋の冠動脈支配図（図1B-12）を思い浮かべながら観察する（Lang RM. J Am Soc Echocardiogr 2005）。

☐ 全体的なasynergyや，冠動脈支配図からは説明不可能なasynergyを認めたときには，DCMや類似の疾患，高血圧性心疾患（HHD）や二次性心筋症を疑う。

☐ 二次性心筋症であるサルコイドーシスでは，全体的な壁運動低下に加えて局所の壁菲薄化を認めることがある。特に心室基部中隔の菲薄化はよく知られた所見。

☐ 一般にDCMではびまん性の壁運動低下がみられるとされる。しかし，経験的には局所的asynergy（多くは前壁中隔領域に壁運動低下）を認めることも

よくある。

2) 計測による評価
☐ 最も重要なものは左室拡張末期径（LVDd）と収縮末期径（LVDs）および左室壁厚であり，左室長軸像からMモードを用いる。計算によりLVEFがわかる。同じ断面のMモードあるいはBモードにより左房径を計測する。
☐ 最後に下大静脈径（IVC径）を計測する。

■ 左室径（LVDd，LVDs）と左室駆出率（LVEF）の評価とその解釈
☐ 心拡大（LVDd＞55 mm）と心収縮力低下（LVEF＜50％）は，心機能と密接に関係し，心不全の予後規定因子である。
☐ 局所asynergyがあれば，LVEFの信頼性が下がる。例えば，LAD#7 mid以降の陳旧性心筋梗塞であれば，基部中隔心筋の壁運動は良好である。左室長軸像Mモードで求めたLVEFは過大評価となる。このような場合には，心尖部アプローチ左室四腔像からSimpson法によって算出する。
☐ すべての心不全のなかには，心収縮の障害されていない（LVEFの保たれた）心不全が50％近く含まれることが明らかになってきた。拡張性心不全などと呼ばれてきたが，現在では，Heart Failure with preserved Ejection Fraction（HFpEF）に統一されてきた。収縮性の低下した心不全はHeart Failure with reduced Ejection Fraction（HFrEF）と呼ばれる。
☐ HFpEFとHFrEFは心エコーによって定義される分類である。
  ● HFpEFとHFrEFのカットオフ値は，定まったものはない。LVEF 50％前後で区切ることが多い。病態の把握のために同時に注目しなければならないものが，左室拡張末期径（LVDd）。HFpEFは，別の見方をするとLVDdが大きくなれない心不全と解釈できる。
  ● 簡単に言うと，
    ▶ LVDd＞55 mm，LVEF＜50％ → HFrEF
    ▶ LVDd＜55 mm，LVEF＞50％ → HFpEF。さらに典型的には左房が拡大し，small LVとgiant LAを呈する。
  ● 以上の分類には属さずに最悪の病態を呈するものがsmall LV + low LVEFであり，1回拍出量を稼ぐことができない。この病態は，心臓そのものが突如変化してしまったことを示す。急性心筋梗塞と急性心筋炎がこれにあたる。前者では左室リモデリング機序により左室が拡大するまでの1週間前後，後者では左室収縮が回復するまでの1週間前後，心不全治療に非常に難渋する。

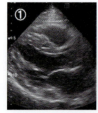 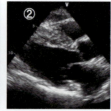 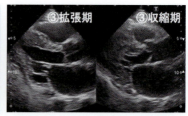

図1B-13　左室心筋肥大の3パターン。①HHD，②HCM，③心尖部HCM（収縮期には左室内腔がほぼ消失する）

■ 左室壁肥厚・菲薄化の評価とその解釈

☐ 左室心筋肥大はよくみられる病態で，多少の拡張障害は必発と考えたほうがよい。壁厚≧11 mmで壁肥厚と判断する。

☐ 肥大のパターンにより，
　①全周性の肥大
　②中隔心筋の肥大
　③心尖部の肥大
に分ける。①はHHDによるものを考え，②③はHCMを考える（図1B-13）。

☐ 逆に壁の菲薄化を見たときには，陳旧性心筋梗塞（OMI）か拡張型心筋症（DCM）かを診断する。冠動脈支配に一致する壁運動障害と菲薄化，さらに心筋の輝度上昇がみられれば，陳旧性心筋梗塞の可能性が高まる。

☐ DCMでは，心筋細胞としてviabilityがあるかどうかで治療に反応するかが決まる。壁厚でいうと，＜6 mmならばviabilityの存在する望みは薄い。

☐ 心筋性状を評価することで，二次性心筋症を鑑別する。心サルコイドーシス，心アミロイドーシス，心Fabry病は押さえておく［詳細はPart 3を参照］。

■ 左房径の評価とその解釈

☐ 左房拡大のある患者では，左房は長軸方向に拡大していく。よって，傍胸骨左縁左室長軸像による計測では過小評価する恐れがあり，心尖部アプローチ四腔像からBモードによって計測する。

☐ 左房は，左室への前負荷をいったん受け止めるバッファーの役割を果たす。左房が拡大しているということは，長年にわたり前負荷過剰の状態であり，肺静脈圧上昇のリスクに曝されてきたことを示唆する。

■ IVC径の評価とその解釈

☐ 静脈系はコンプライアンスが高いので，多くの容量を蓄積できるが，限界に近づくと径の変動（呼吸性変動）がなくなってくる。この性質を応用して，IVC径と呼吸性変動から，CVPをある程度推定できる（表1B-6）。

表1B-6　IVC観察による推定CVP値

		IVC≦21 mm	IVC＞21 mm
50％以上の呼吸性変動	あり	やや低い〜正常CVP （0〜5 mmHg程度）	正常〜やや高いCVP （5〜10 mmHg程度）
	なし	正常〜やや高いCVP （5〜10 mmHg程度）	CVP高値 （ほぼ15 mmHgを超える）

(Rudski LG, et al. Guidelines for the echocardiographic assessment of the right heart in adults : a report from the American Society of Echocardiography endorsed by the European Association of Echocardiography, a registered branch of the European Society of Cardiology, and the Canadian Society of Echocardiography. J Am Soc Echocardiogr 2010 ; 23 : 685-713, Elsevierより作成）

3）ドップラーによる評価

☐ まず，弁の狭窄と逆流の評価を行う。弁膜症が心不全発症の基礎心疾患となるのは，
- 高度な逆流性弁膜症（僧帽弁閉鎖不全症と大動脈弁閉鎖不全症）
- 高度な僧帽弁狭窄症による左室流入障害
- 高度な大動脈弁狭窄症による左室前方障害

のいずれかである。

☐ 高度な三尖弁閉鎖不全症は右心不全の原因となり得る。

■ 弁膜症の評価

☐ 僧帽弁狭窄症（MS）を基礎疾患とする新規発症心不全は稀な時代となった。弁膜症を基礎疾患とする心不全患者のなかで，大動脈弁疾患〔大動脈弁狭窄症（AS）と大動脈弁閉鎖不全症（AR）〕と僧帽弁閉鎖不全症（MR）が増加している。

☐ 大動脈弁狭窄症（AS）の評価法とその解釈
- 弁口面積と大動脈弁圧較差によって，軽度・中等度・高度の3段階に分類する。
- 軽度大動脈弁狭窄症を略してmild ASと記載することが多い。以下同様にmoderate AS，severe ASと英語略称で記載することが多い。
- 弁口面積の測定には，トレース法および連続の式による計算法がある。
  ▶ トレース法では，大動脈弁短軸像から弁口内周をトレースする。最適な断面の描出には熟練が必要。
  ▶ 連続の式では，
    左室流出路断面積×流出路通過血流速
    　＝大動脈弁口面積×大動脈弁通過血流速
  の原則を利用する。流出路と大動脈弁を通過する血流速は，ドップ

ラー法により算出できる。
- 大動脈弁圧較差の計測は，大動脈弁通過血流の連続波ドップラーにより計算できる。簡易Bernoulli法により，圧較差＝$4 \times (血流速度)^2$である。
- 心不全の基礎疾患となっているASであれば，手術適応である。
- ASがmoderateであっても，心不全発症の複合的原因の1つとなっているなら手術適応がある。例えば，虚血性心筋症とmoderate ASが合併している慢性心不全例は手術適応となる。

□ 大動脈弁閉鎖不全症（AR）の評価法とその解釈
- カラードップラー法を用いて，逆流ジェットの到達距離による評価が一般的に行われている。
  Ⅰ度：僧帽弁前尖まで
  Ⅱ度：乳頭筋の手前まで
  Ⅲ度：左室内腔の2/3まで
  Ⅳ度：心尖部まで達する
  Ⅰ度は軽度大動脈弁閉鎖不全症に相当し，mild ARと記載する。以下同様に，Ⅱ度はmoderate AR，Ⅲ〜Ⅳ度をsevere ARと記載する。
- 連続波ドップラー法を用いると，大動脈弁逆流速波形を描くことができる。severe ARでは，大動脈拡張期圧が急激に低下するので逆流速波形も急峻に落ち込むことになる。この圧半減時間（PHT）が短いほど高度と判定される。PHT＜300 msはsevere ARと診断される。
- 逆流性弁膜症は，無症候のまま経過し，心不全を発症する頃には心ポンプ機能が低下して心拡大をきたしていることが多い。無症候のNYHA Ⅰであっても，注意深く心エコーをフォローする必要がある。

□ 僧帽弁狭窄症（MS）の評価法とその解釈
- 弁口面積と僧帽弁圧較差によって，軽度・中等度・高度の3段階に分類する。英語略称ではmild MS，moderate MS，severe MS。
- 弁口面積の測定にトレース法および連続の式から算出する方法があるのはASの場合と同様。
- 連続波ドップラー法による僧帽弁通過血流速波形から，簡易Bernoulli法を用いて平均僧帽弁圧較差を算出する。
- MSによる心不全の本態は，左心系を中心にみれば左室流入障害による低心拍出であるが，むしろ慢性的な左室後方障害による肺高血圧症で生じる息切れの症状が強い。肺動脈収縮期圧は三尖弁通過血流速ドップラーから推測できる［p. 49「心エコーによる右心系の評価法とその解釈」参照］。

□ 僧帽弁閉鎖不全症（MR）の評価法とその解釈
- MRの重症度評価には，カラードップラー法による逆流ジェットの到達距離による半定量法が簡便であり，広く用いられている。心尖部アプローチ

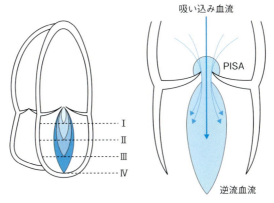

図1B-14 僧帽弁逆流の評価

　四腔像でカラードップラーを表示させる。左房を長軸方向に4分割して，到達距離によりⅠ～Ⅳ度に分類する（図1B-14）。
● カラードップラー法によるⅠ度は軽度僧帽弁閉鎖不全症（mild MR），Ⅱ度が中等度（moderate MR），Ⅲ～Ⅳ度が高度（severe MR）にほぼ相当する。しかし，心房の大きさにより判断は異なる。さらに，逆流ジェットはしばしば偏心性に心房壁に回り込むようにして心房内へ吹き込んでいく。定量的評価には限界がある。
● 定量的評価としてはPISA法が用いられ，有効逆流弁口面積（effective regurgitant orifice area：ERO）と逆流量が定量的に求められる。PISAとは，左室からの逆流血流が左房へ吸い込まれる際に半球形の血流像がみられる現象のことで，明瞭にPISAが認められればmoderate以上のMRはあると思ってよい。
● 弁尖に器質的な異常を認めない機能性MRと虚血性MRは今後も増え続ける病態であり，注意を要する。どちらのMRも，テザリング（tethering）が病態に大きく関与する。乳頭筋が腱索-弁尖を引っ張る方向のベクトルがテザリングフォース（tethering force）であり，心収縮による血流によって弁を閉じる方向に働くベクトル（closing force）と釣り合っているのが正常状態（図1B-15）。
　▶機能性MR……左室の拡大により弁尖が引っ張られ，tethering forceが増加することによって閉鎖不全が生じる。
　▶虚血性MR……全体的な左室拡大は必要ではない。下壁梗塞では部分的に外側へ偏位した乳頭筋が弁尖を引っ張ることでtethering forceが強くなり，閉鎖不全が生じる（Otsuji Y. J Cardiol 2008）。
● OMIに伴う虚血性MRは，慢性期予後を悪化させる規定因子の1つである

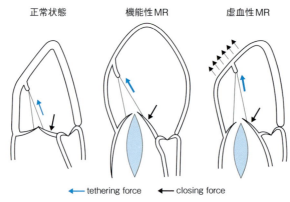

図1B-15　テザリングによる機能性MR，虚血性MRの機序

(Grigioni F. Circulation 2001)。
- 心不全の症状が強い時期には機能性MR・虚血性MRの程度も強いが，内科治療が奏功してMRが軽度になる患者をよく見受ける。こういった患者は，安定期に運動負荷試験を行うことでMRの真の重症度を知ることができる。運動負荷はハンドグリップ負荷程度でも十分なことがあるので，試みる価値はある。
□ 心エコーによる弁膜症の重症度判定が日本超音波医学会により示されている（表1B-7）。

■ 拡張機能と収縮機能の評価

□ パルスドップラー法を用いて，経僧帽弁左室流入速波形（trans-mitral flow patternなどという）を描く。これにより左室拡張性を評価する。また，左室流出路血流速波形を描くことにより，大まかな左室収縮機能を評価できる。

□ 拡張機能の評価
- 僧帽弁流入血流速波形で判断する。まずはE波，A波，E波減衰時間（DcT），血流速パターンを理解する（図1B-16, 表1B-8）。ちなみに，「拡張障害を有する心臓＝拡張性心不全・HFpEF」ではない。E/A＜1.0を拡張障害とするが，中年〜高齢者になると，多少の拡張障害は普通に存在する。
- 左室の拡張は2期に分かれる。まず能動的に弛緩する時期（relaxation），次に心房収縮期となる。心房収縮期の左室拡張は受動的なものであり，左室の硬さ（stiffness）に依存する。
- 拡張障害が軽度にとどまれば，E波が減高し，DcTが延長する。この時期はE/A＜1となる。

表1B-7 心エコーによる心臓弁膜症重症度分類

大動脈弁狭窄症

	軽症	中等症	重症
連続波ドプラ法による			
最高血流速度（m/s）	<3.0	3.0～4.0	>4.0
平均圧較差（mmHg）	<25	25～40	>40
弁口面積（cm^2）	>1.5	1.0～1.5	<1.0 <0.75（体格が小さい場合）

僧帽弁狭窄症

	軽症	中等症	重症
平均圧較差（mmHg）	<5	5～10	>10
弁口面積（cm^2）	>1.5	1.0～1.5	<1.0

大動脈弁逆流

	軽症	中等症	重症
定性評価			
カラードプラ逆流ジェット幅とLVOT径の比率（%）	<25	25～65	>65
カラードプラ逆流弁口幅（mm）	<3	3～6	>6
定量評価			
逆流量（cm^2/beat）	<30	30～59	60以上
逆流率（%）	<30	30～49	50以上
逆流弁口面積（cm^2）	<0.1	0.10～0.29	0.30以上

僧帽弁逆流

	軽症	中等症	重症
定性評価			
カラードプラ逆流ジェット面積と左房面積の比率（%）	<20	20～40	>40
カラードプラ逆流弁口幅（mm）	<3	3～6.9	7以上
定量評価			
逆流量（cm^2/beat）	<30	30～59	60以上
逆流率（%）	<30	30～49	50以上
逆流弁口面積（cm^2）	<0.20	0.2～0.39	0.40以上

（日本超音波医学会用語・診断基準委員会. 成人心臓弁膜症の心エコー図診断. Jpn J Med Ultrasonics 2014；41：415-54. https://www.jsum.or.jp/committee/diagnostic/pdf/echo_41-3.pdfより許可を得て転載）

- 高度の拡張障害では，左房圧が上昇しているので流入早期の流速が極めて速くなる．拡張末期には左室圧が上昇してしまっているので，心房収縮による流入は弱くなる．そのため，E波の増高とDcTの短縮がみられ，E/A

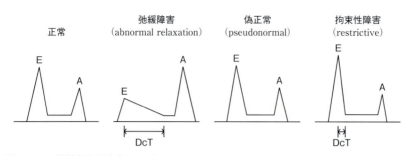

図1B-16　僧帽弁流入速度ドップラー

表1B-8　僧帽弁流入血流速波形による拡張障害のパターン

	弛緩障害パターン (abnormal relaxation pattern)	偽正常パターン (pseudonormal pattern)	拘束性障害パターン (restrictive pattern)
E/A	<1.0	1.0～1.5	>1.5
DcT (ms)	>240	160～240	<160

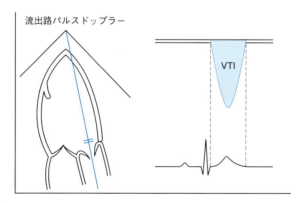

図1B-17　左室流出路駆出血流速ドップラー波形とVTI

が増大する．この状態を拘束性障害という．
- ▶E/Aは，>1.0の正常から<1.0の弛緩障害パターン（abnormal relaxation pattern）となり，再び>1.0となる偽正常パターン（pseudonormal pattern）を経て，拘束性障害パターン（restrictive pattern）に至る．

□ 収縮機能の評価
- ●左室流出路血流速波形を描き，トレースすることにより時間速度積分値（VTI）を計算する（図1B-17）．ほぼ，1回拍出量を反映すると考えてよいが，絶対値には意味がない．治療の経過における経時的な変化を追跡するのに役に立つ．

■ 組織ドップラー法による左室拡張機能評価
□ 組織ドップラー法は心尖部アプローチ左室四腔像で用いる。僧帽弁輪部拡張早期移動速度（E'）は，心臓への負荷状態には依存しない拡張性の指標とされる。
□ 組織ドップラーによる僧帽弁輪部運動の評価は，左室拡張能評価の助けとなる。左室流入速波形の拡張早期E波と僧帽弁輪部運動の拡張早期E'波の比E/E'は，肺動脈楔入圧と良好に相関することがわかっている（Nagueh SF. J Am Coll Cardiol 1997）。E/E'＞15であれば左室拡張末期圧の上昇を伴うと考える。

B-5　心エコーによる右心系の評価法とその解釈

□ 右心不全の存在は心不全治療を困難にする。下大静脈（IVC）径と右室径，ドップラーを用いた圧評価を行う。IVC径がおおむね15 mm以上で呼吸性変動が消失していれば，右心系体液量過剰（volume over）と考える。
□ 肺動脈収縮期圧の推測のために三尖弁逆流速を測定する。この場合，逆流の程度は肺動脈圧上昇とはあまり関係しない。ドップラーによる流速の測定が重要。簡易Bernoulliの式により
　　　右室－右房間圧較差＝三尖弁（逆流）圧較差（TRPG）
　　　　　　　　　　　＝4×（三尖弁逆流の最大流速）^{2}
である。よって，
　　　肺動脈収縮期圧＝TRPG＋平均右房圧
　　　　　　　　　　＝4×（逆流の最大流速）^{2}＋平均右房圧
と算出できる。平均右房圧は約10 mmHgで概算することが多い。
□ 同様に，簡易Bernoulli法を肺動脈弁逆流血流速に適用すると，拡張末期肺動脈－右室間圧較差を算出できる。おおむね，拡張末期右室圧＝右房圧であるから，
　　　肺動脈拡張末期圧＝4×（肺動脈弁逆流の最大流速）^{2}＋平均右房圧（約10 mmHg）
となる。
□ 右室にはもともと収縮力を期待していないので，IVCの拡大と右室拡大をもって心エコー上の右心不全と考えても差し支えない。肺高血圧が加わるかどうかで病態が違ってくる。
□ TRPG≧40 mmHgあたりを基準に，心エコー計測上の肺高血圧（PH）とすることが多い。

■ 右心不全with肺高血圧の病態

☐ この病態では肺高血圧が先に生じており，右心不全は二次性のものである。
☐ 肺高血圧の成因については，4つのパターンがある。
　①肺自体が悪い……いわゆる肺性心の病態。
　②左心不全の結果……慢性的な肺毛細血管床への圧負荷の結果，肺高血圧をきたすようになったもの。肺血管床が不可逆的な傷害を受けていなければ，左心不全の治療により肺高血圧の改善が見込まれる。
　③肺塞栓症……急性の肺塞栓症では，急速な右室後負荷増大が生じTRPGが増大する。右室は容量負荷にはしばらく耐えるが，圧負荷には非常に弱く，一気に重症右心不全を生じる。結果として，左室前負荷が減るために心拍出量が低下して循環不全に陥る。
　　▶急性期を乗り越えた慢性肺塞栓症のなかには慢性の肺高血圧症を伴うものがあり，慢性呼吸不全を呈する。
　　▶心エコーでは，右室の拡大とそれによる中隔心筋の偏位が特徴であり，左室圧排（いわゆるD-shape）を呈する（図1B-18）。
　④特発性の肺血管抵抗高値……極めて少ない。

■ 右心不全without肺高血圧の病態

☐ 肺高血圧を伴わない右心不全は，右心系への慢性的な容量負荷が原因である。治療に際しては，右心系の余剰血液を肺循環経由で左房・左室から動脈系循環系に移し（この過程をarterial fillingという），腎臓から排出しなければならない。
☐ それ以外の右心不全の原因は，右心の構造的な変化や異常である。下壁梗塞に合併した右室梗塞の場合や，収縮性心膜炎，稀に単独の三尖弁閉鎖不全が原因となる。いわゆる特発性右室心筋症である不整脈源性右室心筋症も，頻

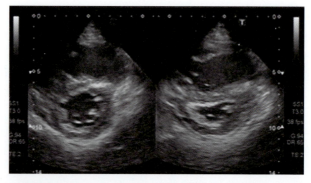

図1B-18　慢性期肺血栓塞栓症における中隔心筋の偏位。左：拡張期，右：収縮期。

度は少ないながら覚えておくべき疾患。

> **Technical Memo ▶▶▶**
>
> ### さすがは循環器内科医の心エコー，と言われるには何が必要か？
>
> 　今，目の前にいる患者の心臓の状況がどれだけエコーを通して伝わってくるか……病態を理解して検査を行っているかどうかは，所見用紙を見ればわかる。例えば，
>
> ● ERにおける心エコーでは？
> 　①目的が胸痛精査ならば……急性心筋梗塞（AMI）と急性肺塞栓，大動脈解離を鑑別しなければならない。時間的余裕がない場合が多い。
> 　　▶ AMIを疑うなら，とりあえず左房径やドップラーよりもasynergyの検出を優先する。
> 　　▶ 急性肺塞栓を疑うなら，右室の拡大による左室圧排像の観察と，ドップラー法で三尖弁逆流圧較差（TRPG）を計測する。左室は過収縮しているはずなので，LVEFを計測するのに時間を費やす必要はない。
> 　　▶ 大動脈解離を疑うなら，大動脈基部にフラップが見えないかを気にかけつつ，ドップラー法でARが生じていないかを見る。
> 　②目的がAMIの緊急カテ前ならば……心筋梗塞による機械的合併症が生じていないかを見ておくことを優先する。
> 　　▶ 心不全やショックを呈している患者であればなおさら，エコーを当てて心嚢液貯留や急性MRを生じていないかを確認する。例えば高度MRがみられたときに，所見の横に「左房拡大（−）」のひと言を添えると，急性MRの病態がよく伝わる。
>
> ● CCUにおける心エコーでは？
> 　急性心不全の基礎心疾患の診断と治療効果判定が目的である。
> 　①治療効果判定であれば……必要項目は何かを絞って検査する。例えば左室流入速ドップラーや三尖弁逆流圧較差などのドップラーの所見が役に立つ。
> 　②基礎心疾患の診断では……時間的余裕もある程度あるので，ルーチンの計測とドップラーは一通り行って記載する。
> 　　ここで，循環器内科医の心エコーであれば，診断のインプレッションと病態のアセスメントを記載してよい。例えば「左室心筋肥大を認めるHFpEFであるが，心筋性状と心電図所見を合わせると心アミロイドーシスを疑う」や「MRジェットの到達度はⅢ度であるが，高度の左房拡大がみられるので重症（severe MR）と診断する」など。
>
> ● 慢性期病棟における心エコーでは？
> 　病状になんらかの変化があった場合か，退院時に安定した状態でのデー

　　　　タ保存目的として行うことが多いであろう。
　　　　　▶病状に変化があった場合には，上に述べたように病態を予測してからエコープローブを当てる。例えば，心不全再増悪であれば，うっ血の指標となる所見を優先して評価する。左室流入速ドップラーや，三尖弁逆流速ドップラーの経時的変化に着目する。
　　計測値の異常を見てから何であるかを考えるのではなく，あり得る疾患をいくつか思い描いて心エコーを行う。しばしば，計測値よりも自分の「インプレッション」のほうが病態把握に有効であることが多い。このセンスを養うには，正常例を含めて数多くの心エコー検査を自分で行うしかない。

B-6　鑑別診断：急性／慢性呼吸不全を呈する呼吸器疾患の鑑別が重要

1）慢性呼吸不全の鑑別

☐ 慢性閉塞性肺疾患（COPD）とは，
- 肺気腫，慢性気管支炎といわれていた慢性呼吸不全を起こす疾患をまとめた疾患体系である。
- 進行性の気流制限により閉塞性障害をきたす。症状は慢性心不全における労作時呼吸困難と非常に似ている。

☐ COPDも心不全と同様に，高齢者に多く，併存疾患が多い。心疾患の合併も多く，高血圧や心房細動が合併するとBNP値は上昇する。臨床的には，COPDと慢性心不全を厳密に鑑別することは意義が薄いかもしれない。
- COPDの原因のほとんどが喫煙といわれており，これも心疾患の危険因子と重なる。

☐ 鑑別にはスパイロメーターと胸部CT検査を用いる。
- スパイロメーター……1秒率＜70％であればCOPDの可能性を考える。
- 胸部単純CT……肺胞破壊が早期よりみられ，進行すると胸部単純X線検査で肺過膨張所見となる（図1B-19）。

2）急性呼吸不全の鑑別

☐ 急性呼吸不全を呈する呼吸器疾患としては，急性肺炎，COPDやびまん性肺疾患の急性増悪が挙げられる。これらの疾患は，胸部X線写真や胸部単純CT検査で鑑別を行う。
- 胸部X線写真……浸潤影のでき方は，心不全では明らかに中枢性であり，肺門部を中心に両側性に広がる。肺炎では末梢に多く，肺葉単位で浸潤影が広がる。片側性のこともある。

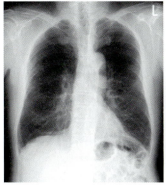 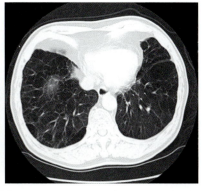

図1B-19　COPD患者の胸部X線写真（左）と胸部単純CT像（右）。CTでは肺胞構造が破壊されているのがわかる。

- ●胸部単純CT……COPDでは肺胞破壊像がみられる。びまん性肺疾患では肺胞間質が侵されることが多く，肺胞浸潤に加えて間質線維化などの特徴的な所見が得られる。
- □ BNPを診断基準に用いる場合は，100 pg/mlがカットオフ値となる。ただし，高齢者などでは高血圧や心房細動を併発していることが多く，肺炎が主体の急性呼吸不全であってもBNP 100 pg/ml程度をみることが多い。

■急性期に重要なものは，心原性肺水腫と非心原性肺水腫の鑑別

- □ 急性の低酸素血症を呈し，胸部X線上で両側浸潤影がみられる非心原性の疾患として，
  - ●急性肺障害（ALI）
  - ●急性呼吸促迫症候群（ARDS）

  がある。これらの原因の多くは重症感染症である。
- □ 急性左心不全による心原性肺水腫との違いは，肺間質および肺胞腔内への液性成分の流入様式にある。
  - ●非心原性肺水腫……毛細血管の透過性亢進により液性成分の滲出がみられるのに対して，
  - ●心原性肺水腫……肺毛細血管の静水圧が上昇することにより液性成分が漏出する。

  ゆえに両者は肺動脈楔入圧で鑑別できるというのが机上の原理。
- □ 米国胸部疾患学会と欧州集中治療医学会の合同会議（American-European Consensus Conference：AECC）による定義（1994年）では，酸素化不良と胸部X線写真の両側性浸潤影に加えて「肺動脈楔入圧（PCWP）≦18 mmHgまたは理学的に左房圧上昇の臨床所見がない」ことがALI/ARDA診断基準

の項目の1つとなっている。
- [ ] 鑑別上の注意点は，18 mmHgをカットオフ値としている点。もともとが正常な心肺機能であったのなら，PCWP≧18 mmHgは大きな意味をもつ。しかし，慢性心不全の代償状態にあるなら，PCWP高値であっても心不全症状を訴えないことに注意しなければならない。
- [ ] もう1つの注意点は，ARDSの半数以上に心不全が合併するということ。両者は厳密に区別できないことも多い。「重症感染症などを原因としてARDSを呈した患者が心不全も併発しているか否か」を診断するというのが鑑別のスタイル。
- [ ] 2016年7月公開の3学会（日本呼吸器学会・日本集中治療医学会・日本呼吸療法医学会）合同作成の「ARDS診療ガイドライン2016」では，心原性肺水腫との鑑別にPCWPをカットオフ値とする記述はみられない。理学的所見や非侵襲的検査，BNP値で心不全の有無を確認することが現実的対応とされている。さらに，ARDSと心原性肺水腫の合併は常に考慮しつつ診療にあたるように求められている。

参考文献
- 心血管疾患診療のエクセレンス．日医雑誌 2008；137特別号(1)．
- 日本超音波検査学会 監．心臓超音波テキスト 第2版．医歯薬出版, 東京, 2009．
- ARDS. INTENSIVIST 2009；1.
- Stevenson LW. Tailored therapy to hemodynamic goals for advanced heart failure. Eur J Heart Fail 1999；1：251-7.
- Otsuji Y, et al. Mechanism of ischemic mitral regurgitation. J Cardiol 2008；51：145-56.

C 心不全の治療

C-1 救急で出会う心不全の集中治療
C-2 一般病棟で管理する心不全の治療
C-3 外来でフォローする心不全の治療

C-1 救急で出会う心不全の集中治療

■ ファーストタッチ
□ うっ血に組織低灌流を伴っているのか，うっ血のみで組織灌流は保たれているのかを見極めて治療にあたる。
□ まずはクリニカルシナリオ（CS）で「当たり」をつける。急性心筋梗塞に伴うものであったり，現在進行中の心筋虚血があるなら，直ちに心臓カテーテル検査・再灌流療法を施行する。

■ 循環・呼吸管理
□ まず行うべきは，迅速な酸素化の改善である。動脈血ガス分析で$PaO_2>80$ mmHg，$SaO_2>95\%$を目標に酸素投与を行う。同時に血圧測定を行い，CSに沿って分類する。CS1であれば，ミオコールスプレー®など即効性の血管拡張薬を用いて降圧を図る。
□ 酸素マスクを用いた酸素投与10 L/minでも十分な酸素化が得られない場合には，すみやかに陽圧換気へ移行する。
□ まず，非侵襲的陽圧換気（non-invasive positive pressure ventilation：NPPV）を行う。心原性肺水腫では肺胞腔内が漏出体液で満たされており，無気肺と同じような状況となっている。気道内を陽圧に保つことにより，閉じていた肺胞が開いて酸素化が改善する。気道内を陽圧に保つことを「PEEP（呼気終末陽圧 positive end expiratory pressure）をかける」という。
□ 自己の呼吸筋で換気ができる状況であれば，PEEPをかけるだけで酸素化が改善する。この設定をCPAP（持続的陽圧呼吸 continuous positive airway pressure）という。心不全にNPPVを使用するときは，ほとんどこの設定でよい。
□ それでも酸素化が悪い，あるいはCO_2が貯留してくる状況であれば，積極的に換気を行わなければならない。気管挿管の適応を考える。

■ 薬物療法
☐ 救急であれば末梢静脈ラインを複数確保しておくことが望ましい。
☐ クリニカルシナリオに基づく初期対応を以下に整理する。
☐ 血管拡張薬
- 心不全では，神経体液性因子の亢進から末梢小動脈のトーヌスが亢進し，後負荷が増大している。後負荷の軽減はいかなるタイプの心不全でも必要になってくる。
- 呼吸困難感が強く，血圧が十分に保たれたCS1の病態であれば，まずスプレー式の硝酸薬を舌下投与（噴霧）する。これは，静脈ラインを確保する前に施行できる。
- 次に血管拡張薬の持続静注を開始する。後負荷を減らすことで心拍出量の増大が期待できるが，なかには血圧が下がってしまいショック状態に陥る患者がいるので注意する。このような患者は心ポンプ機能が低下している。
- CS1ならまず心配いらないが，CS2であれば慎重に少量から血管拡張薬を開始する。CS3でも本当は血管拡張薬を効かせたいところであるが，心ポンプ機能の底上げを優先する。
- 使用する血管拡張薬は，硝酸薬とヒト心房性ナトリウム利尿ペプチド（hANP）が多い。虚血性心疾患を合併した患者ではニコランジルも使用される。

☐ 利尿薬
- 心不全では「体のどこかでうっ血」している。体全体として細胞外液量が増加しているのか，細胞外液量は不変であるがその「分布」が変わっただけなのかの見極めは難しい。
- 純粋なCS1とは「分布」が肺血管床に偏位したものであり，これをvolume central shiftという。ただしCS1であっても，ある程度は細胞外液量全体の増加がみられることが多い。利尿薬が必要となることも多いが，救急のファーストタッチでは必要ない。
- 急性心不全治療の目標は，第1に酸素化の改善である。利尿はそのための手段にすぎない。後負荷軽減と酸素化の改善のみで腎血流が増加して利尿が得られることはよく経験する。
- 急性期に最もよく用いられる利尿薬はループ利尿薬。そのほかにサイアザイド系利尿薬やカリウム保持性利尿薬（アルドステロン拮抗薬）があるが，いずれも補助的に用いられる。
- 自由水利尿薬であるトルバプタンを急性期に使用することで，腎臓にやさしく強力な利尿作用を得ることが期待されている。

☐ 強心薬
- CS3に代表される低血圧を呈する急性心不全では，心臓そのもののポンプ

機能が低下しており，うっ血を解除する手段として血管拡張薬や利尿薬を使いたくても血圧がネックとなり使いづらい。ポンプ機能を底上げするために強心薬が必要となる。
- CS1あるいはCS2の急性心不全に強心薬は必要ないかといえば，必ずしもそうではない。クリニカルシナリオとは，あくまでも急性心不全に出会ったときの簡便で大まかなチャートと心得る。

☐ CS1でもCS2でも，心ポンプ機能の低下した患者に出会うことはしばしばある。血圧は，心ポンプ機能に加えて，血管内細胞外液容量（正確にはstressed volume）と末梢血管抵抗によって規定される。血管拡張薬により末梢を広げた瞬間に，あるいは一度に大量の利尿が得られたのちに，一気に低血圧となって遷延する例もある。

☐ 強心作用を期待する場合には，強心カテコラミン類であるドブタミンを使用する。カテコラミン類とは異なる機序で強心作用をもたらすPDE Ⅲ阻害薬を用いることもある。

■ 機械的補助

☐ 強心薬投与に対して治療抵抗性の心不全・心原性ショックは，補助循環装置の適応となる。日本循環器学会の急性心不全治療ガイドラインによる適応は，
①NYHA Ⅳ
②収縮期血圧≦90 mmHg
③心係数≦2.0
④肺動脈楔入圧≧20 mmHg
となっている。

☐ 補助循環装置には，大動脈内バルーンパンピング（IABP），経皮的心肺補助装置（PCPS），補助人工心臓（VAD）がある。

☐ IABPとPCPSの適応の違いは，自己心のポンプ機能による。
- IABP……基本的には圧補助装置であり，ある程度の自己心拍出がなければ機能しない。臓器灌流に必要な圧を拡張期に作り出すことができるのがIABPの本質。収縮期には自己心による血圧がさほど必要がなくなるので，後負荷が軽減される形となる。心臓としては楽になる。
- PCPS……流量補助装置であり，たとえ自己心の拍出がまったくない循環虚脱状態でも機能する。補助可能流量は最大3.5 L/min程度であり，決して十分ではないが，かろうじて脳血流は保つことができる。

☐ 補助人工心臓（VAD）は，上記2つのデバイスとは性格がまったく異なる。基本的には，心臓移植の適応となる重症心不全におけるブリッジとして使用する。特に植込み型VADでは長期管理が可能となってきている。体外式VADは心臓移植適応でなくても使用可能であるが，補助期間中に自己心の

機能が回復して離脱が見込める患者に限ったほうがよい。

C-2　一般病棟で管理する心不全の治療

☐ 急性期を集中治療室で過ごし，一般病棟へ上がってきた患者をどうやって退院までもっていくか？

■ 内服薬の調整
☐ 静注薬をウィーニングして内服薬へ置換する。
☐ RA系阻害薬
- あらゆる心不全でRA系と交感神経系の活性亢進があるとみてよい。これら神経体液性因子の阻害は，心不全治療の基本である。
- 順番としては，まずRA系阻害薬を急性心不全発症早期から開始する。効果がなかなか見えにくいが，必要なこと。

☐ β遮断薬
- 交感神経系の亢進をブロックするためにβ遮断薬が使われる。ただし，急性心不全の半数以上を占めるHFpEFに対する効果は実証されていない。HFrEFに関しては早期の導入が望ましい。
- β遮断薬の導入においての心構えは，
  ①うっ血を解除して，ドライの状態で
  ②少量から導入
  ③段階的に増量を
  ④効果が出るのは月単位
  が基本。
- β遮断薬の効果もなかなか見えにくい。入院中に効果を確認するのはほぼ不可能。退院してから驚くほどLVEFの改善する患者はいる。HFrEFであれば，たとえ少量でも導入したい。
- β遮断薬服用中の慢性心不全患者がADHFを発症して入院した場合，β遮断薬を中断するのはよくない。死亡率が上昇するとの報告がある（OPTIMIZE-HF：Fonarow GC. J Am Coll Cardiol 2008）ので，たとえ減量したとしても継続するのが基本。

☐ 経口強心薬
- 様々な製剤が開発され，心機能改善が期待された。しかし，経口PDE Ⅲ阻害薬のミルリノンを用いた研究（PROMISE Study：Packer M. N Engl J Med 1991）とベスナリノンを用いた研究（Vesnarinone Trial：Cohn JN. N Engl J Med 1998）では，いずれも予後はプラセボと同等，あるいは悪化させる結果となった。

- PDE Ⅲ阻害作用と心筋カルシウム感受性増強作用をもつピモベンダンはわが国でのみ上市されている経口強心薬であるが、使い方によっては有効な薬剤。心臓突然死、心不全悪化による死亡といったハードエンドポイントではプラセボと有意差はみられなかったが、ADLの改善は明らかにある (EPOCH study：The EPOCH Study Group. Circ J 2002)。
- 慢性心不全に使用できる経口強心薬はピモベンダンのみと思ったほうがよい。ただし、服用量は可能な限り少なくする。極量の5mgでは心室不整脈が多くなる印象がある。
- 心不全慢性期には静注薬を減量し、経口薬へ置換していく。なかでも強心薬は、真っ先に減量して離脱を図る必要がある。これをウィーニングという。ただし、上記のようにできるだけ経口強心薬を使用せずに、心臓周囲の環境を整えることで済ませたい。

Technical Memo ▶▶▶

ウィーニング

> ウィーニングとはweanの現在分詞型で、「乳離れさせる」という意味。徐々に補助を減らしていって自立していく様子には、weaningという表現がピタリとはまる。

- ☐ 心臓を取り巻く環境の整備は、第1に神経体液性因子の十分な抑制である。RA系阻害薬およびアルドステロン拮抗薬、そしてβ遮断薬を可能な限り導入する。導入に成功し維持量までもっていくことができたら、しばらくはそのまま経過観察。
- ☐ もう1つの環境整備は体液量コントロール。慢性心不全の体液量コントロールには、どうしても利尿薬を使用せざるを得ない。使用にあたってはvolume overの程度を評価し、適宜調節が必要である。
- ☐ 以上は主としてHFrEFに関しての治療。
- ☐ HFpEFに関しては、エビデンスの確立した治療法は存在しない。HFpEFにはHHDを基礎心疾患としたものが多いので、血圧管理は重要。降圧薬も心保護を考慮して、RA系阻害薬を第1選択で用いる。
- ☐ β遮断薬がHFpEFにも効果があるという報告もある (J-DHF：Yamamoto K. Eur J Heart Fail 2013)。利尿薬についてはエビデンスがない。しかし、CKDを合併している患者が多く、ADHF発症時にはやはりvolume overとなっていることが多いので、体液量コントロールに利尿薬が必要となることが多い。

■ 非薬物療法
□ 血行再建術
- 冠動脈疾患を基礎心疾患とした心不全が増加している。待てる患者なら，すなわち虚血を解除しなければ心不全の改善が見込めない患者を除けば，安定した時期に心筋虚血を評価する。
- 心筋虚血があれば血行再建術を考慮する。

□ ICD，CRT/CRT-D
- 慢性心不全の心臓死のなかには，いわゆる心不全死のほかに致死的不整脈イベントが相当数含まれる。
- 心不全患者では，心筋細胞の変性や線維化，あるいはリエントリー回路の形成など電気的な不整脈基質が存在する。加えて神経体液性因子が恒常的に活性化されており，心室不整脈を発生しやすい状況にある。
- 低心機能患者での植込み型除細動器（implantable cardioverter defibrillator：ICD）は，死亡率を有意に減少させることが明らかとなっている（Bardy GH. N Engl J Med 2005）。
- 重症心不全ではしばしばQRS幅の拡大がみられ，予後不良因子の1つでもある。特に左脚ブロックタイプでは，中隔心筋と後側壁心筋の動きが同調せず，ズレを生じる。これを同期不全（dyssynchorony）といい，心エコーで見ると明らかに心拍出の効率が悪いことがわかる。
- この同期不全を改善して同調させるのが心臓再同期療法（cardiac resynchronization therapy：CRT）である。通常の心室リード（右室リード）に加えて，その挟み込む位置にある冠静脈へリードを挿入することにより，中隔-後側壁を同調するようにペーシングを行う（図1C-1）。
- 日本循環器学会による適応基準は，
  ①十分な薬物治療を行っても改善しないNYHA ⅢないしⅣの慢性心不全
  ②LVEF≦35%
  ③QRS幅≧130 ms
- CRTによりLVEFと心拍出量の増加が期待され，総死亡・心不全入院のリスク減少が示されている。うまくいくと機能性僧帽弁逆流（functional MR）の減少がみられる。
- ただし，CRT施行患者の約3割は治療に反応しないnon-responderであることがわかってきた。患者の見極めが今後の課題である。

□ 機能性MRに対する手術療法
- MRに対する外科手術では，弁形成術が第1選択となってきている。特に機能性MRでは，弁組織自体の器質的変性は少なく「テザリング」機序によるものがほとんどなので，弁形成術のよい適応となる。
- 心不全加療により水バランスが改善するとMRの程度が軽くなる心不全患

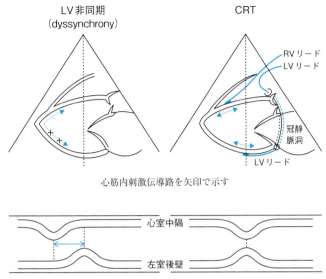

図1C-1 CRTの機序

　者をよく見かけるが，心不全を繰り返しそのたびにMRの増悪と軽快がみられる患者，軽い負荷テストでもMRが増悪する患者には，積極的に僧帽弁形成を行うのがよいのではないか。
- □ 補助人工心臓（VAD）
  - ● いわゆるStage Dの心不全，すなわちあらゆる内科的治療にも，CRTや弁形成術にも抵抗する難治性心不全に対しては，心臓移植と補助人工心臓（VAD）しか打つ手がない。
  - ● 日本でも2011年に植込み型VADが保険償還され，心臓移植適応の患者に対して使用可能となった。

C-3　外来でフォローする心不全の治療

- □ 慢性心不全の長期管理が必要となる。目的は急性増悪させないこと。
- □ 急性増悪するシナリオとして最も多いのは，徐々に体液量が増加してゆき，臨界点を超えるケース。
- □ 体液量が増加する理由は様々。患者本人のセルフコントロールの問題であることも多い。塩分摂取が過剰であると，容易に水分の貯留をきたす。心不全チームによる生活指導が重要である。
- □「感冒を契機に慢性心不全が増悪する」ことはよく経験する。感染に対して交感神経系とRA系が活性化され，生体の反応は水貯留の方向へシフトする。

■ 薬物療法
□ すでにRA系阻害薬とβ遮断薬は導入されていることが多いだろう。
□ β遮断薬の導入は，本来入院が望ましいが，うっ血がコントロールされている状況であれば外来でも導入できる。あるいは，入院で導入されたβ遮断薬の増量も可能。
□ うっ血の所見がなく，血圧も心拍数も忍容性があれば（収縮期血圧＞100 mmHg，心拍数＞50/minが目安）1カ月ごとに増量する。カルベジロールで5 mg，ビソプロロールで1.25 mgが導入済みであれば，1カ月ごとに倍増させても大丈夫。
□ 外来でできることは限られており，水分管理（すなわち体重管理）と血圧管理のみと割り切る。客観的な指標としてBNP/NT-proBNPをガイドとする。慢性HFrEF患者には，NT-proBNPが1,000 pg/ml程度で普通に外来通院している患者も多い。経時的なBNP/NT-proBNPの変化を見て，症状〔息切れ（shortness of breath：SOB）を生じるまでの歩行距離，あるいは駅から病院までの距離で息切れが生じたかを毎回聞いておく，など〕，身体所見（体重の増減，血圧，浮腫の程度），X線所見を加味して心不全増悪の程度を知る。
□ 体重管理が不良であったり，浮腫が増強する場合には，利尿薬を増量せざるを得ない。しかし，効果を認めない場合や，腎機能がどんどん悪化する場合には，一度入院させたほうがよい。
□ ループ利尿薬に抵抗性となった場合にはトルバプタンが有効なことがあるが，外来での導入には危険が伴う。
□ 特に腎機能が悪化してくる例では，一度心機能を底上げして，うっ血を解除したほうがよい場合も多い。ピモベンダンを導入するときも，外来で行うより，一度入院させて心機能の底上げを図った後にピモベンダンを導入し，外来に返すほうがよい。
□ 外来管理で医師にできることは，時間的にも手技的にも制限がある。きめ細かな問診と生活指導は専門看護師に委ね，運動療法のプログラムは専門の理学療法士に任せるなど，チーム医療が効果的である。

参考文献
- 佐々木達哉. 心不全診療・管理のテクニック 第4版. 医薬ジャーナル社, 大阪, 2012.
- 村川裕二. 循環器治療薬ファイル 第2版. MEDSi, 東京, 2012.
- 日本循環器学会. 循環器病の診断と治療に関するガイドライン（2010年度合同研究班報告）急性心不全治療ガイドライン（2011年改訂版）. www.j-circ.or.jp/guideline/pdf/JCS2011_izumi_h.pdf
- 日本循環器学会. 循環器病の診断と治療に関するガイドライン（2009年度合同研究班報

告)慢性心不全治療ガイドライン(2010年改訂版). www.j-circ.or.jp/guideline/pdf/JCS2010_matsuzaki_h.pdf

Part 2

急性期診療のテクニック

急性期患者の診察・検査と診断

A-1　急性心不全診療のプリンシプル
A-2　急性心不全を診たとき
A-3　心不全急性期を診察する
A-4　診察・検査から病態に迫る

A-1　急性心不全診療のプリンシプル

☐ その1……基礎となる心疾患を知る
- 急性期の段階では，心臓そのものが変化してしまった心不全と，心臓そのものは変化していない心不全に分けて考える。
- 心臓そのものが変化した心不全……AMI，急性心筋炎，たこつぼ型心筋症。
- 心臓そのものは変化していない心不全……とりあえずHFpEFか，HFrEFか，弁膜症かを判断する。HFrEFであれば，慢性虚血が関連しているかどうかに気を付ける。

☐ その2……発症の経路とトリガーを探る
- 心臓そのものは変化していない心不全であれば，発症の経路とトリガーを精査する。
- 発症の経路はcardiac pathwayとvascular pathwayの関与の割合を考慮する。
- 経路とトリガーに虚血や不整脈が関係していないかを探る。

☐ その3……治療の目的は救命と原状回復
- うっ血と心拍出のバランスが崩れた時相（非代償期）が心不全急性期。急性心不全を急性非代償性心不全（acute decompensated heart failure：ADHF）と呼ぶ。できるだけ，代償した状態に戻すことが目的。

> **Technical Memo ▶▶▶**
>
> **心不全診療の目標**
>
> 　急性心不全治療の目的は救命と原状回復。長期予後改善も要求される慢性心不全治療とは異なる。
> 　その理由として，急性心不全の薬物療法においては慢性期予後の改善を認めた臨床試験がほとんどないことが挙げられる。急性心不全診療の現場

では,「診断が決まれば治療が決まる」がほぼ成立する。この場合の診断とは，ADHF病態の把握のこと。

病態を表すキーワードは，
①心ポンプ機能
②体液量
③vascular pathway/cardiac pathwayの比率

Technical Memo ▶▶▶

HFpEFとHFrEF，cardiac failureとvascular failure

なんとなく，HFpEF→後負荷増大によるvascular failure，HFrEF→体液量過剰（volume over）によるcardiac failure，の式が成り立ちそうにみえる。

大筋は正しい。しかし，LVEF 20%の低収縮の心臓であってもvascular failureを起こすことがあるし，vascular failureが主体でも水貯留を伴うことがほとんどである。

cardiac failureとvascular failureは，心不全において「うっ血」をきたす成因の2つを示す言葉。
- vascular failureは，循環体液の再分布，すなわち末梢血管トーヌスの変化により心肺型のうっ血（volume central shift）をきたす。
- cardiac failureは低心拍出に伴う左心系および右心系後方障害としてうっ血をきたす。

pEF（preserved EF）かrEF（reduced EF）かは，心臓の収縮性による分類であり，「基礎心疾患」について検索するための端緒となる。

cardiac failureかvascular failureかは急性心不全に至るまでの成因であり，「経路」を表したもの。両者は区別して急性心不全の病態を考えなければならない。経路であることを強調してcardiac failure/vascular failureをそれぞれcardiac pathway/vascular pathwayとも呼ぶが，両者は同義として扱ってよい。

A-2　急性心不全を診たとき

☐ クリニカルシナリオ（clinical scenario：CS）をどこまで引っ張るか？
- クリニカルシナリオは，病態の表層のみを整理して対処するには役立つが，診断に直結するツールではない。
  ➡ ゆえに，クリニカルシナリオは早く卒業する！
☐ 急性心不全の場合は，すみやかに基礎心疾患と発症の経路およびトリガーを推測して病態を把握する。そして次に進む。

1）急性心不全の主訴は？

☐ 心不全とは，うっ血を主体として，組織低灌流の有無で病態が変わる。組織低灌流所見を主体とする急性心不全も，厳密にみると体のどこかでうっ血している。

☐ 右心系後方障害としてのうっ血であれば，血管床が広大であるので，なかなか症状として出てこない。心原性ショックを除いた急性心不全の主訴は，ほぼ「うっ血」による症状といってよい。

☐ うっ血の観点からみると，
- 「肺うっ血」without 下腿浮腫/肝うっ血……比較的急性の経過。水を溜め込む時間的余裕がなかったか，あってもわずか。volume central shiftの機序で左心系後方障害のみが現れた所見。
- 「肺うっ血」with 下腿浮腫/肝うっ血……左心不全が比較的長い経過を経て，肺静脈圧上昇→肺動脈圧上昇→右心不全→右心系後方障害となっていることが多い。

> ### Technical Memo ▶▶▶
>
> #### 心不全でよく聞く呼吸に関する略語
>
> - DOE：労作時呼吸困難（dyspnea on effort，あるいはexertional dyspneaという英語表記もある）。
> - SOB：息切れ（shortness of breath）。dyspneaと同義とされている。
> - PND：発作性夜間呼吸困難（paroxysmal noctual dyspnea）。起座呼吸（orthpnea）とともに安静時呼吸困難を表す英語表記として有名であり，記憶しておく。

■ クリニカルシナリオをファーストタッチに使用する

☐ クリニカルシナリオ（Mebazaa A. Crit Care Med 2008）は簡単で便利である。少なくとも，来院時の状態をワンフレーズで共有できる。しかし病態は刻一刻と変化するので，引っ張りすぎてはいけない。あくまでファーストタッチとして理解する。
- クリニカルシナリオに沿った治療は，呼吸・循環状態を落ち着かせるための最低限の処置。到着から最初の60分程度は呼吸・循環を安定化させるための時間でよいが，その後はあらためて心不全の状況をアセスメントするべきである。

☐ クリニカルシナリオは，心臓の状態を表したものというよりは，発症の経路を表したもの（図2A-1）。CS1の極型はvascular pathway，CS3の極型はcardiac pathwayを経由するが，実際はお互いの要素がいくつか混ざり合っ

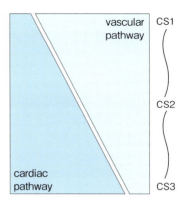

図2A-1　クリニカルシナリオとvascular pathway/cardiac pathwayの比重

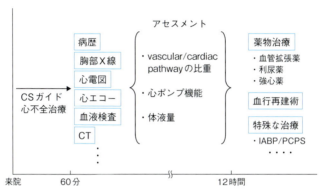

図2A-2　病態アセスメントの時間軸

ている。
- 時間軸でみると，CSに沿った治療は最初の60分以内（呼吸と循環を安定させるための時間）。次の数時間，遅くても12時間以内に次の病態アセスメントを行う（図2A-2）。
- わが国最大の急性心不全レジストリー研究であるATTENDでは，来院時平均収縮期血圧は146 mmHgであった。CS1の割合は約50％，CS2は42％，CS3が8％であった（Sato N. Circ J 2013）。
- CS 1～3の特徴をまとめると，
  - CS1……経過は速い。肺うっ血≫全身浮腫であり，極型は電撃性肺水腫。水バランスはvolume central shift。体液貯留（volume retention）をいくらかは伴っているが，分布（distribution）の変化のほうが主病態。
  - CS2……発症は緩徐。肺うっ血≦全身浮腫。水バランスは体液貯留で，その原因を追究すると，慢性的な心ポンプ機能の低下やCKDの存在が見えてくる。

- CS3……発症のスピードは様々。心ポンプ機能の低下により組織低灌流をきたす。極型は心原性ショック。水バランスも様々。

Case

左心ポンプ機能の極めて低下したHFrEF

心臓だけをみると明らかにHFrEF,すなわちDd 70 mm,LVEF 20%の急性心不全患者。普段の血圧は80 mmHg前後。この患者は収縮期血圧115 mmHgでADHFを発症し,急速に電撃性肺水腫に至った。血圧だけみるとCS1には当てはまらないが,その発症様式は明らかにvascular failureだった。

このように,左心ポンプ機能の極めて低下したHFrEFでは,少しの後負荷の増大でvascular failureを発症することがある。

2) 待てない心不全に出会ったとき

□ 救急医療ではしばしば,循環停止あるいは呼吸停止が切迫した「待てない心不全」をみることがある。このような心不全に出会ったら,酸素投与と末梢ルートを確保したのち,すみやかに(数分以内に)次の治療行動に移る必要がある(図2A-3)。

□「待てない心不全」に該当するのが,
　①心原性ショック(cardiogenic shock)
　②高炭酸ガス血症(hypercapnia)を伴う急性肺水腫
である。

■ 心原性ショック

□ ただ単に血圧が低いのみではない。CS3は心原性ショックを含むが,同一の疾患群ではない。

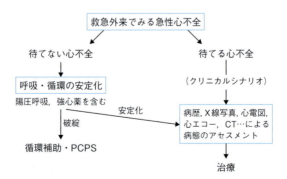

図2A-3 急性心不全治療の時間軸

□ 心原性ショックとは，心ポンプ機能の失調により末梢循環および臓器灌流が著しく障害され，組織低灌流をきたす状態である．古典的な診断基準では，①収縮期血圧＜90 mmHg，あるいは通常の血圧より30 mmHg以上の低下 ②尿量の低下（時間尿量≦20 ml）と意識障害，末梢血管収縮
を満たすこととある．
□ 救急の診療では尿量を測ることは不可能．よって，低血圧に意識障害と末梢循環不全を伴っていればショックと判断する．
□ 心原性ショックは「待てない心不全」であるが，それでもプリンシプルの「その1：基礎心疾患」と「その2：発症のトリガー」は意識する．すなわち，以下のように頭のなかで分類して整理する．
  ● 心臓そのものが変わってしまった心原性ショック……急性心筋梗塞，急性心筋炎，たこつぼ型心筋症，そして忘れてはならない特殊な心原性ショックとして，広範型急性肺血栓塞栓症がある．
    ▶ 生体にはこれらの危急の事態に備えておく時間的余裕はなかったはず．よって，進行性に事態が悪化すると予想される．補助循環装置の使用をためらわない心構えが必要［疾患別の診療はPart 2-Bに述べる］．
  ● 心臓そのものは変わっていない心原性ショック……もともとが重症の慢性心不全であり，HFrEFが多い．CS3の極型といってよい．基礎心疾患は，虚血性心筋症（ICM），拡張型心筋症（DCM），肥大型心筋症（HCM），拡張相肥大型心筋症（dilated phase of HCM：dHCM）など多岐にわたる．
    ▶ 心原性ショックに陥る直接の原因は，不整脈イベントが多い．そこに至るには，心筋酸素需要の増大がある．
    ▶ 心臓移植を考慮に入れるような慢性心不全では，その適応のタイミングはINTERMACS Profile（Stevenson LW. J Heart Lung Transplant 2009）で表すことが多いが，心原性ショックに陥った場合はProfile-1であり，通称crash and burnと呼ばれる．

■ 高炭酸ガス血症を伴う急性肺水腫

□ 急性期診療では，ERで動脈血液ガスを来院即測定することも多いであろう．「待てない心不全」の①心原性ショックと②高炭酸ガス血症を伴う急性肺水腫を反映するものは，
  ● 乳酸の高値
  ● 代償されていないpH低値
もちろん低酸素血症と高炭酸ガス血症を認める．
□ ②では，もともとの既往として高炭酸ガス血症をきたす疾患（COPDなど）を除く．
  ● 急性肺水腫では通常はⅠ型呼吸不全をきたし，呼吸数が増加し換気が亢進

表2A-1 呼吸不全の病型

病型	高炭酸ガス血症	病態	酸素化能
Ⅰ型呼吸不全	伴わない	換気/血流比の低下 拡散障害	高度に障害
Ⅱ型呼吸不全	伴う	換気/血流比の低下	高度に障害

して炭酸ガスは低下する。
- 急性肺水腫の重症型では，広範な肺胞浮腫による有効換気面積の減少と気道にまで及ぶ浮腫（すなわち，心臓喘息の状態）のために高炭酸ガス血症を呈する。高炭酸ガス血症による呼吸性アシドーシスは，末梢の化学受容器と中枢神経系を刺激して心血管系交感神経がさらに亢進する。
- このような状況では，意識レベルの混濁がみられ，呼吸抑制がかかるためにさらに高炭酸ガス血症が進行する。極めて切迫した状況となるので，原則として気管挿管の適応である［p.86「侵襲的陽圧換気」参照］。

☐ 心不全に続発する呼吸不全の病型を表に示す（表2A-1）。
☐ Ⅱ型呼吸不全の場合は，$PaCO_2$ 60〜80 Torrで頭痛や傾眠傾向が現れ，80〜100 Torrでは混迷・昏睡に至る。

A-3 心不全急性期を診察する

Nohria-Stevenson分類

☐ Nohria-Stevenson分類は，身体所見からうっ血と組織低灌流の程度を知るために用いる。身体所見から血行動態をモニタリングする目的で使用するので，来院時初期にのみ用いるのではなく，入院期間中の治療効果判定のためにもアセスメントを行う。
☐ Nohria-Stevenson分類を埋めることを意識すれば，大まかな病態アセスメントができる［そのコツはp.23を参照］。
☐ Nohria-Stevenson分類は，Forrester分類の非侵襲版とみなしてよいだろうか？……答えはNo。
  - Nohria-Stevenson分類のwet/dryは左心系・右心系のうっ血が混在したものである。左心系のうっ血所見として湿性ラ音やⅢ音聴取があり，右心系のうっ血所見として浮腫がある。
  - それに対して，Forrester分類でのうっ血評価は肺動脈楔入圧に基づいており，左心系のうっ血を評価するものである。

> **Technical Memo** ▶▶▶
>
> 診察所見でカルテに記載すべきもの
>
> 起座呼吸・発作性夜間呼吸困難・湿性ラ音・Ⅲ音聴取・頸静脈怒張・浮腫・四肢冷感などの有無，NYHA分類，Nohria-Stevenson分類，酸素飽和度，来院時の血圧・心拍数，などを記載する。さらに心エコー検査から，基礎心疾患と発症の経路・トリガーを推測する。これがわかれば病態はおのずと見えてくる。
>
> 病態のアセスメントとは，心ポンプ機能の推定と，体液量の推定，vascular pathwayとcardiac pathwayの関与の比率。これらが決定できれば治療が決まる。

☐ 次に考えるのはHFpEFかHFrEFかということ。HFrEFであれば虚血性の可能性も考える。

A-4 診察・検査から病態に迫る

☐ 基礎心疾患，経路・トリガーの検索から始まって，
　①心ポンプ機能
　②体液量
　③vascular/cardiac pathwayの比率
　をアセスメントしていく（図2A-2）。

☐ 基礎心疾患がすぐにわからなければ，HFpEFかHFrEFかということでよい。

1）心電図

☐ 波形を診る
- ST-T変化を見逃さない。急性心筋梗塞と急性心筋炎に伴う変化では，ST-T部分の上昇がみられる。ST上昇を示す誘導の対側にST低下〔鏡像（mirror image）あるいは対側性変化（reciprocal change）〕がみられれば，急性心筋梗塞の可能性が高くなる。
- ST低下を呈する急性心不全の場合，心電図のみでは診断がつかない。虚血性心疾患を背景にもっている可能性がある。ストレインパターンのST低下であれば，高血圧性心疾患（HHD）による左室肥大が疑われる。
- 広いQRSはなんらかの心筋傷害があることを示唆し，低電位は左室収縮性の低下をうかがわせる

☐ リズムを診る
- 基本的には内因性交感神経活性の亢進のために頻脈を呈する。徐脈であれ

ば，心不全の原因となっている可能性がある。洞不全症候群か，房室ブロックか，あるいは徐脈性の心房細動（AF）かを診断する。
- 頻脈性AFをみたら
①もともと存在していたAFが心不全発症により頻拍化したのか
②頻脈性AFが心不全の原因となったのか
③心不全の結果として頻脈性AFが出現したのか
を考える。過去の心電図があればもっともよい。
- 持続する頻脈は左室収縮性を低下させてDCM様のHFrEFを呈することがあり，頻脈誘発性心筋症（tachycardia-induced cardiomyopathy）と呼ばれる（Lishmanov A. Congest Heart Fail 2010）。基本的にはレートコントロールにより心収縮の改善が期待できるので，DCMに合併した頻脈性AFとの鑑別を要する。

Technical Memo ▶▶▶

AFが先か，ADHFが先か？

　急性心不全の約30〜40％にAFが合併するとされている。AFを合併した低LVEFの心不全患者に対するリズムコントロールとレートコントロールの成績を比較したAF-CHF試験では，積極的に洞調律維持を行っても予後に対する効果はみられなかった（Talajic M. J Am Coll Cardiol 2010）。

　しかし，大規模試験の結果と実臨床の印象はしばしば解離する。慢性心不全の進展の過程においてAFが出現した患者や，急性心不全（ADHF）治療に難渋している過程でAFが出現した患者は，非常に予後が悪い印象がある。頻脈性AFでは，左室は十分な拡張時間がとれないこと，心房収縮による前負荷が得られないことから，1回拍出量が著明に低下する。このことは，HFrEFでもHFpEFでも，臨床現場ではよく経験する。

　実際Framingham研究によれば，心不全発症後にAFが出現した患者では予後が悪いことが示されている。逆に，心不全歴が長く重症化した患者では心房の解剖学的リモデリングが生じ，AF出現の下地となる。このような患者はもともと予後が悪い。一方で，心不全の非代償期には，電気的除細動に抵抗性のAFであっても，心不全改善に伴い洞調律を保てるようになる患者をよく経験する。

　すなわち，心不全とAFが合併した状況においては，「心不全治療は実はAF治療でもある」。同様に，VTを繰り返す（VT stormという）心不全でも，心不全治療を行わなければstormの停止は望めない。

2）胸部X線写真

□ 肺うっ血を診る

- 肺うっ血の進行は時間単位，あるいは電撃性肺水腫と呼ばれる状態になれば分単位で進行する。左心系後方障害としての肺うっ血の進展は，左室拡張末期圧上昇→左房圧上昇→肺静脈圧上→肺胞壁間質性浮腫の順番。
- そこから先は，
    ① ジワジワとKerley B lineが出現して両肺野の肺血管陰影が増強し，肺胞浮腫による浸潤影が両側に広がっていくパターン（図2A-4）
    ② あまりにも肺毛細血管静水圧が上昇して一気に肺胞性浮腫を起こし，butterfly shadowをきたす電撃性肺水腫のパターン（図2A-5）
  がある。

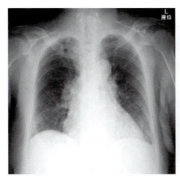 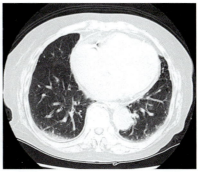

図2A-4 間質性肺水腫の胸部X線写真と単純CT像。CT像では肺胞性浮腫は少なく，血管周囲の浮腫がみられる。

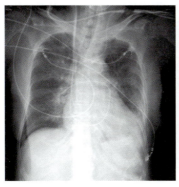 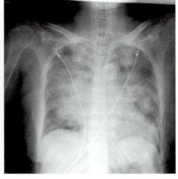

図2A-5 電撃性肺水腫の胸部X線写真。図1B-7と同じ症例。60歳代，女性。急性心筋梗塞で入院し，やや肺うっ血はあったものの酸素化の改善がみられた（左）ので，Swan-Ganzカテーテルを抜去した。X線写真にはSwan-Ganzカテーテルが映っている。その数時間後の当日深夜に，発作性夜間呼吸困難（PND）を発症した（右）。

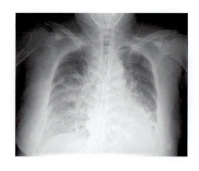

図2A-6 大量の胸水を伴った肺うっ血のX線写真

☐ 胸水を診る
- 胸水とは，いわゆるサードスペースにおける体液貯留である。右心系後方障害の1つの形であるが，血漿成分の胸膜腔に漏出するスピードがリンパ系による排出スピードを上回ったときに貯留する。
- 胸水の貯留は，肺静脈うっ血や肺胞性肺うっ血に比べて遅い。肺うっ血が「分～時間」単位で進行するのに対して，胸水貯留は「日」単位で進行する。
- 胸水単独で呼吸困難が生じるためには，胸腔内に相当量が貯留して有効換気面積を得られなくなる必要がある。そのため，肋骨横隔膜角（costo-phrenic angle：CP angle）がdullになって横隔膜陰影が見えなくなる程度では，呼吸困難は生じない。

☐ 胸水＋肺胞性肺水腫により呼吸困難がみられる場合は，「日～週」単位で胸水の貯留が先行したと考える。慢性的な左室後方障害が緩やかに進み，右心系うっ血に至った病態を想定する（図2A-6）。「慢性左心系うっ血は，時間をおいて右心不全に至る」──この状況で左室後負荷増大をトリガーとして肺胞性浮腫が生じると，呼吸困難に至る。

3）心エコー

☐ どんなに切羽詰まった状況でも，救急室で一度はプローブを当てる（one look echoという）。

> **Technical Memo ▶▶▶**
>
> **one look echoでわかること**
>
> 救急の現場では，詳細な局所asynergy（壁運動異常）評価や，ドップラー計測をする必要はない。
> 数心拍で把握すべきことは，以下の項目。

①心囊液貯留（心タンポナーデ）の有無
②左冠動脈主幹部（left main trunk：LMT）梗塞特有のasynergy（ここでは仮にLMT asynergyと呼ぶ）
③左室は，大きくて動きが悪いのか，小さくて動いているのか，小さくて動いていないのか
④重症弁膜症を鑑別
　心原性ショックであっても，特に①，②をみるためにプローブを当てる。
● 心タンポナーデの有無を診断することは，PCPSを導入する状況では特に大切！ 心タンポナーデの状況では右房が圧排されて虚脱するので，PCPS脱血管による脱血ができない。
● LMT asynergyをみるには傍胸骨短軸像をとる（図2A-7）。LMT梗塞であれば，左前下行枝（LAD）と左回旋枝（LCX）の支配領域が無収縮となる。それを代償するように，下壁中隔〜下壁のみが過収縮（hyperkinetic）になっている様子が見える。

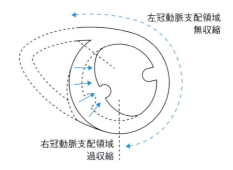

図2A-7　LMT asynergy

　大まかに，背景にある基礎心疾患として，HFrEFか，HFpEFか，あるいは弁膜症かをみる。正確な計測値は後回しでよい。
● 大きくて動きの悪いLV→HFrEF
● 小さくて動いているLV→HFpEF
● 小さくて動いていないLV→心臓そのものが変化（急性心筋梗塞と急性心筋炎）
と把握する。

　弁膜症による心不全は，ある閾値を超えると内科治療に抵抗性である。特に大動脈弁の弁膜症は，心臓の構造として悪い。大動脈弁の石灰化の程度と弁口面積についてだいたいの評価を行う。中等度以上のASが疑われるならば，心不全発症の基礎心疾患である可能性があるので，しっかり評価する。ドップラーでARがあれば，IABPは効果がないばかりか，心臓に対して後負荷を増大させる。

■ 心エコーによる左心系構造の評価
□ 虚血性心不全か，非虚血性心不全か
- 冠動脈支配領域に一致した壁運動異常がみられれば，虚血性の可能性が高くなる［図1B-12参照］。その領域において壁の菲薄化や内膜輝度上昇がみられれば，陳旧性心筋梗塞（OMI）の可能性が高くなる。
- ただし虚血性心不全であっても，多枝病変である場合や，リモデリングにより心拡大が高度に進行した患者では，必ずしも冠動脈支配に一致した壁運動異常を示さず，DCM様のびまん性壁運動異常を呈するものもある。
- 逆にDCMであっても，びまん性壁運動異常ではなく，部分的な壁運動異常がみられる場合がある。前壁を主とした壁運動異常がみられることは多い。左室拡大が進行した患者では，左室が典型的な球形を呈する。

□ 左室拡張末期径（LVDd）とLVEFに注目する
- HFpEFとHFrEFはEF 50%前後で判別することが多いが，定まった数値はない。HFpEFは別の見方をすると，大きくなることができない左室で，LVDdは正常上限以内（<55 mm）であることが多い。
- 大雑把な目安を示すと，
  Dd≧55 mm，LVEF<50%→HFrEF
  Dd<55 mm，LVEF≧50%→HFpEF，さらに左房も大きいことが多い
  もちろん例外は存在する。
- 心臓そのものが変わってしまった心不全の場合は，左室収縮性が低下する。生体は心拍出量を保つために代償的に心拡大を生じる。これを左室リモデリングという。よって，急性心筋梗塞後や急性心筋炎後では，左室径をみることにより発症からの時間を推測できる。リモデリングが完成するには1週間前後は必要であるが，逆に言うと，リモデリングできない期間は極めて低い1回拍出量（stroke volume）となり，治療に難渋する。

□ 左室壁厚に注目する
- 心筋のviabilityはほぼ壁厚で推測できる。<6 mmではあまり期待できない。
- 特発性DCMであれば<6 mmの場合が多い。
- いわゆるoverloadによる心筋症は，長年の圧負荷に曝されたHHDである。Ddの拡大がみられると拡張相高血圧性心疾患（dHHD）と呼ぶが，多くの場合で壁厚は6 mm以上を保っている。
- 中隔心筋壁厚（IVS）と後壁心筋壁厚（PW）に極端な差があり，IVS≫PWであれば，特発性肥大型心筋症（HCM）の可能性が高くなる。HCMによる急性心不全もHFpEFと同じ病態を示す。
- HCMの約25%に流出路狭窄を伴うものがあり，閉塞性肥大型心筋症（HOCM）と呼ぶ。HCMの全般的な特徴として，拡張障害を内包している

ことに加えて，前方駆出が制限されるので，容易に「低心拍出＋肺うっ血」が出現する。

■ 心エコーによる左心系機能の評価
□ 急性期に検査すべき項目は，あくまでも補助的なものである。やはり急性期には見た目が大事。
□ 左室拡張機能の評価
- 僧帽弁流入速ドップラーと僧帽弁輪部組織ドップラーを用いることにより，左室拡張機能を知ることができる。健常者でも年齢による影響を受けることに注意。50歳以上では，E/A＜1.0でも不思議はない。逆に，高齢者でE/A＞1.5であれば異常と考えて，中等度以上の拡張機能障害のために偽正常化していることを想定する。
- 僧帽弁輪部組織ドップラー法によるE´波は拡張早期の左室弛緩能を反映し，A´は心房収縮を反映するとされている。E/E´は肺動脈楔入圧（PCWPまたはPAWP）とよく相関するとされており，E/E´≧15であれば，PCWP≧20 mmHgを示唆する（Nagueh SF. J Am Coll Cardiol 1997）。

□ 左室流出路における速度時間積分値（velocity time integral：VTI）は単位面積当たりの血流の移動距離を示しており，左室stroke volumeを大体のところで推測するのに役立つが，絶対値的な心拍出の指標とするべきではない。経時的な変化をみて治療に対する反応性を知るには有用である。

■ 心エコーによる弁膜症の評価
□ 弁膜症による心不全では，左室がいくら頑張ってもその努力を無に帰する。心臓そのものが変化しているので内科的治療に抵抗し，早期の外科手術を考慮しなければならない。心不全診療の最初に鑑別しておかなければならない疾患である。
□ まずは，急性に生じた弁膜症であるのか，慢性弁膜症があって心不全を発症したのかを考える。
- 急性弁膜症による心不全は，ほぼ間違いなく心原性ショックを呈する。
  ▶急性心筋梗塞合併症としての急性僧帽弁閉鎖不全症（急性MR）
  ▶Stanford A型急性大動脈解離に合併する急性大動脈弁閉鎖不全症（急性AR）
  である。どちらも高度の逆流がみられる割には左室の拡大を認めないことから，容易に推測できる。
- 慢性的に高度な弁膜症があれば，急性心不全の基礎心疾患となり得る。弁膜症の重症度評価のゴールドスタンダードは，心エコー図による評価。逆に重症度が中等症程度であれば，基礎心疾患は別にあって弁膜症は合併し

たものである可能性も考慮する。
- ▶例えば，基礎心疾患をHHDとするHFpEFにMRが合併して容易に肺うっ血を生じる患者をよく経験する。
- ▶DCMやICMを基礎心疾患とするHFrEFであれば，機能性MRがみられることが多い。心不全の改善に伴い逆流の程度が改善することも多い。

□ 心エコー法による弁膜症の重症度評価は，Part 1を参照。日本超音波医学会ホームページの診断基準 成人心臓弁膜症の心エコー図診断に詳しく記載されている（https://www.jsum.or.jp/committee/diagnostic/pdf/echo_41-3.pdf）

Technical Memo ▶▶▶

圧較差の少ないASで心不全？

心不全を起こすASは，そもそもが重症のASである。普通は左室が求心性肥大を呈し，収縮期最大圧較差＞64 mmHgなどの病態を予測する。

しかしなかには，Bモードで明らかに開口制限があるにもかかわらず圧較差がたいしたことのない患者が存在する。長期にわたる左室後負荷増大のために左室収縮性の損なわれた患者に注意しなければならない。

こういった患者では，圧較差が本来あるべき数値よりも過小評価される。low-flow low-gradient ASといい，ドップラー評価よりも見た目の開口制限が重要となる。内科的治療には抵抗性であり，心ポンプ機能の低下がpoint of no returnを越える前に手術を決断しなければならない。

Technical Memo ▶▶▶

ARにおける病態生理は基本的に左室容量負荷

左室の拡大によって心拍出量はある程度代償できるが，LVEFが落ちてくると心不全を発症する。HFrEFと同じようにみえるが，弁膜症そのものが悪い。

逆流程度が重症でDs拡大＋LVEF低下（おおむねDs＞45 mm，LVEF＜50%が目安か）は，内科治療に抵抗し，IABPも禁忌となるので，手術を急がなければならない。

■ 心エコーによる右心系構造の評価

□ 本来の右室は心尖部を頂点とした三角錐の形をしており，断面は三角形である。右心系は圧負荷には非常に弱い。ゆえに急性肺血栓塞栓症では急激な右心機能の破綻が起こる。右室は拡大し，中隔心筋は左室側へ偏位する。傍胸骨左縁短軸像から観察される型をもって「D-shape」と呼ばれる［図1B-18

参照]。
- [ ] 下大静脈（IVC）は右心系のうっ血の程度を知る際の参考となる。IVC径と中心静脈圧（CVP）はある程度の相関はあるが，リニアな関係ではない。静脈であるため圧に対するコンプライアンスが非常に大きく，ある程度の径までは圧を上昇させることなく血管内容量として溜めることができる。
- [ ] IVC径と呼吸性変動を組み合わせて考えると，大まかなCVPが想定できる［表1B-6参照］。急性期エコーでは見た目が肝心なので，呼吸性変動があるかないか，IVCは標準範囲内かどうかをone lookで判断する。
- [ ] IVC標準範囲を25 mm以内，CVPは＜3 mmHgを低値，＞15 mmHgを高値として，
  - IVCが虚脱していれば，CVPは低値と予測できる。
  - IVC径が標準範囲内で呼吸性変動もあればCVPも正常範囲内。
  - IVC径が標準範囲を超えていても呼吸性変動が十分にあれば，CVPはやや高め程度でおさまっていると想定する。
  - IVC径が標準範囲内であっても呼吸性変動がなければ，CVPはやや高めの可能性がある。
  - IVC径が標準範囲を超えて呼吸変動が消失すれば，CVPは明らかに上昇していると予想する。

■ 心エコーによる右心系機能の評価
- [ ] 急性期診療においても，三尖弁逆流速ドップラーは必ず測定する。
- [ ] 三尖弁逆流速ドップラーにより，三尖弁逆流の最大流速（TRPG）を測定して肺動脈収縮期圧の推測が可能である［p.49参照］。

$$肺動脈収縮期圧 = 4 \times (TRPG)^2 + CVP$$

Technical Memo ▶▶▶

急性期にLVEDPを推測する

肺血管抵抗の高くない状況を想定すると，PCWPは肺動脈拡張期圧で代用できる（通常はこのロジックが成立する）。

左室拡張末期圧（LVEDP）の上昇が心不全の本質であるから，本来ならば肺動脈弁逆流速ドップラーを測定してPCWPを推測しなければならない。

すなわち，Part 1で示したように大動脈弁レベル左室短軸像において，肺動脈弁逆流血最大流速（PRTG）をパルスドップラーにより計測する。

$$LVEDP = PCWP = PAEDP（肺動脈拡張末期圧）= 4 \times (PRTG)^2 + CVP$$

と計算するのが筋道の立った考え方。

しかし救急の場では，肺動脈弁の観察よりも三尖弁逆流速ドップラーの

ほうが測定が容易であることが多い。
　急性期にはTRPGでもって，LVEDPが上昇しているかどうかを大体のところで判断してもよい。TRPG値30 mmHgがLVEDP上昇のおおよその基準となる。

4) 右心カテーテル法
□ 右心カテーテルは，心ポンプ機能を知り，左室1回拍出量（SV），左室1回仕事量係数（LVSWI），左室後負荷〔体血管抵抗係数（SVRI）〕を把握するために用いる。肺動脈圧（PAP），PCWP，心拍出量／心係数（CO/CI）は，心不全の状況を俯瞰してある程度の目標値を設定するために必要である。
□ Forrester分類は簡便であるため，急性心不全の血行動態分類に広く用いられてきた。しかし，本来は急性心筋梗塞における血行動態分類である。すなわち，Forrester分類におけるPCWP 18 mmHgとCI 2.2の基準は，心臓そのものが変わってしまった心不全には適応があるが，心臓そのものには変化がない心不全には適応がない。
□ 実際に慢性のHFrEFでは，有効な心拍出を得るためにはPCWP＞18 mmHgを必要とする患者が多数みられ，その状態で定常を保っている。
□ 診断目的で右心カテーテルを使用するのは以下の状況。
- 急性肺水腫が心原性なのか非心原性なのかを鑑別する必要のある場合……ただし，ここでもカットオフ値を18 mmHgとしてもよいのか疑問が残る。さらに，ARDSによる急性肺水腫のうち20％程度に急性心不全が合併するという事実があり，両者の鑑別に特別な意味はないかもしれない。
- 心エコーによる推測値が不確定である，あるいは確認が必要な場合……どうしても心エコーで良い画像が得られないことがあり得る。例えば，COPD患者では心エコーは非常に不鮮明であり，肺動脈圧の程度を知るために右心カテーテル法を行うことがある。

□ 右心カテーテルは治療経過をモニタリングする目的で使用することが多い。
- 血管拡張薬や強心薬といった循環器作動薬を使用すれば，1時間以内に血行動態に変化が現れ，右心カテーテル法でモニターすることができる。
- しかし，心不全治療の効果判定にPAP，PCWPとCO/CIのみをモニターするのは，せっかく侵襲的な検査をしたのにもったいない。これら連続測定値として表示される指標に加えて，心臓の周りの環境はどう変化したか，および心臓そのもののポンプ機能を計算して治療に活かす。
- 治療効果をよく反映する計算値は，SVR（SVRI）とSVとLVSWI。血管拡張薬を用いることによりSVR（SVRI）を下げれば，SVが伸びる患者をよく経験する。Part 1のTechnical Memo「PVループという心臓力学」[p.38参照]のように，PVループを想定しながら使用する。HFpEFであれ

ば明らかにこの現象を観察できるし，HFrEFでもある程度の余力をもった患者では血管拡張薬によりSVを伸ばすことができる。

5) 左心カテーテル・冠動脈造影
☐ 急性心筋炎とたこつぼ型心筋症では，臨床像や心電図をはじめとする検査所見が急性心筋梗塞と類似する。以後の治療法が大きく変わってくるので，これらの疾患を疑えば冠動脈造影検査が必須である。
☐ 慢性虚血が急性心不全発症に関わっていると想定される場合の冠動脈造影検査および血行再建術については，明確なガイドラインが存在しない。このタイプの心不全は，ほとんどがHFrEFを呈する。
☐ 次の3つの場合に，冠動脈造影・血行再建術を行う臨床的意義がある。
　①虚血による心筋傷害が現在進行形である
　②慢性虚血の解除が心不全の早期改善に必要である
　③発症の経路／トリガーに虚血が絡む
　詳細はHFrEFに対する治療の項［p.97「HFrEFを呈する疾患と急性期治療」参照］で述べる。
☐ 冠動脈に有意狭窄がなく，臨床的に急性心筋炎による心不全を疑うときは，可能な限り心筋バイオプシーを追加して行う。好酸球性心筋炎であることが組織病理診断で証明されたならば，ステロイド投与が著効する。

参考文献
● 北風政史 編著. 重症心不全の予防と治療. 中外医学社, 東京, 2009.
● Gheorghiade M. Acute heart failure syndromes. J Am Coll Cardiol 2009；53：557-73.
● 伊藤浩 編. 変貌する心不全診療. 南江堂, 東京, 2013.
● 坂田泰史 編. 診断と治療のABC 106／心不全. 最新医学別冊 2015.

B 急性期患者の治療

B-1 急性期の呼吸管理
B-2 急性期の循環管理
B-3 背景となる基礎心疾患と経路／トリガーごとに考える心不全治療
B-4 特別な注意を要する急性心不全診療
B-5 急性心不全の薬物治療と非薬物治療

□ 急性心不全治療において必要なことは,
　①呼吸管理
　②循環管理
□ 循環管理が軌道に乗ってくると,肺うっ血が改善して呼吸管理は楽になる。しかし,急性期においては両者を同時に行わなければならない。
□ まず行うのは,酸素マスクによる酸素投与と末梢点滴ライン確保。酸素化の改善はあらゆる病態にとって必要であり,これのみで幾分かは症状の改善がみられる。

B-1 急性期の呼吸管理

□ 酸素化の改善が第1目標であり,$SpO_2 \geq 95\%$,$PaO_2 \geq 80$ Torrを目指す。
□ 酸素化の改善は全身の交感神経系の緊張を緩和する。それによって心不全状態での末梢抵抗血管のトーヌス亢進が軽減され,後負荷が減少する。さらに,酸素化の改善により腎血流が増加して,尿量も得られる。
□ 酸素マスクによる酸素投与でも呼吸状態が改善しない場合は,すみやかに陽圧換気に移行しなければならない。まずは,非侵襲的陽圧換気(non-invasive positive pressure ventilation:NPPV)を開始する。
□ 心原性肺水腫の場合,単にマスクによる酸素投与では酸素化が改善しないことが多い。肺胞内が水腫液で満たされており,有効な肺胞容積が得られないためである。呼気終末陽圧(positive end expiratory pressure:PEEP)を5〜10程度に設定することで,肺胞内圧が上昇して虚脱が解除され,有効肺胞容積が増加する。

1) NPPV

□ NPPVとは上気道から陽圧をもって換気する手段であり,吸気相／呼気相で陽圧のレベルを変化させてサポートを行う二相性陽圧呼吸(bilevel positive airway pressure:BiPAP)と,持続的陽圧呼吸(continuous positive airway

pressure：CPAP）の両者を含む。
- □ NPPVの適応は，マスクによる酸素投与10 Lにても酸化不良（$SpO_2 < 95\%$）を認める，あるいは呼吸困難感が持続しており，以下の条件を満たす場合。
  - ● 意識がはっきりしている。
  - ● 咳嗽反射と咳嗽力が保たれており，気道の自己浄化機能がある。
  - ● 呼吸中枢がしっかりしており，自発呼吸がある。
- □ 以下の状況ではNPPVは不適応であり，気管挿管の適応となる。
  - ● 心停止・ショック症例
  - ● 自発呼吸がない場合，あるいは意識レベルが低い場合
  - ● 患者の理解と協力が得られない場合
  - ● 咳嗽反射の低下，誤嚥のリスクの高い症例
  - ● 気道分泌物が多く，排出の困難な状態
  - ● 高度な換気不全
- □ NPPVの呼吸モード設定
  - ● NPPVのモードにはBiPAPとCPAPがある。
  - ● BiPAPでは吸気相陽圧（inspiratory PAP：IPAP）と呼気相陽圧（expiratory PAP：EPAP）を設定する必要があるが，EPAPとはすなわち呼気終末陽圧（PEEP）と同意義であり，IPAP（＝吸気圧）とEPAP（＝PEEP）の差がサポート圧（pressure support：PS）である（IPAP－EPAP＝PS）。
  - ● IPAPの最高容認圧は食道入口部開放圧に従う。つまり，この圧が15 cmH$_2$Oを超えると気道に入らずに，食道から胃に落ちて呑気することになる。したがって，IPAP＞15 cmH$_2$Oが必要な患者にはNPPVは無効であり，気管挿管が要求される。
  - ● 心原性肺水腫状態では，PEEPが酸素化に最も有効である。基本的にはCPAPモードでよい。BiPAPとは吸気にサポート圧をかけるモードであり，換気不全のある場合に適応となる。しかしそのような状況では，早々に気管挿管を想定しておかなければならない。

Technical Memo ▶▶▶

呼吸を読む：呼吸運動はmuscle work（筋肉労働）

呼吸状態をみるには，酸素化と換気の状態のみでなく，「呼吸を読む」ことが必要。酸素化はPaO$_2$，換気はPaCO$_2$で知ることができる。呼吸を読むには呼吸運動を詳細に観察する必要がある。

呼吸運動は横紋筋を用いた随意運動であり，筋肉労働と考える。呼吸困難患者は頻呼吸となり，呼吸補助筋を使用するようになる。特に吸息時に

は，胸鎖乳突筋と前斜角筋が吸気運動のために動員される．呼吸筋・呼吸補助筋の疲労はいずれ呼吸状態の悪化，さらに病状の急変につながる．

2）侵襲的陽圧換気

☐「待てない心不全」でⅡ型呼吸不全を呈している場合には，即必要となる．

☐ 肺水腫が重症化すると肺コンプライアンスが低下し，低酸素・高炭酸ガス血症の状態となり，確実な換気の必要な気管挿管の適応となる．NPPV開始後は，酸素化と臨床所見を評価し，気管挿管に移行すべきかを判断する．

☐ ただし，気管挿管では十分な鎮静が必要であり，循環抑制や気道感染のリスクには十分留意が必要である．

☐ NPPVでは許容できない状況，すなわち，
- 高度の低酸素血症，高炭酸ガス血症
- 呼吸数の増大＞35回/min
- 多量の喀痰
- その他NPPV不適応症例

において適応となる．

☐ 特に急性心不全では，NPPV開始から30分程度で効果判定ができる．奏功していれば心拍数と呼吸数の減少がみられるはずであり，これらの効果がみられない場合は気管挿管管理を躊躇しない（表2B-1）．

☐ 気管挿管の初期の設定は，確実な換気のため従量式強制換気（volume control ventilation：VCV）とし，1回換気量は体重60 kg程度の体格ならば500 ml，小柄であれば400 mlに設定する．動脈血ガス分析を見てFiO_2を下げていく．

☐ 強制換気中は気道内圧に注意し，ピーク値が30 cmH$_2$Oを超えるようであれ

表2B-1　NPPVと気管挿管の長所と短所

種類	長所	短所
NPPV	・非侵襲的 ・迅速に導入可能 ・意思の疎通が可能 ・間欠的な換気補助も可能	・基本的には自発呼吸下で行う必要がある ・気道確保の確実性には劣る ・肺炎などで気道分泌物が多い場合には不適格 ・患者の協力が必要
気管挿管	・確実な気道確保により換気ができる ・自発呼吸の有無にかかわらず使用できる ・喀痰の吸引が可能で，気道浄化を図れる	・侵襲的 ・鎮静剤使用が必須であり，循環抑制のリスクがある ・呼吸器関連肺炎のリスクがある ・過度の陽圧による肺の圧損傷のリスクがある

ば従圧式換気（pressure control ventilation：PCV）ができる機種に変更しなければならない。同調していない呼吸器，すなわちファイティングしてアラームの鳴っている呼吸器では，期待している換気は保証されない。
☐ 臨床では同期式間欠的強制換気（synchronized intermittent mandatory ventilation：SIMV）を使用することが多いが，これは強制換気と自発呼吸を組み合わせたもので，1分間当たりの設定回数を強制換気することができる。
☐ SIMVの強制換気にも従圧式と従量式がある。従圧式では，強制換気と自発呼吸のそれぞれでPSを設定する。
☐ 人工呼吸からの離脱では，SIMVの強制換気の回数を徐々に減らしていって，最終的に0回とする。この状態ではPEEPとPSのみの設定で，呼吸回数と吸気時間・呼気時間は患者本人の自己呼吸様式に従う。これをCPAP法ということがある。

Technical Memo ▶▶▶

陽圧換気からの離脱法

　CPAP法における最低限のPEEPと最低限のPSはどれくらいか？
　ストローを咥えて呼吸すると苦しいのと同様に，挿管チューブによる呼吸は死腔が多く，呼吸運動にとっては負荷が大きい。その負荷を圧に換算すると，PEEP 5 cmH$_2$O，PS 5 cmH$_2$OのCPAPモードに相当する。すなわち，この条件でしばらくの間観察すれば，抜管後の状態を予測することができる。
　観察のキーワードは，①酸素化と換気，②呼吸筋疲労，③気道浄化，である。
①酸素化と換気……FiO$_2$≦30％でPaO$_2$>60 mmHg，PaCO$_2$<45 mmHgを満たすこと。あるいはP/F比（PaO$_2$/FiO$_2$比）>200であること。
②呼吸筋疲労……呼吸補助筋を使用するような努力呼吸，あるいはrapid-shallow breathingとなっていないかどうか。具体的には呼吸回数（rate）が増加し，1回換気量（tidal）が減少し，rate/tidal比が上昇することでrapid-shallow breathingを判断できる。例えば，呼吸回数30回/minで1回換気量250 mlでは呼吸筋疲労が予測されるが，rate/tidal比は30/0.25＝120である。呼吸器内科領域ではrate/tidal≦105であることが一応の抜管基準となっているが，心機能の低下した患者ではもう少し低い値に設定する必要があると思われる。
③気道浄化……意識レベルや咳嗽反射の可否が問題となる。自己排痰ができず気道浄化に問題がある場合は，たとえ①②を満たしていても気管切開の適応となる。

B-2　急性期の循環管理

1) クリニカルシナリオに沿った治療─超急性期のみ

☐ 最初の1時間程度は呼吸・循環を安定させる期間と割り切って，クリニカルシナリオに沿って治療を行ってもよい．本当の治療は背景にある基礎心疾患と経路・トリガーのアセスメントを行ってから始まる．

　　➡ クリニカルシナリオは早く卒業する！

☐ 来院早々の超急性期であっても，one lookでよいからエコーを当てる［p.76 Technical Memo「one look echoでわかること」参照］．one look echoでは「outputの出せそうな心臓かどうか」の雰囲気をつかむ．

☐ 多くの患者で，酸素化の改善とともに症状は軽快しているはずである．最近ではNPPVの使用が普及しており，肺うっ血の改善にも寄与している．循環作動薬のなかで超早期に使用するのは血管拡張薬．基本的には利尿薬と強心薬の使用を急ぐ必要はない（心原性ショックは別）．

- 実は，内因性カテコラミンが過剰に出ているために血圧が上がり，見かけ上CS1となっている患者は多い．例えば，基本はHFrEFであるが，vascular failureを起こしている患者．このような患者に過度の血管拡張薬を投与したり，過度の鎮静を行うと，一気に血圧が低下することがある．ここでもone look echoのひと手間をかけると，危険を予測して回避できる可能性がある．

☐ 来院時血圧でCS1の判断であれば，血管拡張薬を使用する．即効性のスプレー式ニトログリセリンを1〜2パフ使用し，臨床症状を観察する．このときone look echoでLVDdが大きく，HFrEFであれば，降圧は慎重に進める．そして，血圧の下がり具合を見て次の血管拡張薬を準備する．

☐ CS2，CS3では，それぞれ利尿薬と強心薬を急ぐ必要はない．背景にある基礎心疾患と心不全に至る経路・トリガーのアセスメントを行いながら使用を検討する．

☐ つまり，CSに沿った治療（Clinicl Scenario-guided therapy）といえるのは，CS1で血圧が高くて呼吸苦の強い患者のみ．

2) クリニカルシナリオと同時に行うべき，「待てない心不全」の初期診療

☐ 急がなければならないのは，心原性ショックを呈する「待てない心不全」であり，基本的にはlow outputの心不全である．NPPVをはじめとする陽圧換気の使用は，胸腔内圧の上昇により静脈還流が低下することにつながる．通常の心不全では，いわゆるFahrer（ファーラー）体位をとるのと同じ効果を示すので，呼吸困難感の軽減に寄与する．しかし心原性ショックでは，心拍出量がさらに低下する恐れがあり，強心薬サポートが必要である．

□ 心臓そのものが変化していない心原性ショックの場合，背景となる基礎心疾患は心ポンプ機能の低下したHFrEFである。ポンプ機能を底上げしなければショックからの離脱は望めないので，強心カテコラミンを使用する。
　● カテコラミンはまず，ドブタミンを3〜5γから開始する。
　● ドブタミンには昇圧効果は期待できないので，血圧の低下が遷延するようであればドパミンを併用する。
　● ドパミンは催不整脈作用が強いので，できるだけ10γ以下で使用する。
□ 心肺停止が切迫している場合や，最大量の薬物治療によっても組織低灌流が進行する場合は，補助循環装置の適応となる。
□ 実際には，心原性ショックで低血圧を呈していても，末梢抵抗血管は収縮して左室後負荷は増大していることが多い。血管拡張薬と強心薬の繊細なコントロールが必要となってくる。このような患者では，右心カテーテル法を用いてモニタリングを行いながら薬剤調整を行う必要があり，以下に詳述する。

3) クリニカルシナリオ後のアセスメントと治療

□ 心臓そのものが変化してしまった心不全か，心臓そのものは変化していなくても周りの環境が変わった心不全かを判別する。心臓そのものが変化してしまった心不全は急性心筋梗塞・急性心筋炎・たこつぼ型心筋症であり，2B-4「特別な注意を要する急性心不全診療」に述べる。
□ 心臓そのものが変化していない心不全のなかにあって，心臓弁膜症は心臓の構造に問題がある。ある閾値を超えると内科的治療に抵抗する。
□ 心臓そのものの変化していない心不全では，心ポンプ機能・末梢血管抵抗・volumeをモニタリングしながら治療を行う。以下の手段がある。

■ Nohria-Stevenson分類ガイド心不全治療

□ うっ血と組織低灌流の状況を大体のところで把握できる。wetの所見からdryへ向かっているか，coldからwarmへ改善しているか……すなわち治療の効果を表現するには適切である。しかし新たに治療を開始するには，Nohria-Stevenson分類だけでは少し足りない。
□ wet and warmの所見がみられるとき
　● 体液量（volume）についてのアセスメントが必要で，総量と分布を考える。
　● volume overが主体であれば，右心系・左心系ともにうっ血がみられることが多い。
　　▶ 胸部X線……肺うっ血とともに胸水がみられる。
　　▶ 心エコー……右心系負荷所見がみられる。
　　利尿薬が必要となるケースである。末梢血管のトーヌス亢進は，病態の主役ではないにしろ存在する。血圧をみながら血管拡張薬の使用を考慮する。

- 分布異常が主体となるvolume central shiftでは，まず肺うっ血をとるように治療を開始する。陽圧換気を継続して肺胞を開き，血管拡張薬を用いる。純粋にvolume central shiftのみで細胞外液総量の増加がみられない患者は極めて少ない。多くの患者で幾分かのvolume overがみられる。特にHFrEFを呈する場合では，利尿薬の追加が必要となることが多い。

☐ coldの所見がみられるとき
- 治療に難渋することが予想される。心エコー検査は必須。心ポンプ機能と末梢抵抗血管のトーヌスを知るために，可能な限り右心カテーテルを行い，心エコー指標との整合性を試みる。
- Nohria-Stevenson分類ガイド心不全治療では，coldの所見のとり方が重要となってくる。いわゆる「四肢冷感」をどう解釈するか。例えばCS1の典型的な患者では，心拍出量は保たれているにもかかわらずvascular pathwayにより電撃性肺水腫（flash pulmonary edema）を呈することがある。このときは，末梢血管が収縮したことが原因で「四肢冷感」を認める患者が含まれる。
- 純粋に臓器低灌流のみを呈するdry and coldは極めて少ない。理想体液量を維持するよう完璧な体液量コントロールがなされたHFrEF患者にあり得る病態で，腎機能は鋭敏に低心拍出を反映する。若干のwetを許容して輸液負荷により左室前負荷を増やし，同時に強心カテコラミンを用いて心ポンプ機能を底上げしなければならない。
- wet and coldを呈する心不全では，volume central shiftのみを示すことはほぼない。全身的なvolume overが存在すると考える。利尿薬の適応であるが，心拍出量を増加させる必要がある。そのためには血管拡張薬を慎重に使用して後負荷を下げ，強心カテコラミンを使用しなければならない。すみやかなうっ血の解除が得られなければ，右心カテーテル法を行って病態を評価するのがよい。

■ 心エコーガイド心不全治療
☐ 心エコーの特徴は，ベッドサイドで即時に施行できることである。毎日施行することはもちろん，静注薬の量を変更した1時間後には心エコーで評価するようにする。
☐ 壁運動や心房径/心室径，形態的特徴は，背景となる基礎心疾患を診断するのには非常に有用である。
☐ 急性心不全の治療モニタリングとして有用なのは，ドップラー評価である。機能的僧帽弁閉鎖不全を呈する場合は，心不全の改善とともに逆流量の減少がみられる。
☐ うっ血を示すdry/wetの指標は，IVC径，TRPG，PRPG，僧帽弁通過血流

パターン，組織ドップラーによるE/E'である［それぞれの血行動態的解釈はPart 2-A「急性期患者の診察・検査と診断」を参照］。
□ 組織灌流を示すwarm/coldを心エコーで診断するのは難しい。左室流出路速度時間積分値（VTI）は大まかな1回拍出量を推測させるが，その絶対値でwarm/coldを議論することはできない。治療の経過として，例えばカテコラミンを使用したときにVTIの経時的変化をみることは臨床的意義がある［図1B-17参照］。

■ 右心カテーテルガイド心不全治療
□ 右心カテーテルをルーチンで使用することは，侵襲的で危険であるとさえ言われている。しかし，血行動態を直接モニタリングできる右心カテーテル法は，刻一刻と変わる急性心不全の病態把握に非常に有用なことがある。
□ 心ポンプ機能の低下した心不全患者に出会ったとき，すみやかなうっ血の解除が得られなければ，右心カテーテルの適応と考える。次の薬剤選択と投与量調整の手助けとなる。
□ CIとPCWPをモニタリングする治療，すなわちForrester分類ガイドの心不全治療は，実際には役に立たないことが多い。Forrester分類とは，本来は急性心筋梗塞を対象とした，すなわち心臓そのものが変わってしまった心不全を対象とした分類であることに注意が必要である。
□ 慢性的に経過したHFrEFであれば，少ない前負荷（低PCWP）と低いCIで日常生活を過ごしている患者や，CIをある程度保つために高いPCWPで経過している患者が存在する。
□ ForresterⅡ型の診断のもとに利尿薬や血管拡張薬を不用意に投与すると，サブセットがⅣ型に移動する患者が存在する。CIとPCWPは，絶対値を気にするよりも，治療による変動を観察する。心不全とは「心拍出を得るためには拡張末期圧上昇を犠牲にせざるを得ない」病態。PCWPが下がってもCIが保たれる，あるいは上昇していくようであれば，治療は奏功している。
□ Swan-Ganzカテーテルから得られる計算値のなかで，体血管抵抗係数（SVRI）と左室1回仕事量係数（LVSWI）が心不全の状況を判断するのに役に立つ。SVRIは血管拡張薬使用の指標となり，LVSWIは強心薬の使用や補助循環装置使用の指標となる。
□ SVRI
　● 大まかには左室後負荷の指標である。vascular pathwayの関与をうかがわせる指標でもある。1,200～2,000程度を目標とする。
　● 心不全では，ほとんどの場合でSVRが上昇していることが多く，血管拡張薬の使用を検討する。
　● 重症のHFrEFのなかには，低血圧・組織低灌流であるにもかかわらず

SVRI高値の患者がいる。組織灌流圧を保つために，生体は末梢抵抗血管のトーヌスを上昇させている。このときはLVSWIを評価し，カテコラミンによる心ポンプ機能の底上げやIABPの使用を検討する。
- SVRI＜1,000であれば，末梢血管の過度に拡張した状態と判断する。warm shockと呼ばれる敗血症性ショックがこれにあたる。この状況であれば，ノルアドレナリンを使用する。

☐ LVSWI
- 心ポンプ機能の指標。cardiac pathwayの関与をうかがわせる指標でもある。45〜75程度が正常とされるが，40程度あれば困らない。
- LVSWI＜40の場合，組織低灌流の所見があれば強心カテコラミンを使用する。LVSWI＜20であれば，心ポンプ機能が極めて低下した状況と判断する。IABPをはじめとする補助循環の適応となることが多い。

☐ 最終的に目指す血行動態の目標値は，
①RA≦8 mmHg
②PCWP≦16 mmHg
③SVRI：1,200〜2,000
④収縮期血圧＞80 mmHg
である。

☐ 以上を達成したうえでSVが小さくLVSWIが低いようであれば，重症の治療抵抗性の心不全である。ACC/AHA分類Stage Dの心不全である。

☐ RVSWIは右心ポンプ機能の指標となる。RVSWI＜4であれば右心不全と考えてよい。CVPは右心系後方障害の指標となるが，CVP/PCWP＞0.5であれば右心不全によるうっ血があると考える。

☐ 心臓移植の適応となるようなStage D心不全を除いては，上に示した右心不全の指標が臨床上で問題となることは少ない。強心カテコラミンは基本的に左室にも右室にも作用するので，右心の問題が表面に出てくることはない。

☐ PCPSは右房から脱血して動脈系に送血する，すなわち右心機能を無視できるVAバイパスであるので，患者自身の右心不全は問題にならない。

☐ PCPS以外の左室補助装置を使用する状況であると，右心不全が大きな問題となってくる。重症の右心不全では，左室補助装置にとっての前負荷が不足することにより有効な心拍出量を得られないことが問題となり，右室補助も必要となることがある。

B-3 背景となる基礎心疾患と経路/トリガーごとに考える心不全治療

☐ 背景となる基礎心疾患を考えるにあたり，ADHF発症時に心臓そのものが

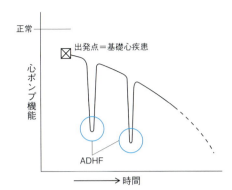

図2B-1 心臓そのものは変化していない心不全の時間軸

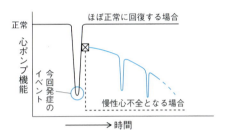

図2B-2 心臓そのものが変化してしまった心不全の時間軸。ほぼ正常に回復するものには，急性心筋炎，たこつぼ型心筋症，などが含まれる。慢性心不全の転帰をとるものは，急性心筋梗塞や一部の急性心筋炎が含まれる。

変化してしまった心不全には特別な注意が必要。急性心筋梗塞による心不全，急性心筋炎による心不全，たこつぼ型心筋症による心不全，忘れてはならない急性右心不全として急性肺血栓塞栓症がこれに該当する（B-4に述べる）（図2B-1, 2B-2）。
□ 心臓そのものが変化していない心不全では，個々の患者での背景となる基礎心疾患を同定しなければいけない。来院1時間で疾患名まで診断がつくことは少ないので，まずはHFpEF，HFrEF，弁膜症に分類する。
□ 経路/トリガーについては，
 ● vascular pathwayとcardiac pathwayの関与の割合
 ● 水の溜め込み方
 ● トリガーは末梢抵抗血管のトーヌス亢進のみか
 ● 虚血と不整脈の関与はないか
 を探る。
□ 肺炎をはじめとする感染をトリガーとしてvascular failureを発症することをしばしば経験する。炎症に対する生体の反応として，神経体液性因子の活性化がみられる。体液量は増加の方向へ向き，末梢抵抗血管トーヌスの亢進によりvascular failureを発症する。
□ 原則として，血圧が保たれているようであれば，血管拡張薬を使用する。

1）HFpEFを呈する疾患と急性期治療

- □ HHD，HCM，二次性心筋症が含まれる。最も多いのが，HHDを基礎としたもの。病態が安定した後に個々の疾患を同定するための検査を行う。
- □ 原則的には，HFrEFに比べると原状回復は容易。多くの患者は，すでに述べたB-1・B-2の急性期の呼吸管理・循環管理に従えば，急性心不全発症前の状態に戻すことができる。
- □ 問題は，できるだけ心臓を含めた臓器傷害が少ないうちに復帰させること。
- □ もう1つの問題点として，HFpEFの患者像は高齢・多臓器疾患併発が多いので，心臓だけをみていると思わぬところで退院できない状況に陥る。短期間の入院で認知症が進行したり，誤嚥性肺炎を起こしてしまうこともある。

■ vascular pathwayか，cardiac pathwayか!?

- □ 「HFpEF→収縮が良い→CS1の心不全→vascular failure」という関連付けをしてしまいがちであるが，実は水を溜め込んで，cardiac pathwayを経て心不全を発症するほうが多い。「vascular on cardiac failure」と呼ぶ。
- □ しっかりと体液量の評価を行い，過剰であれば利尿薬を使用して水バランスを整える。
- □ 末梢抵抗血管のトーヌスは経過中に持続的に亢進していることが多く，最後のダメ押しで心不全発症のトリガーとなり得る。血圧が保たれている患者であれば，血管拡張薬を使用する。

■ 虚血の関与

- □ 急性虚血（急性冠症候群，急性心筋梗塞）が合併した場合を別として，慢性虚血がHFpEFの急性心不全発症に関わることは少ない。逆に言えば，慢性虚血を解除したとしても，左室拡張機能が改善して心不全治療に結びつくことは証明されていない。
- □ しかし「発症の経路／トリガーに虚血が絡む」場合には，早期の血行再建は有効かもしれない [p.98参照]。
- □ 病歴を長いスパンで考えると，HFpEFであった患者が心筋梗塞を発症することもあり得る。こうした患者では，左室全体としてのLVEFはそこそこ保たれていても，ゆっくりと水を溜め込んでcardiac pathwayを経て心不全を発症することがよくある。

■ 不整脈の関与

- □ 慢性の心房細動（AF）を合併したHFpEFは，交感神経系活性化の影響で頻脈となっていることが多い。基本的には心不全加療を優先する。心不全の改善とともに自然に徐拍化が得られる。

- [ ] 頻脈による1回拍出量の低下を改善するためには，レートコントロール（徐拍化）が有効である．ジギタリスの使用が適している．あるいは長短時間作動型の静注β遮断薬ランジオロールを1γから慎重に用量を上げていく手があるが，大きな効果は期待できない．
- [ ] 発作性の頻脈性AFをトリガーとするADHFをみることがある．頻脈性心房細動では，
    ①心房収縮の欠如
    ②拡張期の短縮による左室充満（filling）の障害
    が生じる．HFpEFではもともと拡張機能が障害されているので，心拍出量が極端に低下する．
- [ ] 発作性心房細動（PAF）の場合，原状回復への一番の近道は洞調律へ戻すことである．状況から考えて，経過時間の短いPAFであるか，心内血栓がなく十分な抗凝固がなされていることが確認できた場合には，直流通電除細動を行う．薬物的除細動は心抑制を引き起こすことがあり，推奨しない．
    - 心不全の状況によっては，電気的除細動に抵抗することがある．心不全治療を行うことで，心拍数が低下して自然に洞調律に復することもあれば，電気的除細動に反応することもある．補助的にアミオダロンを使用すれば，電気的除細動の成功率向上と洞調律維持に役立つ．アミオダロンは頻脈性AFの徐拍化にも有効である．
    - 電気的除細動に抵抗性，あるいは洞調律の維持が困難なときは，必ず甲状腺ホルモンを調べておく．甲状腺機能亢進による頻脈性AFは，抗不整脈治療に抵抗性である．
- [ ] 例えばAFの経過時間が不明な場合，経過時間がわかっていても心内血栓の有無が不明な場合，抗凝固が十分になされていない場合には，除細動を行うわけにはいかない．もしも気管挿管管理されているのであれば，経食道エコーを行い，心内血栓がないことを証明したうえで除細動を行う．
- [ ] 上記のように除細動による塞栓症のリスクのある場合は，レートコントロールを行って徐拍化する．最も適した薬剤は，若干の強心作用を併せ持ったジギタリスである．急性期の静注β遮断薬としてランジオロールが使用可能であるが，効果は小さい．
- [ ] 除細動による塞栓症のリスクがあっても，血行動態が破綻している場合には，塞栓症のリスクは承知のうえで電気的除細動を行わざるを得ないことがある．

Case

HFpEFの急性期治療

40歳代，女性。基礎心疾患はHCM。もともとHFpEFで外来加療中であり，利尿薬（アゾセミド30 mg，スピロノラクトン25 mg）を処方されていた。低Na^+血症をきたし，他院内分泌内科に入院した。利尿薬を中止して生理食塩水負荷を行っていたところ，4日後に呼吸困難が出現して当院循環器内科へ入院となった。

心エコー所見は，LA 59 mm，LVDd/Ds 50/37 mm，IVS 14 mm，PW 11 mm，LVEF 57%，RA 44 mm，IVC 18 mm，TR II度，TRPG 34 mmHg（心エコー所見は以下すべて，LA：左房，LVDd/Ds：左室拡張末期径/収縮末期径，IVS：左室中隔壁厚，PW：左室後壁壁厚，LVEF：左室駆出率，RA：右房，IVC：下大静脈，TR：三尖弁逆流，TRPG：三尖弁圧較差）。

血圧94/72 mmHg，脈拍数127/min，もともと完全左脚ブロックの頻脈。肺うっ血が著明で，下腿浮腫はなく，末梢冷感が著明であった。

心電図と胸部X線写真を示す（図2B-3）。

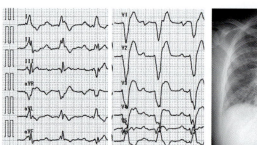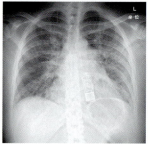

図2B-3　来院時の心電図と胸部X線写真

血液検査では，T-Bil 1.1 mg/dl，BUN 10.8 mg/dl，Cr 0.79 mg/dl，Na^+ 138 mEq/L，NT-proBNP 1,154 pg/m，動脈血液ガス所見（酸素5 L投与下）は，pH 7.379，$PaCO_2$ 38.1 Torr，PaO_2 82.9 Torr，HCO_3 22.0 Torr，乳酸 43.5 mg/dl。

低い脈圧と乳酸高値から，末梢循環不全と判断した。Nohria-Stevenson分類ではwet and cold。

NPPVを装着しCPAP 6 cmH_2Oとして，ドブタミン2γを開始した。経口利尿薬を再開したところ，十分な尿量が得られて翌日には症状，X線所見が改善した（図2B-4）。

この患者はHFpEFであるが，volume overを経てcardiac failureを発症した。

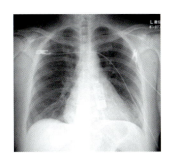
図2B-4 改善がみられた翌日の胸部X線写真

2) HFrEFを呈する疾患と急性期治療
□ これにはDCM，拡張相HCM（dHCM），虚血性心不全（OMIとICM），拡張相高血圧性心疾患（dHHD）が含まれる。

■ vascular pathwayか，cardiac pathwayか!?
□ 多くの場合，うっ血の様式（水の溜め込み方）はcardiac pathwayである。そのままうっ血の程度が閾値を越えてADHFを発症するか（cardiac failure），最後にトリガーとしての末梢抵抗血管のトーヌス亢進がありvascular failureを呈するか（vascular on cardiac failure）である。

□ なかにはvascular failureを起こす閾値が極めて低い患者もいる［p.70のCase参照］。warmであるのかcoldであるのかの所見をしっかりととることが大切。治療経過で右心カテーテル検査を必要とすることもある。

□ 水バランスの管理は，重症のHFrEFでは非常に難しい。いわゆるdry and coldを呈することはごく稀で，ほとんどのケースでは体液量の増加がみられる。体液分布にも注意しなければならない。利尿薬を用いるが，
①いわゆる血管内脱水［p.5 Technical Memo「血管内脱水とは？—しばしば陥るシチュエーション」参照］
②利尿薬抵抗性［p.119 Technical Memo「ループ利尿薬抵抗性」参照］
に注意して除水を行う。

□ HFrEFを呈している急性心不全では，coldの所見を「warm up」するために強心カテコラミンを使用することも多い。すみやかなうっ血の改善が困難で，カテコラミンを使用せざるを得ないような患者では，右心カテーテルによるモニタリングが必要となることもある。

□ 適切にwarm upされたかどうかを判断するにあたって，心エコーであれば非侵襲的に毎日施行することができる。1回拍出量を反映する左室流出路速度時間積分値（VTI）は参考となる。その絶対値では1回拍出量の大小の解釈はできないが，経時的に測定することでwarm upされているかどうかをつかむことができる。

■ 虚血の関与
☐ 虚血性心疾患を基礎疾患とするHFrEFは多い。
☐ 虚血性心不全によるHFrEFで，心筋虚血があれば血行再建はどこかの段階で必要になる。では，いつ血行再建に行くのか？
　● 判断に迷い，明確なガイドラインが存在しないものが，（急性／亜急性心筋梗塞を除いた）虚血性心不全に対する冠動脈造影（CAG）/PCIを行う意義と，その時期である。
☐「慢性虚血の存在が証明されている」虚血性心疾患を基礎心疾患にもつ急性心不全にCAGを行う臨床的意義は，次の3つのパターンである。しかし，これらを判断することは難しく，たとえ①〜③の状況にあっても急性期の血行再建術が有効であるかは明確ではない。
　① 虚血による心筋傷害が現在進行形であること……3rd Universal Definition of Myocardial Infarctionの定義（Thygesen K. Eur Heart J 2012）によるところのType 2，すなわちもともと冠動脈に高度狭窄を有する心臓において，低酸素状態により虚血性心筋傷害が進行している状況。心筋トロポニンの逸脱により証明される。ただし，冠動脈に高度狭窄病変を有さない急性心不全においても，若干の心筋トロポニン上昇はよくある。
　② 慢性虚血の解除が心不全の早期改善に必要であること……慢性虚血に曝されていたために心筋の収縮性が低下している状態であり，冬眠心筋（心筋ハイバネーション myocardial hibernation）と呼ばれる。虚血を解除することによって，心筋が冬眠から目覚めて収縮を始めることを期待する。
　③ 発症の経路／トリガーに虚血が絡むこと……冠動脈病変が進行して虚血誘発の閾値が低下している状況。心臓への負荷の増大による心筋酸素消費の上昇が心筋虚血誘発閾値を越えたために，心ポンプ機能が低下する。十分な酸素化がなされれば，虚血は一過性であり，酸素化の前後で心電図上ST低下の改善がみられる。
☐ インターベンション専門医は，虚血の解除が心不全の早期改善に寄与すると信じて，少々のリスクを冒してもCAG/PCIを敢行する。一方で，できるだけ心不全の状態を安定化させ，肺うっ血を取り除き，腎機能が安定化したところでCAG/PCIを行う循環器内科医も多い。どちらが良いかはエビデンスに乏しい。

Technical Memo ▶▶▶

虚血性心筋症（ICM）

　虚血性心筋症（ischemic cardiomyopathy：ICM）とは，虚血性の心筋傷害を主因として左室機能障害を生じた疾患のことであり，HFrEFを呈す

る。虚血性心筋傷害には，不可逆的壊死に陥ったOMIと，可逆的な心筋虚血の2通りがある。

OMIの進展によるICMでは，心筋梗塞部位以外でも心筋傷害による収縮性の低下がみられ，左室の拡大と全体のLVEF低下を認める。

慢性虚血によるICMはhibernationの機序による。hibernationとは，重症の冠動脈病変の存在下に左室の一部心筋が収縮不全を起こしている慢性的な状況をいう。慢性虚血状態が遷延すると左室リモデリングが生じて，左室の拡大とLVEFの低下がみられる。冠動脈灌流領域の左室心筋にviabilityが存在すれば，血行再建術により左室機能障害の改善が見込まれる〔p.166「虚血性心疾患」参照〕。

Case

HFrEFの急性期治療

70歳代，男性。陳旧性前壁心筋梗塞の既往があり，左室リモデリングの進んでいた患者。心不全発症前の心エコーでもLVDd 67 mm，LVEF 40％であった。入院の1週間前に出張に行き，その後少しずつ労作時呼吸苦が出現していた。体重は測っていないが，下腿には浮腫があったとのこと。

入院当日は21時頃より動悸と息苦しさが出現し，改善しないために救急来院した。来院時の血圧は198/96 mmHg，心拍数122/min。冷汗あり，末梢にチアノーゼ。room airのパルスオキシメーターではSpO$_2$ 66％の低酸素血症であった。X線写真で急性肺水腫を認めた（図2B-5左）。

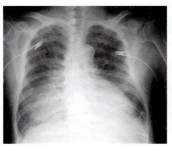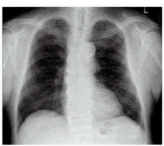

図2B-5　胸部X線写真。左：来院時，右：安定期。

来院時CS1であり，まずミオコールスプレー®を2パフ投与した。その後にNPPVを装着してCPAP 9 cmH$_2$Oに設定したところ，呼吸苦は改善し，血圧はすみやかに110/76 mmHgまで下がった。

one look echoを行ったところ，LVDdの拡大が著明で，LVEFは見た目で30％前後，下大静脈の拡張と呼吸性変動の消失を認めた。

ICMを基礎心疾患とするHFrEFで，volume overの状態にあると判断した。低心機能であるため，ドブタミン2γで心ポンプ機能をサポートし

たうえでhANPを0.025γで開始，適宜フロセミド20 mg静注を行うことで，うっ血の解除ができた。後日に冠動脈造影を行い，有意狭窄所見のないことを確認した。

心不全の改善した安定期の心エコー所見（図2B-6）は，LA 60 mm，LVDd/Ds 64/49 mm，IVS 6 mm，PW 8 mm，LVEF 38％，IVC 18 mm，TR II度，TRPG 42 mmHg。

重症のHFrEFであるが，徐々に体液貯留をきたし（cardiac pathway），最終的にvascular failureの形で急性心不全を発症したvasular on cardiac failureの1症例。

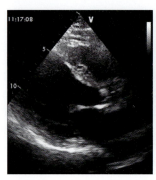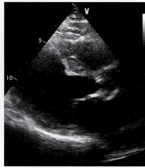

図2B-6　安定期の心エコー。左：拡張期，右：収縮期。

■ 不整脈の関与

頻脈性不整脈を合併したHFrEF心不全の急性期治療

- [ ] HFpEFの場合と同様に，頻脈では左室の拡張時間が減少して左室充満が不完全となる。そのため1回拍出量の減少がみられる。
- [ ] さらにAFでは，いわゆる心房収縮（atrial kick，あるいはAキックと呼ばれる）による左室充満が消失する。これにより1回拍出量は2～3割減少するとされる。

①洞性頻脈を合併するHFrEF

- [ ] 発作性上室性頻拍との鑑別が重要。洞性頻脈であれば，心不全による交感神経活性化の結果として現れていることが多い。
- [ ] 心不全を改善（血行動態の改善と酸素化の改善）させなければ，洞性頻脈の改善は見込めない。
- [ ] 治療にあたっては，血管内容量（特にstressed volume）と心ポンプ機能のアセスメントが重要。利尿薬によりstressed volumeが減少した場合，さらに頻脈傾向となることがある。
- [ ] 心ポンプ機能低下による1回拍出量の減少を心拍数増加（頻脈）によって代

償している病態であれば，ドブタミンによる心ポンプ機能の底上げが結果的に徐拍化につながることがある。ただし，高用量ドブタミンは陽性変時作用が強くなるので，5γ程度までにしておく。

②発作性上室性頻拍を合併するHFrEF
- □ 心拍数＞150/minの頻脈となることも多く，早急に対処する必要がある。
- □ 1回拍出量を担保するために徐拍化が必要であるが，抗不整脈薬の使用やベラパミル，ジルチアゼムの使用は心ポンプ機能を損なうので，一気にショック状態に陥ることがある。禁忌と考えてよい。
- □ 基本的には電気的除細動を行う。心不全加療を同時に行い，血行動態と酸素化の改善を図らなければならない。

③心房細動を合併するHFrEF
- □ 頻脈性AFでは，頻拍による左室拡張時間の短縮とatrial kickの消失が合併して，心拍出量が大きく低下する。
- □ 基本的治療方針はAFを合併したHFpEFと同様。
- □ 慢性AFが合併している場合には，心不全加療を優先してレートコントロールを行う。強心カテコラミン（ドブタミンなど）を用いて，心ポンプ機能を底上げする必要がある場合も多い。
  - ● レートコントロールにはジギタリスを使用する。超短時間作動型β遮断薬のランジオロールは，低心機能症例の頻脈性AFに対して適応があるが，HFrEFの心不全急性期に使用するのは危険。
- □ 発作性の頻脈性AFを合併している場合には，血行動態が破綻しているかどうかで扱いが異なる。
  - ● 血行動態が破綻していれば，血栓症のリスクはあるが，救命のために電気的除細動が必要となる。
  - ● 血行動態が保たれている状況であっても，重症のHFrEFであれば容易に血行動態の破綻へ向かう。経過時間の短いAFで，心内血栓をあまり疑わない状況であれば，積極的に電気的除細動を行う。
- □ 除細動を容易にし，洞調律の維持を図るために静注アミオダロンを併用することも多い。アミオダロン以外の抗不整脈薬は，陰性変力作用が強いので使用しない。
- □ 心内血栓があるか，あるいは確認ができない場合には，HFpEFに対するのと同様レートコントロールで徐拍化を行う。抗凝固療法を忘れない。
  - ● レートコントロールにはジギタリスを用いる。静注アミオダロンも徐拍化が期待できる。
- □ 入院当初は洞調律を保っていた急性心不全であっても，治療過程の途中から

頻脈性AFが出現することがある．このような患者は，心不全治療に抵抗性で予後も悪い．心不全治療が奏功するとAFが停止することも多く，もちろん洞調律へのconversionが心不全治療へつながる．

➡心不全治療と不整脈治療は表裏一体！

● 血行動態が破綻することがあるので，電気的除細動を行う．さらに，アミオダロンを併用して洞調律を維持するように努めて，その間に心不全治療を進め，血行動態を改善していくことが肝要である．もちろん血清K^+値に注意し，低下しているようであれば積極的に補正する．PAFが出現している場合には，4.5〜5.5 mEq/L程度までK^+値を上げておく．

Technical Memo ▶▶▶

頻脈性不整脈を原因とするHFrEF─頻脈誘発性心筋症

頻脈誘発性心筋症（tachycardia-induced cardiomyopathy）とは，持続する頻脈のために心収縮機能が低下する病態であり，基本的には頻脈の治療によって収縮力が回復する可逆性の病態である．

頻脈の原因には頻脈性AFが多いが，発作性上室性頻拍（PSVT）や心房頻拍（AT）もある．病歴が不明なHFrEF＋頻脈の心不全を診たときに，頻脈誘発性心筋症なのか，もともとのHFrEFに頻脈性不整脈が合併したのか，鑑別が困難なことがある．よくあるのは，頻脈性AFが数日間続き，ADHFを発症して来院するケース．この時点ではLVEFは落ちているが，左室は拡大していないことが多い．さらに時間が経つと，リモデリング機転により左室が拡大してDCM様の形態を示す．

頻脈誘発性心筋症では，基本的にはHFrEFのADHF治療を行い，リズムコントロールまたはレートコントロールで左室収縮性の回復するのを待つ．

Case

頻脈誘発性心筋症

50歳代，男性．慢性AFで通院中であった．ダビガトラン300 mg/日で抗凝固，ベラパミル80 mg/日とカルベジロール10 mg/日でレートコントロールを行っており，心エコー上はLA 47 mm，LVDd/Ds 54/37 mm，LVEF 57％であった．来院の1ヵ月前から内服を自己中断しており，来院時には浮腫・頻脈・呼吸苦が著明であった．血圧122/108 mmHg，心拍数130/minの頻脈性AF．

来院時の心エコーでは，壁運動がびまん性にsevere hypokinesisとなっており，LVDd/Ds 58/51 mm，LVEF 27％と，LVの拡大は著明ではないが収縮性の低下を認めた（図2B-7）．

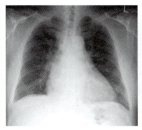
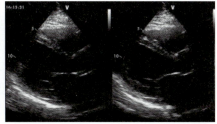

図2B-7　来院時の胸部X線写真と心エコー。心エコーは，左：拡張期，右：収縮期。

3) 弁膜症を基礎心疾患とする心不全治療

□ 弁膜症による心不全は，心臓の構造に問題がある。程度を越えると内科的治療に抵抗し，手術による根治が必要となる。

■ 大動脈弁狭窄症（AS）

□ 弁膜症のなかでも，心臓の構造として最も悪い。心不全を発症したASの内科的治療のみによる予後は，2年以内とされている。よってASを基礎心疾患にもつ心不全であれば，原則的に手術が必要である。超高齢，他臓器疾患の併発，人工心肺が使いづらい状況では，経カテーテル大動脈弁留置術（transcatheter aortic valve implantation：TAVI）を行うことも増えてきた。

□ 手術療法について，原則的には心不全管理を行い，肺うっ血を解除してからの待機的手術が望ましい。しかし，どうにも内科的治療に抵抗性であれば，少々の肺うっ血には目をつぶって手術を敢行する場合がある。

□ ほとんどの例で左室肥大がみられ，左室は比較的小さく，LVEFは保たれている。非常に低い閾値でvascular failureに陥る。このときに不用意に血管拡張薬を使用すると，前負荷減少が大きく影響して，急激な心拍出量の低下から心原性ショックに陥る。

□ 後負荷を軽減する目的で慎重に血管拡張薬を用い，体液量のアセスメントを行う。volume overであれば，慎重に利尿を図る。余裕のない場合は，IABPを用いて体血圧を担保したうえで血管拡張薬や利尿薬を使用せざるを得ない。ただし，大動脈弁閉鎖不全症（AR）を併発した病態（aortic stenosis and regurgitation：ASR）であれば，IABPの使用は禁忌となるので注意する。

■ 大動脈弁閉鎖不全症（AR）

□ ARを基礎心疾患にもつ心臓では，常日頃より左室に容量負荷がかかっている。cardiac pathwayの要素は多く，volume overの評価をしたうえで利尿

薬を使用する。vascular pathwayの関与の度合いを考えて血管拡張薬を使用する。左室からの前方駆出を楽にするためにも，血管拡張薬は必要となる。
　➡ IABPは使用できない！
□ 利尿薬と血管拡張薬でなんとか血行動態を改善させて，手術の方向へもっていく。左室容量負荷のためLVEFの保たれた遠心性肥大を呈するが，負荷が遷延するとLVEFが低下してくる。この場合は，強心薬を使用することがある。

■ 僧帽弁閉鎖不全症（MR）

□ MRを基礎心疾患とする心臓では，左室および左房への容量負荷がみられる。ARと同様にvolume overの所見をみることが多いので，利尿薬を使用する。vascular pathwayの関与の度合いを考えて，血管拡張薬を使用する。後負荷を下げて左室からの前方駆出量を稼ぐためにも，血管拡張薬は必要となる。
□ 左房は，肺静脈圧の上昇を緩和するようにバッファーとして働くために拡大する。拡大した左房をもつ病態では，心房性ナトリウム利尿ペプチド製剤（hANP）が有効な血管拡張薬となる。

Technical Memo ▶▶▶

厄介な心筋症HOCM

　HCMの亜形として流出路狭窄をきたすものがHOCMである。基本的にはHCMであるので，少しの前負荷・後負荷の変動で，容易に左室拡張末期圧の上昇が出現する。さらに，流出路の狭窄があるので，ASと同様に構造的に悪い。非常に厄介な疾患の1つである。
　流出路圧較差も状態により変動する特徴がある。平常時でも前負荷が不足している状況では圧較差が増大する傾向にあり，血管拡張薬を使用しても圧較差が増大する。急性心不全を発症したときには，圧較差が100 mmHgを超えている状況もよくある。不用意に血管拡張薬を用いると，圧較差の増大と前負荷不足の状況となり，ショックに陥る。
　HOCMの心不全に対しては，重症のASに対処する場合と同じく，慎重に血管拡張薬を使用する。体液量をアセスメントし，慎重に水バランスを整える必要がある［以後はp.172「閉塞性肥大型心筋症（HOCM）」参照］。

Case

排便時にvascular failureを起こす高齢者心不全

　80歳代，男性。OMIを基礎心疾患にもつHFrEFで，中等度のASとeGFR 30〜40 ml/min/1.73 m^{2}のCKDを合併している。排便後の突然の呼

吸苦を主訴に救急搬送された。来院時血圧は140/80 mmHg，心拍数110/min。下腿浮腫も著明であった。

心エコー上は，弁口面積1.2 cm^{2}で平均圧較差30 mmHgの中等度ASがある。LVDd/Ds 67/55 mm，LVEF 36％，軽度のMRがあり，IVC 13 mmであった。

酸素投与とニトログリセリン0.5γを行ったところ，症状はすみやかに消失し，肺うっ血も改善した。下大静脈径の拡大はないが，unstressed volumeと間質の体液貯留が過剰であると判断し，フロセミドで利尿を開始した。

順調に除水できていたが，入院中に2度にわたり排便後のvascular failureを繰り返した。vascular failure発症当日朝のX線写真と排便後発症時のX線写真を示す（図2B-8）。

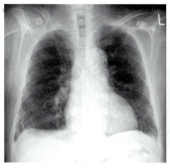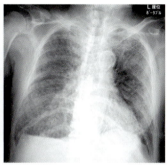

図2B-8　vascular failure発症当日朝と排便後発症時のX線写真。左：排便前，右：排便後。

拡張障害も内包するHFrEFでASも合併しているために，容易にLVEDPが上昇する病態である。この患者も排便がValsalva負荷の形となり，vascular failureを発症した。

心ポンプ機能を底上げして，間質からの除水を強化するためにピモベンダン2.5 mg/日，トルバプタン7.5 mg内服を開始したところ，排便時の血圧上昇はなくなった。マグネシウム製剤で排便を楽にすることも重要。

B-4　特別な注意を要する急性心不全診療

☐ 心臓そのものが変化してしまった急性心不全には，特別な注意が必要である。極型では心原性ショックを呈し，治療に難渋する。
☐ 心臓そのものが変わった心不全として，急性心筋梗塞・急性心筋炎・たこつぼ型心筋症を挙げる。さらに特殊なタイプの心不全として，右心不全を呈する急性肺血栓塞栓症を忘れてはならない。

1）急性心筋梗塞（AMI）による心不全

■ 病態，診断と重症度の評価

☐ 基本病態は収縮不全心である。収縮不全心は心拍出量を担保する目的でリモデリングして，左室内腔が拡大する。ところが，突然発症の急性心筋梗塞による心不全では，発症から1週間前後は左室内腔の拡大はみられない。その間は重症の低心拍出に耐えなければならない。

☐ 心電図と心エコー検査により容易に診断できる。ほぼすべてが左前下行枝の近位部病変。心電図におけるST上昇部位の広がりと心エコーによる無収縮領域から重症度を判断する。

■ カテーテル終了後の心不全治療

☐ 救急来院時には落ち着いて見えても，PCIを終了してCCU帰室後に心不全が難治性となることがある。
- 梗塞前狭心症がなく突然発症
- 対側冠動脈からの側副血行路がない
- 再灌流傷害によりST再上昇がみられる
- no reflow/slow flow現象がみられる
- カテ終了時にもST上昇が残存する（最大値の半分以上）
- カテ終了時の収縮期圧＜100 mmHg

などが気をつける所見。

☐ 急性心筋梗塞による心不全であれば，カテ終了時にSwan-Ganzカテーテルを留置してCCUでモニタリングするのが望ましい。

☐ CCU帰室後も心電図ST上昇の推移，CK値をモニターし，心エコーにより重症度を評価する。リモデリング機序によりある程度の左室拡大がみられると，心拍出量が増える場合がある。

☐ 梗塞領域心筋が浮腫状変化により厚ぼったくなると，心不全が遷延する。心エコーで評価できる。特にno reflow現象を起こした心筋梗塞では，心筋内出血・浮腫が生じることによって心筋浮腫がみられる。拡張機能・収縮機能がともに高度に障害された状況であり，治療に難渋する。

☐ 発症から1週間前後が治療に難渋する時期。収縮不全心であるが，強心カテコラミンの使用はできる限り避ける。使わざるを得ない状況であれば，むしろIABPの使用をためらわない。

Case

AMIによる心原性ショック

90歳代，男性。発症から2.5時間で来院。来院時は呼吸困難が著明で収縮期血圧＜60 mmHgのショック状態。

心電図上は，aV_R，V_1，V_2のST上昇があり，心エコーでは下壁を除いた全周性asynergy（＝LMT asynergy）があったのでLMT病変によるAMIと判断した。

カテ室において気管挿管とPCPS装着を行いCAG/PCIを行った。病変はLMT入口部でありTIMI-2フローはみられていた。さらにRCAが比較的大きかったのでカテ室までたどり着くことができたと思われる。PCI終了後に，IABPを留置してCCUへ帰室した。

来院時心電図と，PCI前後の冠動脈造影を示す（図2B-9）。

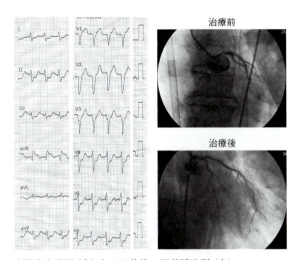

図2B-9 来院時心電図（左）とPCI前後の冠動脈造影（右）

Technical Memo ▶▶▶

AMIの機械的合併症

①乳頭筋断裂による急性MR
②心室中隔穿孔
③左室自由壁破裂
の3つがある。

　最も典型的には，再灌流されないまま心筋梗塞発症から3～5日程度経過して突然に出現する。ほとんどが発症と同時に心原性ショックに陥るが，稀に②で穿孔が小さい場合や，③でoozing型の場合には，「待てる心不全」として発見される。③でblow-out型であれば，院内で発症しても救命は難しい。

　発症経過はあくまで目安なので，いつでも起こり得るものとして記憶しておく。いかに早く外科的修復術を行うか，そこに至るまでの循環を保持するための補助循環の使用をためらわないことが肝要である。

Technical Memo ▶▶▶

J-Wind試験

　そもそも，急性心筋梗塞を発症してもできる限り再灌流傷害を少なくして，梗塞サイズを縮小できるに越したことはない。J-Wind試験（Kitakaze M. Lancet 2007）では，STEMIに対して再灌流前からカルペリチドをスタートして3日間0.025γ使用すると，有意に梗塞サイズが縮小して，慢性期のLVEFが改善した。

2）急性心筋炎による心不全
■病態，診断と重症度の評価
- □ 心筋炎は，心筋になんらかの炎症が生じたために心筋細胞が破壊され，心ポンプ機能が障害される疾患である。炎症の原因は，多くはウイルス感染であるが，細菌性や非感染性の心筋炎もある。
  - ● 心筋炎の診断は，ウイルス抗体価測定のみで判断してはいけない。先行する感染もはっきりしない場合が多い。
- □ 心不全治療に反応して炎症過程から離脱する患者が多いが，なかには慢性炎症が持続するものや，急性の転帰で心肺停止に至るものもある。最も大切なのは，劇症化する可能性を念頭において診療すること。
- □ 炎症が心膜へ波及すると，心電図上のST上昇がみられるようになる。この場合は，急性心筋梗塞のものとは異なり，対側性変化（reciprocal change）はみられない。急性心筋梗塞を完全には否定できないので，カテーテル検査と冠動脈造影を行う。
- □ 心電図で房室ブロックやwide QRSの所見がみられれば，重症と判断する。急変することがあるので，心構えをもっておく。
- □ 炎症が重篤で，心不全・心原性ショックを呈しているものは，カテーテル検査を行う。急性期の不安定な時期であるが，あえて心筋生検を試みたほうがよい。
  - ● 急性心筋炎の組織型のなかでも好酸球性心筋炎は，ステロイド治療によく反応する。時機を逃してはならない。

■急性期治療
- □ 基本的には，急性心筋梗塞による心不全と同様に心臓そのものが変わってしまった心不全であり，「左室の大きくない」収縮不全心である。心筋の炎症・浮腫が改善してくるまで血行動態を保つように，呼吸・循環管理を行う。
- □ 生検での組織型の多くはリンパ球性である。この場合は，対処療法的に心不全管理を行う。好酸球性心筋炎であればステロイドが著効するので，心不全

状態であれば，ステロイドパルス療法（メチルプレドニゾロン1,000 mg/日 3日間）を行う。

□ 急性の転帰で心肺停止に至る劇症型が存在する。心肺停止に至る前に補助循環装置の使用をためらわないこと。PCPSによる補助を行い，回復を待つ。急性期を脱することができれば予後は良好である。

Case

急性心筋炎による心不全

40歳代の女性。生来健康で既往歴なし。入院2日前から労作時の倦怠感を自覚し始めた。その後も全身倦怠感は続き，夜間の臥床により呼吸が苦しく，自宅内での移動も困難となった。近医を受診したところ，心電図異常（Ⅱ，Ⅲ，aV_F誘導でのST上昇）と左室壁運動異常を認めたために心筋梗塞を疑われ救急搬送された。

来院時，血圧96/64 mmHg，心拍数97/min，心電図ではⅡ，Ⅲ，aV_F誘導でのST上昇がみられて全体的に低電位であった。心エコーでは，右室前面から左室後面にかけて心嚢液貯留があり，左室下壁は無収縮で壁は浮腫状に肥厚していた。全体的なLVEFは50％程度に保たれていた。

胸部X線写真と心電図を示す（図2B-10）。CKの逸脱はないが，心筋トロポニンTは0.21 ng/mlと上昇していた。

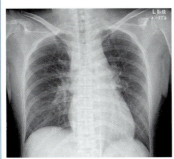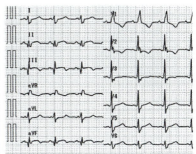

図2B-10 来院時の胸部X線写真（左）と心電図（右）

急性心筋梗塞，あるいは急性心筋炎を疑いカテーテル検査を行った。冠動脈は正常であったので，右室より心内膜下心筋生検を行った。心内膜下心筋生検では，炎症細胞浸潤をはじめとして多核巨細胞や好酸球の浸潤も認めなかった。心内膜組織の浮腫は認めるが線維化や炎症像は明らかではなく，この生検結果からは心筋炎を積極的に疑うものではなかった。病理組織を示す（図2B-11）。

教科書に書いてあるような全誘導でのST上昇所見やCK上昇などの検査所見を認めない急性心筋炎は，実臨床でよく見かける。

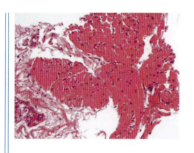

図2B-11　病理写真

　この患者も，右室からの心筋生検では明らかな所見がみられなかったが，臨床的には心筋炎を念頭において慎重に経過をみた。実臨床ではこういうことがよくある。もし仮に好酸球浸潤がみられたならば，ステロイドが著効するので，急性期心筋生検の臨床的意義は高い。ここから炎症が心臓全体に波及して循環が破綻することも考えておかなければならない。

　本症例では，入院当日夜間に収縮期血圧が70 mmHg以下まで低下したのでドブタミンの投与を行ったが，7日後には心エコーでの壁運動も正常に回復した。LVDd/Ds 46/28 mm，LVEF 72％で，壁厚も正常となった。改善後の胸部X線写真と心電図を示す（図2B-12）。

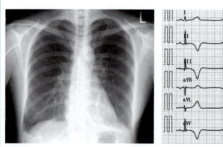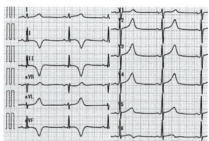

図2B-12　改善後の胸部X線写真（左）と心電図（右）

3）たこつぼ型心筋症による心不全
■ 病態，診断と重症度の評価
- □ 典型的にはタコツボ様の左室収縮障害を呈する急性発症の心筋症であり，ストレス因子が誘因となって発症する。左室障害の病態は心筋stunningであり，可逆性である。
- □ 心電図では広範なST上昇がみられ，心エコーでは心尖部の風船状拡張と心基部の過収縮が特徴。急性心筋梗塞との鑑別にはカテーテル検査が必要である。左室収縮障害の割には，心筋マーカーの上昇は軽度にとどまる。心電図は数日にわたって変化し，陰性T波とQT延長が特徴である。
- □ しばしば遭遇する疾患であるが，重症度は様々。心不全をきたす重症例では，LVEF＜30％まで低下する。あるいは，僧帽弁逆流・流出路狭窄をきた

して心原性ショックを呈する患者もいる。

■ 急性期治療
□ 急性の収縮不全心による心不全であり，急性期呼吸・循環管理を行う。
  ● 左室流出路狭窄をきたしている場合には，不用意に血管拡張薬を投与すると前負荷の不足から心原性ショックに陥るので，注意が必要。
  ● 低血圧や心原性ショックを起こしている患者では，強心カテコラミンの投与が必要。重篤であればIABPの留置が有効である。
□ 左室収縮機能は時間がたつにつれて改善していくが，なかには完全回復まで1カ月以上を要することもある。

4）特殊なタイプの急性心不全―急性肺血栓塞栓症
■ 病　態
□ 急性の肺血栓塞栓症（PTE）〔肺塞栓症（PE）〕は，病態としては急性右心不全に分類される。
  ● 急性右心不全という概念においては一般に，右心系後方障害はほとんど無視してもよい。右心の後方には広大な血管床（vascular bed）が控えているので，後方障害を生じるには時間がかかるため「急性」にはならない。
  ● 急性右心不全の症状はすべて前方障害であり，左心系の低心拍出につながる。
□ 急性PTEの病態の本質……急激な肺循環灌流域の減少である（図2B-13）。
  ● 循環の視点では，右室圧負荷による右心不全と，左心系前負荷の減少。
  ● 呼吸の視点では，肺血管床の減少によりⅠ型呼吸不全を生じる。
□ 病態の重症度の差……塞栓の位置で決まる。
  ● 塞栓の位置によって循環動態が大きく異なり，緊急度と治療が変わってくる。すなわち，末梢に近くて肺血管床減少が極めて限られたものであれば，無症状あるいは軽度の労作時息切れを呈する程度である。
  ● 塞栓が多量であり中枢に近ければ，急性右心不全症状が強くなり，最重症では循環破綻が生じる。
□ 「PTEであること」の診断とともに「塞栓位置を推定する」ことが，遅滞なく治療を進めるうえで必要である。急性期を乗り越えれば予後は良好とされる疾患なので，初期診療を誤らないように心がける。

■ 診　断
□ 主訴と身体所見からPTEを疑い，心エコーと造影CTで確定する（図2B-14）。
□ 主訴
  ● 急性発症の呼吸困難・胸痛を主訴とすることが多く，循環破綻例では失神

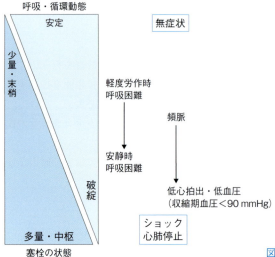

図2B-13　PTEの病態と重症度

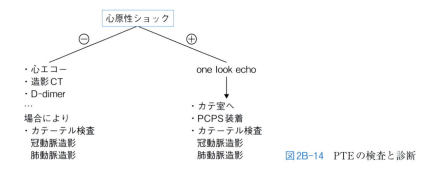

図2B-14　PTEの検査と診断

を生じる。いずれも急性冠症候群との鑑別が必要となる。
□ 身体所見
- Ⅰ型呼吸不全による頻脈・頻呼吸を呈する。症状とSpO_2の低下にもかかわらず，肺ラ音を聴取しない。
- 塞栓の状態が多量・中枢であれば，低血圧を呈する。極型では心原性ショックに陥る。
- 右心不全による頸静脈怒張がみられる。
- 塞栓源としての深部静脈血栓症（deep venous thrombosis：DVT）がみられる。片側性の下腿浮腫を認めるときは，患側の大腿静脈に血栓形成がある。DVTでは浮腫に加えて，疼痛・熱感・発赤などの所見を認める。

■ 検査所見

□ X線写真
- 肺うっ血を認めず，むしろ支配肺動脈区域に血管陰影が消失する（透過性が亢進して，明るい肺野を呈する）。
- 右室負荷により心拡大を呈するが，特異的な所見ではない。肺動脈近位部の拡張は「Fleischner sign」と呼ばれるが，特異的とは言い難い。

□ 心電図
- 有名な所見は$S_I Q_{III} T_{III}$，つまりⅠ誘導のS波，Ⅲ誘導のQ波と陰性T波であるが，実際にみることは少ない。
- 多くみられる所見は洞性頻脈と右心負荷所見であるが，特異性に欠ける。

□ 動脈血液ガス
- Ⅰ型呼吸不全を呈するので，低酸素血症と低炭酸ガス血症がみられる。
- さらに，肺血管床の減少から肺胞気動脈血酸素分圧較差（$A-aDO_2$）の増大がみられる。

□ D-dimer
- 血液検査ではD-dimerが凝固・線溶系活性亢進を反映して高値となる。
- 陰性適中率は高い。すなわち，D-dimerが正常範囲内であればPTEは否定されるが，高値であるからといってPTEとは限らない。

□ 心エコー
- 決め手となる検査の1つ。
- どんなに切羽詰まった状況でもone look echoをあてる。
- 急激な右心負荷を反映して，右室の拡大，三尖弁逆流速ドップラーによる三尖弁逆流圧較差（tricuspid regurgitation pressure gradient：TRPG）の増大がみられる。特に低血圧からショックを呈する重症例では，右室中隔が左室側へ偏位し，左心系が虚脱した像がみられる。
- タイミングが合えば，右房・右室内で浮遊する血栓が見えることがある。

□ 造影CT
- MDCTが普及しており，空間分解能が向上している。造影CT検査によりPTEの確定診断を得ることが多い。

□ 肺動脈造影
- PTE診断目的のみで施行することは極めて少なくなっている。
- 胸痛やショックに対して冠動脈造影を行った患者では，急性冠症候群が否定された場合に肺動脈造影を追加することは容認される。

□ 超重症例の診断
- 心原性ショックを呈する超重症例では，診断と治療を同時並行で行わなければならない場合が多い。心電図・心エコー（one look echo）により急性冠症候群を否定してPTEを疑うセンスが重要。

- 造影CTを撮影する余裕があればよいが，循環破綻例ではPCPS装着が必要になる．この場合はCT室まで移送することがリスクとなるので，カテ室で診断を完結させる必要がある．
- PCPSによる右房脱血のために，肺動脈造影は造影効果が薄れる（造影CTでも同様）．可能な限りPCPSフローを落として，素早く肺動脈造影を行う必要がある．

■ 急性期治療
□ 急性期の治療として，
①呼吸・循環管理をしつつ，
②抗凝固療法を行い，場合によっては
③血栓溶解療法／血栓除去術を考慮する．
呼吸・循環が安定すれば，抗凝固療法を内服薬に置換して慢性期診療へ移行する．

■ 呼吸・循環管理
□ 呼吸
- すみやかに酸素投与を行い，動脈血酸素飽和度（SpO_2）が90％を超えるようにする．基本的には炭酸ガスが貯留する病態ではないので，経時的なモニタリングは非侵襲的パルスオキシメーターによるSpO_2測定でよい．
- 酸素投与によって$SpO_2>90％$を保てないようであれば，侵襲的気管挿管の適応となる．その頃には多くの場合，循環も不安定になっている．

□ 循環
- 収縮期血圧≧90 mmHgを保っていれば，抗凝固療法を継続して各種検査を遂行する．
- 収縮期血圧＜90 mmHgであれば，昇圧を図らなければならない．この場合に用いられるのは，昇圧カテコラミンである．日本循環器学会の肺血栓塞栓症および深部静脈血栓症の診断，治療，予防に関するガイドライン（2009年改訂版）でも，昇圧カテコラミンの使用はクラスⅡaの適応である．
- 循環不全の程度が軽いうちは，ドパミン・ドブタミンを開始する．低血圧が遷延するようであれば，ノルアドレナリンを使用する．
- アドレナリンの使用は推奨されていない．ホスホジエステラーゼ（PDE）Ⅲ阻害薬は，強心作用に加えて肺動脈抵抗を下げるので理論的には望ましい作用をもっているが，エビデンスの裏付けはない．
- 低心拍出・低血圧に対して輸液負荷は無効である．PTEでは肺循環系を介する右心系→左心系の循環が障害される．静脈系への容量負荷は左心系の前負荷にはつながらず，右心系負荷のみが増大される．さらに重症例に

おいて，拡大した右心系が左心系を圧迫している状況では，右心系への容量負荷はさらに左室を圧迫して充満を妨げる。

■ 超重症患者のPCPS管理

☐ 心肺停止やそれが差し迫った状況では，すみやかに循環を安定させなければならない。その目的でPCPSが用いられる。

☐ PTEにおける呼吸・循環不全は，肺血管床の減少による呼吸不全と，肺循環の破綻による左心系前負荷の虚脱である。ゆえに，右心系をバイパスして酸素化血を動脈系に送血するPCPSは，病態生理にかなった治療法である。

☐ PCPS回路の宿命として長期管理には不適格であり，次の治療へのブリッジと考える。しかしながら，呼吸・循環破綻を先延ばしにできる利点は計り知れず，次の治療への時間的余裕が生まれる。

☐ 脱血不良があってPCPS流量が確保できない場合は，膠質液（乳酸リンゲルや酢酸リンゲル）を主体とした輸液負荷を行わざるを得ない。稀に，右房内や下大静脈内の血栓を吸い込むことにより回路が目詰まりすることがある。このときには，回路を交換しない限りPCPSの継続は不可能となる。

Technical Memo ▶▶▶

PTEと急性左心不全に対するPCPS管理は，概念がまったく異なる！

PTEに対するPCPS管理では，毎分3.5 L以上のPCPSフローが確保できるように回転数を設定する。基本的には，次の治療までフローを落とす必要はない。

これに対して，急性左心不全に対するPCPSサポートでは，循環が保てるようであれば可能な限りPCPSフローを落とすように試みる。これは高流量でのサポートが左室後負荷の増大をまねき，左室収縮不全を悪化させるためである。

循環破綻をきたしたPTEでは，急激な右心負荷と左心系前負荷減少がショックの本態であるので，PCPSフローを下げることの心保護的メリットは少なく，それよりも可及的すみやかに次の治療に移ることが先決である。

■ 抗凝固療法

☐ 診断できたなら，すみやかにヘパリン5,000単位をボーラス静注する。これは，血栓・塞栓の溶解を促進して，再塞栓を予防するためである。

☐ その後はヘパリン持続静注を開始する。24時間当たり20,000単位程度から始めて，部分活性化トロンボプラスチン時間（activated partial thromboplastin time：APTT）がコントロール値の1.5～2.5倍に延長するように調整する。

■ 血栓溶解療法と血栓除去術

☐ 急性期にこれらの治療が必要となるのは，循環破綻をきたした超重症例である。すなわち，左右主肺動脈やそれに近い肺動脈中枢部に多量の血栓が存在することが想定される。これを除去しなければ，循環破綻からの改善は見込めない。

☐ 循環破綻からの離脱を目的として，血栓溶解療法や外科的血栓除去術が考慮される。血栓溶解療法は遺伝子組換え型組織プラスミノーゲン活性化因子（mutant tissue plasminogen activator：m-tPA）のモンテプラーゼに保険適応がとれており，心原性ショック例での有効性についての報告もある。

- 心肺停止が差し迫った超重症例ではPCPSサポートが必要になる場合があるが，その状況下でのt-PAの使用は致死的な出血性合併症をまねく可能性がある。また，高齢者では脳出血をはじめとする出血のリスクが上昇する。よって，出血性リスクの少ない患者群で，血行動態破綻の一歩手前での使用が望ましい。

☐ 外科的血栓除去術はときに劇的な効果を示すため，特に血行動態破綻例では外科手術に踏み切るタイミングが遅れないように心得る。

- 肺動脈塞栓は冠動脈塞栓とはまったく異なり，肺実質が壊死することは極めて少ない。気管支動脈からの灌流があるおかげである。よって，循環破綻をきたした超重症例でも，治療が奏功すると呼吸・循環機能に後遺症を残さず社会復帰する期待がもてる。

Case

リハビリテーション開始時の肺血栓塞栓症

40歳代の女性。既往症は高血圧のみ。くも膜下出血のため入院し開頭クリッピング術を受けた。術後経過は良好だったが，一般病棟でリハビリテーションを開始したときに突然の呼吸困難が出現した。病室で経胸壁心エコーを施行したところ，右室内に浮遊する巨大血栓を認めた（図2B-15）。

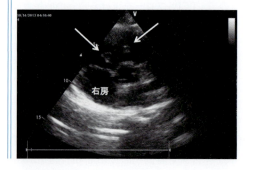

図2B-15 心エコーで右室内に浮遊する巨大血栓を2個認める（短軸像大動脈弁レベル）

ICUへの搬送途中に無脈性電気活動（pulseless electrical activity：PEA）となり，心肺蘇生を行ってPCPSを装着したところ，自己心拍が再開した。あらためて心エコーを行うと，右室内の血栓は消失しており，広範な肺動脈塞栓症を発症したと診断した。直ちに外科的血栓除去術を行い，左右の主肺動脈から巨大血栓を摘出した。
　　患者は翌日にはPCPSから離脱し，心肺機能に後遺症を残さずに社会復帰した。

B-5　急性心不全の薬物治療と非薬物治療

1）薬物療法
■ 血管拡張薬
□ 硝酸薬
- 静脈系拡張作用により左室前負荷を低下させ，動脈系拡張作用により左室後負荷を軽減する。低用量では静脈系拡張作用が強く，高用量では動脈系拡張作用が出てくる。
- CS1を呈する心不全，すなわち肺うっ血があり血圧の高い心不全では，まずニトログリセリンスプレー（ミオコールスプレー®）を1〜2パフ投与する。
- 点滴静注できる硝酸薬は，ニトログリセリン（ミリスロール®）あるいは硝酸イソソルビド（ニトロール®）。血圧をみながら，ニトログリセリンならば0.05〜1 γ，硝酸イソソルビドであれば0.2〜2 γを使用する。
- 硝酸薬は，継続して使用していると効果が減弱して耐性を生じる。高用量であれば24時間を過ぎる頃から耐性が現れる。耐性を生じる頃には静注薬から離脱して，経口薬にスイッチしているのが理想。
- 経口薬に移行できないときは，
  ▶ 降圧が主目的の場合には，ニカルジピン（ペルジピン®）に変更
  ▶ 血管拡張目的であれば，カルペリチド（ハンプ®）やニコランジル（シグマート®）に変更
□ 心房性ナトリウム利尿ペプチド（hANP）
- カルペリチド（ハンプ®）が使用可能。動脈系・静脈系の血管拡張作用とGFR増加による利尿作用をもつ。
- 通常は0.025 γから開始して，血圧をみながら0.1 γ程度までを使用用量とする。静脈系の血管拡張作用が比較的強いので，低心拍出例や低血圧例では用量に注意する。この場合は，0.0125 γから慎重に開始する。
- 交感神経活性抑制作用やRA系抑制作用をもつ。急性心不全でループ利尿薬を使用する状況では，ループ利尿薬反応性に亢進したRA系活性を相殺

する効果が期待できる。
- ATTEND registryによると，本邦での急性心不全では最も多く使用されている血管拡張薬である。
- ANPは心房のストレッチに対応して分泌される。発作性AF患者が発作出現時に尿意を催すことは，臨床でよく経験することである。逆に心房が慢性負荷によってリモデリングした患者では，ANPの分泌が不良となっているはずである。実際に慢性AFを合併した心不全や僧帽弁閉鎖不全を基礎心疾患とする心不全では，hANPによる利尿効果が大きい。

☐ K_{ATP}チャネル開口薬
- 本邦で開発されたニコランジル（シグマート®）は，非常にユニークな作用機序をもつ血管拡張薬である。
- 硝酸基を有しており，静脈系拡張作用をもつ。血管平滑筋のK_{ATP}チャネルに作用して平滑筋弛緩を促すことにより，動脈系抵抗血管を拡張する。急性心不全への適応は比較的最近（2007年）承認された。最大使用用量は200 μg/kg/hとされている（約3γに相当する）。
- 他の血管拡張薬と比較して，降圧作用は弱い。硝酸薬やカルペリチドでは血圧が下がってしまう患者で比較的使いやすい。

■ 利尿薬
☐ 急性心不全に用いる静注利尿薬は，主としてループ利尿薬のフロセミドである。
☐ ループ利尿薬
- 強力な利尿作用をもつので，急性心不全におけるうっ血の解除にはファーストラインで使用する。
- フロセミド（ラシックス®）の作用点はHenleループ上行脚。ラシックス（Lasix）とは，loop ascendingに作用しsix hoursの作用時間があることから命名された。
- つまりボーラス投与後，6時間経過すると利尿効果が切れる。その頃には血行動態が改善し，静注利尿薬を必要としない状況になっていれば最もよい。そうではない場合には，反射性にレニン活性の亢進や，カテコラミンドライブ［p.206 Technical Memo「カルシウム拮抗薬は心不全治療薬になり得るか？」参照］がかかる恐れがあるので，6時間おきの投与や持続静注への切り替えを考慮する。
- うっ血の治療経過において，最初はループ利尿薬がよく効いていたにもかかわらず，途中から利尿効果が薄れてうっ血がとれなくなることがある。利尿薬抵抗性と呼ばれる状態である［次ページのTechnical Memo参照］。
- ループ利尿薬の用量については，定まったものがない。うっ血を呈する患

者に対して，まずは20 mgをボーラス投与する．効果をみて増量や反復投与，持続静注を行う．ボーラス投与の反復投与と持続静注では，臨床的効果と腎機能に与える影響は同等であるとの報告がある（Felker GM. N Engl J Med 2011）．
- 急性心不全を脱した後も，慢性期に利尿薬が必要となることは多い．経口薬へのスイッチでは，長時間作用型を使用するほうが反射性のRA系亢進やカテコラミンドライブが少ない．アゾセミド（ダイアート®）やトラセミド（ルプラック®）がそれにあたるが，利尿効果はラシックスに比べてやや劣る．

Technical Memo ▶▶▶

ループ利尿薬抵抗性

利尿薬抵抗性とは，腎尿細管の障害により利尿薬に対する反応性が低下する病態．

尿細管の構造とループ利尿薬の作用点・作用機序を考える［図4A-1参照］．糸球体濾過された原尿は，近位尿細管→Henleループ下降脚→Henleループ上行脚→遠位尿細管→集合管に至る．ループ利尿薬はHenleループ上行脚に作用して，Na^+と水の再吸収を阻害する．

ループ利尿薬が効かなくなる病態は，主に2つある．
- ループ利尿薬が尿細管まで届いていない……重症心不全で心拍出量が低下しているとき，生体は脳と心臓を守るために末梢循環と腹部臓器血流を絞る．腎臓は有効な濾過を行うには平均血圧80 mmHgの腎動脈圧を要求する臓器であり，低心拍出では容易に腎血流が減少してGFRが低下する．そうなるとループ利尿薬はその作用点まで到達できない．
- Henleループ上行脚に存在するNa^+が少なくて，利尿効果を発揮できない……神経体液性因子の亢進により近位尿細管では，アンジオテンシンⅡ依存性のNa^+再吸収が亢進する．それによってHenleループ上行脚に到達するNa^+が減少し，ループ利尿薬の効果が発揮できない．この状況ではさらに，遠位尿細管近傍の緻密斑（macula densa）からレニンが分泌される．アンジオテンシンⅡがさらに産生されて，負のスパイラルを生じる．

ループ利尿薬抵抗性から乏尿となった状況では，もはやループ利尿薬を投与しても薬効は期待できない．それどころか，単回投与でループ利尿薬を使用するとRA系を亢進させるので，腎臓にとどめを刺すことになりかねない．

以下のことで対処する．
1) ループ利尿薬を持続静注で使用して，カルペリチドを併用する．
2) 腎血流量を増やす目的で，ドブタミンを用いて心拍出量の増加を図

る。ドパミンを少量併用すると，腎血流量増加が期待できる。低血圧性ショックの状態ではGFRは絞られて乏尿〜無尿となり，利尿薬抵抗性を呈する。カテコラミンは，腎血流の低下あるいは腎灌流圧の低下した病態を改善し，GFRを確保する目的で使用される。
3) あえてNa^+負荷を行い，Henleループ上行脚においてループ利尿薬が効果を発揮しやすい状況を作る（Okuhara Y. J Card Fail 2014）。Na^+負荷は，もちろん過剰になってはいけないが，8〜9 g/日程度のNaCl点滴負荷は安全に施行できる。
4) ループ利尿薬ではstressed volumeから除水を行うので，血管内脱水に陥っている可能性がある。トルバプタン（サムスカ®）を使用して，水分布と水バランスの両者の適正化を図る。
5) 腎うっ血が進行したために利尿薬抵抗性となっている場合がある。機械的除水（ECUM or CHDF）を行い適正なCVPに戻すことで，利尿薬に対する反応性が改善することがある。

□ トルバプタン
- 腎髄質集合管に存在するアルギニンバソプレッシンV_2受容体に拮抗し，水再吸収を阻害することにより尿量を増加させる。
- 急性心不全の約2割に低Na^+血症がみられており，重要な予後規定因子の1つである。この状況ではループ利尿薬に抵抗性を示すことが多く，うっ血が難治性となる。
- トルバプタン（サムスカ®）は水再吸収のみを阻害することから，血清Na^+値は上昇する。低Na^+血症を呈する心不全には良い適応となるが，急速な血清Na^+上昇は橋中心髄鞘崩壊症（central pontine myelinosis）の危険性がある。トルバプタン投与中は，
　①意識レベルを確認する
　②血清Na^+値を頻回に検査する
　③飲水制限をしない
ことが大切。
- いかなる利尿薬を使っても，まずは血管内容量（さらに言えばstressed volume）から除水される。そして間質の余剰な体液が血管内に戻ってきて，さらに除水されることによってうっ血の治療は完成する。上手に水再分布を伴った利尿をかけるのが理想。
- ループ利尿薬に代表されるナトリウム利尿薬では，Na^+排泄も亢進するために上手な水再分布を伴った利尿ができなくなり，血管内脱水（血管内ハイポ）となることがある。トルバプタンによる水利尿では上手な水再分布が可能で，血管内脱水を避けて理想的な体液量調整が可能といわれている（図2B-16）。

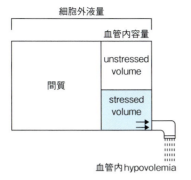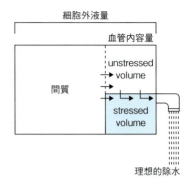

図2B-16　体液分布から考える理想的な除水

- 血管内脱水が即「左室前負荷減少→重篤な低心拍出」につながる病態においては，トルバプタンの使用がうっ血の解除に有効かもしれない。例えば，重症大動脈弁狭窄症による急性心不全などに効果的な可能性がある。実際トルバプタンによる利尿は，利尿作用が大きいにもかかわらず，血圧をあまり下げない。
- ループ利尿薬抵抗性を示す病態への追加投与が基本型。最近の臨床知見では，急性心不全入院早期からの使用で，うっ血の早期改善と入院日数の短縮が認められている。開始用量として15 mgはやや多い。7.5 mgで開始する。

■ 強心薬
□ 慢性期での投与は予後を改善しないが，急性期では必要に応じて使用を躊躇しない。「warm up」に成功して血行動態が改善した後は，早急にウィーニングを検討する。
□ ジギタリス
- 今の時代では強心薬としてファーストラインで用いることはないが，頻脈性AFを伴う急性心不全では適応がある。洞調律の心不全での恩恵ははっきりしない。
- 急速飽和は行わない。0.125 mgあるいは0.25 mgを緩徐に静注して，心拍数を観察する。陰性変力作用を生じることなく房室伝導を抑制することにより，血行動態の改善が期待できる。
- 高用量ではジギタリス中毒や高度房室ブロックをきたす。低用量で使用するのが主流。
□ ドブタミン
- ドブタミンは合成カテコラミンであり，心臓選択性β_1作用が強い。心臓

作用としては，用量依存性に心筋細胞内cyclic AMP（cAMP）増加がみられ，心拍出量が増加する。
- 中用量（3〜10γ）までであれば，心拍数の上昇は軽微であり，心筋酸素消費の増加は少ない。血管平滑筋に対しては低用量（3γ以下）で$β_2$作用が現れ，血管拡張作用により全身末梢血管抵抗の低下とそれに伴う後負荷減少が期待される。

□ ドパミン
- 内因性のカテコラミンで，ノルアドレナリン前駆物質である。心筋酸素消費と催不整脈作用はドブタミンよりも強い。
- 低用量（3γ以下）であれば，ドパミンDA_1受容体に作用して腎動脈拡張作用によるGFR増加をもたらすとされる（renal doseと呼ばれる）。腎血流量については，3γ以上ではプラトーとなる。
- 中等用量（3〜10γ）では心筋$β_1$作動性となり，心拍出量増加と心拍数の増加がみられる。5γを超えたあたりから，末梢動脈平滑筋α作動により血管収縮が現れる。
- 高用量（10γ〜）では末梢動脈平滑筋α作用が優勢となり，昇圧効果が主体となる。

□ ドブタミンとドパミンの併用は臨床でよく使う。ドパミンの血管平滑筋α作用（血管収縮）をドブタミンの血管平滑筋$β_2$（血管弛緩）で相殺させる効果を期待できる。ドブタミンのみではうっ血の解除が困難な患者に，ドパミンを低用量から追加投与していくことは試みてよい。

□ ミルリノンとオルプリノン
- PDEⅢを阻害することにより，細胞内cAMPを増加させる。強心作用と血管拡張作用を併せ持っており，β受容体を介さない機序であることから，カテコラミン抵抗性となった患者でも効果が期待される。
- ミルリノンであれば0.1〜0.75γで使用する。強心作用はカテコラミン類に比べると弱い。むしろ，肺動脈拡張作用による肺うっ血改善効果に期待する。
- 腎機能低下患者には慎重投与が必要。催不整脈作用があり，心室頻拍のリスクがある。
- ドブタミン3γで肺うっ血改善効果が弱いときには，カテコラミンを増量するよりも，ミルリノン少量（0.25γ程度）の上乗せが効果的なことがある。

□ ノルアドレナリン
- いわゆる強心薬ではなく，「昇圧薬」としてノルアドレナリンを使用せざるを得ない状況がある。日本循環器学会のST上昇型急性心筋梗塞の診療に関するガイドライン（2013年改訂版）では，STEMIにおけるポンプ失調の治療として，収縮期圧＜70 mmHgのショックバイタルではノルアド

レナリンの投与が示唆されている。その用量は30〜300/1,000 γである。
- 末梢抵抗血管の収縮作用が強く，昇圧作用と引き換えに末梢循環と臓器灌流を不良にする。急性心不全での使用は昇圧のための最後の手段であり，IABPの使用が可能な状況であれば，IABPのほうが望ましい。
- 敗血症性ショック，いわゆるwarm shockの状況では必要な薬剤である。

> **Technical Memo ▶▶▶**
>
> ### すでに服用しているβ遮断薬は継続する
>
> 外来診療中の慢性HFrEF患者がADHFを発症したとき，服用しているβ遮断薬はどうすればよいか？
> 収縮不全を恐れて，あるいは収縮力改善を期待して，β遮断薬を中止するのは，かえって予後を悪化させる（Fonarow GC. J Am Coll Cardiol 2008）。β遮断薬non-responderならばいざ知らず，β遮断薬によりLVEFの改善がみられている患者であればなおのことである。β遮断薬の陰性変時作用・陰性変力作用を気にするよりも，抗致死的不整脈作用を重視し，少量でもよいのでβ遮断薬は服用し続けるほうがよい。

2) 非薬物療法
■ 血液浄化療法
□ うっ血の解除が困難で薬物療法でも効果が不十分なときは，血液浄化療法の適応となる。以下の3つがよく使われる。大腿静脈あるいは内頸静脈よりブラッドアクセスカテーテルを挿入して回路を接続する。
- 体外限外濾過法（extracorporeal ultrafiltration method：ECUM）……水分のみを除去したいときに使用するもので，透析液や補充液を使用しない。簡便なことが利点である。除水は比較的急速であるので，血行動態が揺れる恐れがある。尿毒症物質が貯留していないことも条件となるので，ECUMのみで心不全治療が完結することはまずない。
- 持続的静脈静脈血液濾過（continuous venous venous hemofiltration：CVVH）……持続的に緩徐に除水するのに適しており，濾過量と補充液量を調整することにより除水量を決定する。血管内容量のわずかな変動でも循環動態が変動する心不全患者や，腎障害を伴っている場合にも使用が可能。
- 持続的血液濾過透析（continuous hemodiafiltration：CHDF）……CVVHと同様に，持続的かつ緩徐に除水が可能である。透析液を灌流させることにより，小〜中分子の溶質除去が効率的に可能である。適応はCVVHと同様。CHDFでは透析膜にPMMA（poly methylmethacrylate）膜を用いることによって，サイトカイン除去が可能である。心不全では，TNF-α

やIL-6などの炎症惹起性サイトカインの高値が知られている。PMMA膜を用いたCHDFを回すことで，除水効果以上の血行動態改善がみられる患者を経験することがある。

Technical Memo ▶▶▶

腎うっ血とは

「腎臓のむくみをとると尿が出る」というのは本当か？

CVPとeGFRの関係をみると，CVP 4〜6 mmHgあたりが最もeGFRが高く，CVPの上昇はeGFRを下げることがわかっている（Damman K. J Am Coll Cardiol 2009）。また，急性心不全において腎機能が悪化していく原因として，心拍出量の減少よりもCVPの上昇のほうが強く影響するという報告もある（Mullens W. J Am Coll Cardiol 2009）。

腎臓は被膜に包まれた臓器である。CVPの上昇は腎静脈圧を上げ，腎臓のむくみでは圧の逃げ場がないことがわかる。場合によっては，機械的除水によりCVP圧を下げることも，腎保護とうっ血の早期改善につながる。

普通は心不全患者で利尿薬による除水を行うと血清Cr値が上がってきて，主治医を悩ませる。こういった患者では，stressed volumeが減少したために生じた腎前性の要素が強い。

しかし，腎うっ血の患者では，上手に除水を行うとかえって血清Cr値が改善することがある。

Case

右心系のうっ血による呼吸困難

50歳代，女性。僧帽弁置換術の既往がある。全身の浮腫と体重増加が著明（10 kg以上増加）で，近医でフロセミドの投与を受けていたが改善せず，起座呼吸が出現したために救急来院した。

血液検査では，BUN 42.5 mg/dl，Cr 2.45 mg/dlの腎障害を認めた。

心エコーでは，LVDd/Ds 40/29 mm，LVEF 56％，人工弁には問題なし。右心系の拡大が顕著で，IVC 24 mm。高度TRを認め，TRPG 34 mmHgであった。胸部X線写真を示す（図2B-17）が，肺うっ血はほとんど認めない。呼吸困難は左心系後方障害よりも，高度な右心系うっ血による肺高血圧のためと考えられた。

ナトリウム利尿薬抵抗性の状態と考え，トルバプタン15 mgを内服。さらにドブタミン2γを用いたところ，右心系から左心系への体液移動が可能となり，入院5日目までに15 Lの除水と9.7 kgの体重減少を得た。血液検査ではBUN 21.4 mg/dl，Cr 0.98 mg/dlと，かえって改善がみられた。

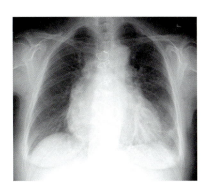

図2B-17　来院時の胸部X線写真

■ IABP

- □ 内科的治療に抵抗性の難治性心不全，心原性ショックにまず用いられる。IABPは圧補助装置であるので，心肺停止が差し迫っている状況では無効である。
- □ 中等度以上の大動脈弁閉鎖不全症がある場合や，大動脈瘤を有する患者では禁忌である。
- □ IABPは下行大動脈内に留置したバルーンを拡張期にinflationし，収縮期にdeflationさせる（図2B-18）。IABPの効果は，
  ① diastolic augmentation：拡張期圧を上昇させる効果と，冠動脈血流を増やす効果
  ② systolic unloading：収縮期圧を下げて，左室後負荷を下げる効果
  の2つである。自己心の収縮期圧はIABP装着前の数値より下がり，IABP圧（拡張期augmentation圧）がIABP装着前の収縮期圧を凌駕するのが理想形。
- □ IABP装着によって組織灌流圧を担保できるので，その隙に血管拡張薬や利尿薬を使用してうっ血を解除できるように治療を進める。
  - ● 大腿動脈より経皮的に挿入する。IABP先端は大動脈弓より1肋間下として，そのときのIABP下端が腎動脈に達していないことを透視画像で確認する。
  - ● IABP作動中はヘパリンを持続静注し，ACTを160〜200秒程度に維持する。右心カテーテルを留置して連続モニタリングすることが望ましい。
  - ● IABP作動中はできる限り左室負荷を下げるように，強心カテコラミン類は少なくしておく。つまり，IABP離脱後にカテコラミンを使用できるマージンを残しておく。
- □ 血行動態が改善したところで，IABPのウィーニングを図る。うっ血の改善がみられ，PCWPが十分下がった状態でCIが上昇しているのを確認したうえで，IABPの補助を1：2にしてみる。血行動態が悪化するようであれば，1時間以内にわかる。

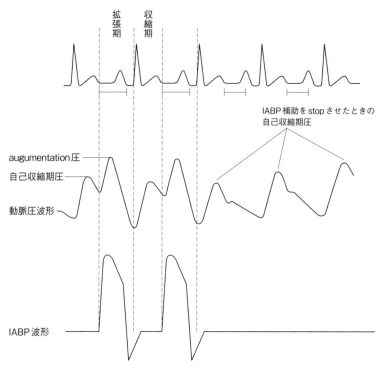

図2B-18　IABP波形と心電図同期

- [ ] この段階でIABP抜去可能かどうかはほぼわかるが，念のため1：3や1：4を試してみる．
  - このときは，ACTが十分に延長していることが重要．バルーンが作動していない時間が長くなると，バルーンに血栓が付着するリスクが増す．
  - IABP補助を1：4にする，あるいは2〜3秒間停止させてみると，自己収縮期圧が上昇してくるのがわかる．
- [ ] IABPでの左心補助は基本的に1：1で使用する．あまりに心拍数が高い場合には，1：2の使用もあり得る．
- [ ] IABP使用時の1：2あるいは1：4などのモードは，左心補助を期待して使うものではない．IABP抜去可能かどうかを判断するために使用して，さらに抜去後の血行動態を予測するために用いるモード．
  - 例えば，1：2のまま一晩観察するなどは，血栓症のリスクが増加するだけで，百害あって一利なしである．
- [ ] IABP抜去可能と判断すれば，ヘパリンをoffにしてACTを測定する．IABPカテーテルは口径が大きいので，大腿穿刺部血腫の合併症に注意する．ACT 160秒程度に自然降下するまで待つのが無難．その間は，バルーンへ

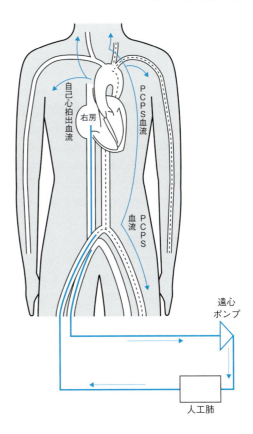

図2B-19 PCPSによる循環

の血栓付着を防ぐためにIABPを1：1にしておくこと。

■ PCPS

- [ ] IABPと異なり流量補助装置であるので，心肺停止が差し迫った状況でも使用可能である。また，最大で3.5 L/min程度の補助が可能であるので，劇症型心筋炎などで自己心拍出がほぼゼロとなった患者でも，短時間であれば循環を担保することができる。その間に次の治療を考える余裕が生まれる。
- [ ] 長期間の補助にはあまり向かないデバイスである。感染，溶血，人工肺の耐久性から考えて，1週間程度を上限とする。
- [ ] 急性心不全におけるPCPSの適応は，薬物治療とIABP補助に抵抗性の心原性ショックである。具体的には，上記治療によっても低血圧と末梢循環不全が遷延して乳酸アシドーシスが進行していく患者。
- [ ] PCPSの原理と循環様式（図2B-19）
    - PCPSという名称は日本独自のもので，海外ではこのデバイスもVAD（ventricular assist device）である。日本でなじみのあるLVAD（左室補

助デバイス）と異なる点は，PCPSがVA（静脈-動脈）バイパスということ．
- 遠心ポンプにより右房から脱血して左心系に返す．送血場所は腸骨動脈付近であり，生理的な循環ではない．自己心の拍出とのバランスによるが，大体のところPCPS血は脳血流の約半分と，左上半身および下半身を灌流する．自己心は右上肢と脳血流の約半分を灌流するが，この領域の動脈血の酸素化は自己肺に依存することに注意が必要である．
- 回路の途中に膜型人工肺を介しており，右心系（肺循環）をバイパスできることを最大の特徴とする．よって，自己肺による酸素化が望めないような患者でも循環と酸素化の両者を満たすことができる．

☐ PCPSの実際
- 経皮的に送血管と脱血管を挿入する．かなり口径が大きいので，血管損傷と血腫形成に十分注意する．回路内にエアーの混入がないかを注意する．特に脱血管のエアーは，わずかなものでも膜型人工肺を目詰まりさせる．

> **Technical Memo ▶▶▶**
>
> **送血管と脱血管はどちらの足から挿入するか？**
>
> PCPSを導入する場面のほとんどは緊急である．両側大腿動静脈を穿刺して，早く確保できたほうから送血管・脱血管を挿入する．
> しかし，脱血管は右大腿静脈から挿入するように心がけたほうがよい．左大腿静脈からのSwan-Ganzカテーテルやテンポラリーペーシングが上がりにくいのと同じで，解剖学的に下大静脈は体の右側に存在するからである．特に非透視下でPCPSを挿入しなければならない緊急事態では，血管損傷を避けるためにも大切なことである．すでにヘパリンも投与されていることが多いと思われるので，血管穿刺には細心の注意が必要である．

☐ PCPS管理
- PCPS駆動中はACTを180〜220秒程度まで延ばす．最近の回路はヘパリンコーティングされているので，もう少し短くてもよいかもしれない．メシル酸ナファモスタット（フサン®）を最大限に投与しておいて，ヘパリンを少量でACTコントロールするほうが，出血性合併症を減らす印象がある．
- PCPS装着直後は最大補助（3〜3.5 L/min）を行う．これによって，代謝性アシドーシスと血清乳酸値はすみやかに改善するはずである．その後，可能であればPCPSフローの減量を試みる．
- PCPS回路による循環は非生理的であり，左室にとっては後負荷増大となる．最大補助のままで一晩を過ごすと，翌日には極度の収縮不全心が完成

し，ここからの収縮力回復は容易ではない．
- 2 L/min以下にPCPSフローを下げることができれば，すなわちPCPSフローを下げても血圧が維持できるようであれば，心臓へのPCPS後負荷の影響はかなり少なくなり，PCPS抜去の可能性がみえてくる（Morisawa D. J Cardiol 2012）．そのためには，カテコラミンの増量もやむを得ないことがある．
- どうしても3 L/minのフローが必要なときはどうするか？ 次の3つの選択肢がある．
  ① あきらめざるを得ない……ときとしてbest supportive careに方針転換せざるを得ないことがある．
  ② PCPSを継続する……劇症型心筋炎では，循環補助を行っているうちに自己心機能が回復してくることが多々ある．自己心の回復過程を見極めてPCPSフローを調節し，ウィーニングを図る．劇症型急性肺塞栓症では，PCPSフローを落とす必要はなく，すみやかに外科的血栓摘除術へもっていく．急性心筋梗塞による心原性ショックでは，心筋stunningから回復すればPCPS抜去の可能性が出てくる．しかし，心機能回復の見極めと，時間的にLVADへ移行するべきかどうかの判断は非常に難しい．
  ③ LVADへ移行する……自己心の回復する見込みがあるが，1週間以上の時間が必要な場合に適応がある．自己心の回復する見込みがない場合にLVAD装着を行うには，基本的には心臓移植の適応を満たす必要がある．当然のことながら，自己心が回復するかどうかの見極めは困難である．
- PCPSの合併症として送血管穿刺肢の遠位阻血が重要．せっかく循環が改善しても重症下肢虚血となり，文字どおり「足をすくわれる」ことがある．PCPS刺入部の遠位浅大腿動脈に4Frシースを逆穿刺（血流としては順方向だが）し，PCPS血を送血する（図2B-20）．
- PCPS管理中の自己心肺の状態をモニタリングするために，観血的動脈ラインは右上肢にとって管理する．特に呼吸器設定は，右上肢動脈ラインの血液ガス分析をみないと判断できない．
- PCPSの離脱については明確な基準がないが，段階的にPCPSフローを下げていき，0.5～1.0 L/minの補助で十分に血行動態が保たれているようであれば抜去可能と判断する．判断基準になるのは血圧（収縮期圧またはIABP圧）が100 mmHg以上を保てていることと，血中乳酸値が上昇してこないこと．大動脈弁開口時間が200 msを超えていることも条件となる．
- PCPSのOffテストは血栓形成のリスクを伴う．行うのであれば，十分にACTを延長させなければならない．例えば，3分間（180秒）のOffテスト

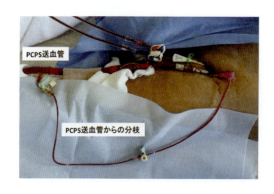

図2B-20 PCPSの逆穿刺。PCPS送血管の分枝から逆穿刺した4Frシースへ送血している。

を行うのであれば，ACTは少なくとも180秒以上にしなければならないが，安全のマージンを含めて300秒以上にしておく。
▶ PCPS Offテストは，PCPSを抜去してもよいかどうかの判断のために行うのではない。抜去可能かどうかは，PCPS流量を十分下げた状態を観察することによって判断する。
▶ PCPS Offテストの目的は，PCPS抜去後の血行動態を予測して，しかるべくカテコラミン製剤を調整する準備を行うためと心得ておく。

■ LVAD

☐ 急性心不全の状況においては，IABP・PCPSでは補助の限界，あるいは時間的に限界の場合に，LVADの適応がある。
☐ 自己心の回復が期待できない場合のLVAD適応については，現場でもしばしば混乱がみられる。
☐ LVADは拍動型（体外式VAD）と軸流型（植込み式VAD）に分けられる。
  ● 体外式VADには長い歴史があるが，血栓症の問題と出血性合併症をついに克服することはできなかった。長期維持には向かないと考えるべきである。
  ● 植込み式VADは長期管理に適した装置であり，心臓移植へのブリッジとしての保険適応がとれている。つまり，将来の心臓移植への道筋がある場合のみ使用可能なデバイスである。
☐ 急性心不全心原性ショック＋PCPS補助の状況で，将来の心臓移植の可能性が明確にわかっていることは稀であり，すでに移植登録を済ませた重症慢性心不全患者がcrash and burnの状況となった場合のみである。その他の疾患であれば，LVADの使用について現場で十分な検討が必要となる。

参考文献

- 日本循環器学会. 急性心不全治療ガイドライン(2011年改訂版). http://www.j-circ.or.jp/guideline/pdf/JCS2011_izumi_h.pdf
- 日本循環器学会. 肺血栓塞栓症および深部静脈血栓症の診断, 治療, 予防に関するガイドライン(2009年改訂版). http://www.j-circ.or.jp/guideline/pdf/JCS2009_andoh_h.pdf
- 日本循環器学会. 急性および慢性心筋炎の診断・治療に関するガイドライン(2009年改訂版). http://www.j-circ.or.jp/guideline/pdf/JCS2009_izumi_h.pdf
- 伊藤浩 編. 変貌する心不全診療. 南江堂, 東京, 2012.
- Damman K, et al. Increased central venous pressure is associated with impaired renal function and mortality in a broad spectrum of patients with cardiovascular disease. J Am Coll Cardiol 2009 ; 53 : 582-8.
- Mullens W, et al. Importance of venous congestion for worsening of renal function in advanced decompensated heart failure. J Am Coll Cardiol 2009 ; 53 : 589-96.

Part 3

慢性期診療と長期管理のテクニック

慢性期患者の診察・検査と診断

A-1　慢性期心不全診療のプリンシプル
A-2　慢性心不全とは
A-3　慢性心不全の診察・検査

□ 本章では，急性期を脱却し，一般病床に転棟した心不全患者の慢性期管理，および外来での長期管理を取りあげる。

A-1　慢性期心不全診療のプリンシプル

□ その1……慢性心不全とは，基本的には進行性の悪性疾患と心得る
　● 急性増悪させない（デコらさない）ためには「心臓そのもの」の管理と心臓周囲の環境整備。
□ その2……慢性期心不全治療は個別化プログラム（tailored program）を組む
　● ゴール設定は個々の患者によって違う。患者ごとに，慢性心不全のStageごとに，管理目標を立てなければいけない。

A-2　慢性心不全とは

1) 概念的には？

□ 日本循環器学会の慢性心不全治療ガイドライン（2010年改訂版）によると，「慢性の心筋傷害により心臓のポンプ機能が低下し，末梢主要臓器の酸素需要量に見合うだけの血液量を絶対的にまた相対的に拍出できない状態であり，肺，体静脈系または両系にうっ血をきたし日常生活に障害を生じた病態」と定義されている。
□ 言い換えると，「有効な心拍出を得るためには，左室拡張末期圧を上げざるを得ない病態」が心不全であり，臨床症候が比較的安定している期間が慢性心不全，あるいは心不全慢性期である。
□ 心不全の経時的変化でみると，心ポンプ機能が急速に落ち込み，予備力の限界を越えた期間が急性心不全であり，ある程度回復して緩やかなカーブを保っている段階が慢性心不全である（図3A-1）。
□ ACC/AHAガイドラインでは，慢性心不全の重症度をStage A～Dの4段階に分類している（表3A-1）。AとBは心不全のリスクの段階であり，高血圧

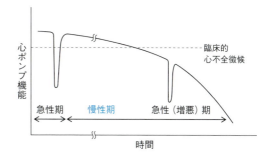

図3A-1 慢性心不全の時間軸

表3A-1 活動度制限のNYHA分類と重症度を示すStage分類

症状出現に伴う活動度制限	なし	軽度	高度	安静時にも症状が出現する
NYHA分類	—	NYHA I	NYHA II	NYHA III	NYHA IV
ACC/AHA分類	Stage A	Stage B	Stage C		Stage D
病態の重症度	心機能障害なし	心機能障害があるが無症状	なんらかの症候を有する心不全		治療抵抗性の難治性心不全

による左室肥大があるが心不全症状を起こしていない患者や，心筋梗塞を発症したが心不全症状を伴うことなく退院した患者が含まれる。

☐ Stage C・Dが臨床症状を伴う心不全のStageであり，NYHAでいうとII以降を意味する。Stage Dは最大限の薬物治療にも抵抗性の難治性心不全であり，いかにしてStage Cの段階で踏みとどまるかが慢性心不全治療の肝である。

☐ 慢性心不全とは進行性の悪性疾患であるという認識から，「心保護」を考えた治療が提唱された。

☐ Stage A・Bの段階からの「心保護」が必要であるという認識が広まっている。日本循環器学会ガイドラインの薬物治療指針では，レニン-アンジオテンシン（RA）系阻害薬とβ遮断薬を早期から投与することが推奨されている。

☐ 慢性心不全のゴール設定は1つではない。これは，Stage Cの範囲が広いことに由来する。Stage Cの初期の段階であれば，最大限の心保護を考慮しなければならない。次の急性心不全入院を避けることは重要である。

☐ 心臓そのものが変わらなければ，デコロ原因は心臓周りの環境の変化。環境整備は慢性心不全の長期管理に特に重要である。

☐ Stage C末期からStage Dにかけては，心保護の意味はなくなる。器官廃絶の段階である。しかし現在の心臓移植の状況では，実際に心臓移植の適応になる患者はごくわずかである。しかも，左室補助人工心臓（LVAD）のDT

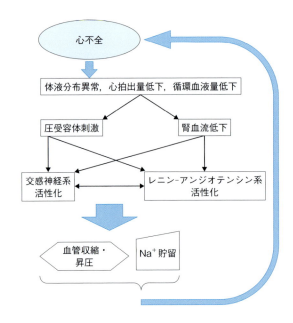

図3A-2 慢性心不全の悪循環

(destination therapy) は認められていない [表3B-1参照]。多くの患者では静注強心薬を使用しているが,治療方針は年齢と本人の死生観を考え合わせる必要がある。

2) 慢性期心不全の病態 (図3A-2)

□ 慢性期においても,心不全の本質はうっ血を呈する症候群である。不全心では,有効な心拍出を得るために拡張末期圧の上昇がみられる。
- 左心不全では,慢性的な肺毛細血管圧の上昇がみられる。慢性期の比較的安定した状態においては,漏出した血漿成分をドレナージするリンパの流れが働いており,肺うっ血の程度は軽度にとどまる。肺毛細血管圧上昇が右心系に波及すると,肺高血圧 (PH) をきたす (二次性肺高血圧あるいは肺静脈性肺高血圧という)。
- 右心不全は単独に存在することは少なく,多くが左心不全に併発する。右心系のうっ血は,臓器うっ血,四肢末梢間質の浮腫,腸管浮腫の形で蓄積される。

□ 慢性期においても体液量過剰 (volume over) になっていることが多く,その分布様式も偏りを示す。間質やサードスペースなどの血管外容量が増加し,血管内容量のなかでも循環には携わらないunstressed volumeが増加する。循環に携わるstressed volumeはむしろ低下することも多い。

□ 体液分布の異常と心拍出の低下に対応して,神経体液性因子の慢性的な亢進

表3A-2　慢性心不全の原因となる基礎心疾患

- 高血圧性心疾患
- 虚血性心疾患
- 特発性心筋症……肥大型心筋症（HCM, HOCM），拡張型心筋症（DCM）
- 二次性心筋症……心サルコイドーシス，心アミロイドーシス，心Fabry病
- 心臓弁膜症
- 特殊なタイプの慢性心不全……肺高血圧症および慢性右心不全

がみられる。特に交感神経系とRA系の持続亢進がみられる。
- 交感神経活性については，心不全Stageと同調して上昇することが知られている。実は，心機能低下が顕著となる前から交感神経活性は上昇する。
- RA系の亢進は，末梢抵抗血管のトーヌスを亢進させ，後負荷を増大させる。また，Na^+保持の方向に働きかけて体液貯留を促進する。

3）基礎心疾患とその病態・診断

□ 急性心不全診療と同様に，背景にある基礎心疾患を知らなければならない。急性心不全とは異なり，慢性期に扱う心不全では心臓そのものは変化していない。原因となる基礎心疾患を示す（表3A-2）。

□ 例えば，それぞれに心筋虚血が関与するかどうかや，不整脈が関与するかどうかは，治療の順番に関係する。

□ 慢性期においても，収縮性によりHFrEFとHFpEFに分類できる。しかし，両者に含まれる疾患群はまったく異なるものではない。表3A-2の基礎心疾患も，HFrEFを呈することもあれば，HFpEFを呈することもある。

■ 高血圧性心疾患

□ 高血圧性心疾患（HHD）では，病初期から中期にかけては左室肥大による拡張能低下を示す。この状況では左室の拡大はなく，収縮性が保たれている。

□ この病期には，慢性的なvolume overや後負荷増大によりHFpEFを呈する。しかし，高血圧による心肥大患者がすべて心不全になるとは限らない。その運命の境目は不明である。

□ 左室心筋にストレッチがかかった状態が長期間持続すると［p.8 Laplaceの式］，リモデリングが進行して収縮性が低下する。この状況では，左室の拡大した拡張相（dilated phase）となる。DCM様の形態を示し，dHHD（dilated phase of HHD）と称する。

- 拡張相においても，初期であれば治療に反応して可逆性である。心筋細胞の変性・線維化が進行すると不可逆な場合もあり得る。

□ 診断のポイント
- ●拡張不全心の70%近くに高血圧の既往があるとされる。心電図では高電位を示す。病歴聴取が有効。
- ●HCMとは異なり，左室肥大期には全周性の肥大がみられる。病歴がわからず拡張相となって来院した患者では，DCMとの鑑別が困難な場合もある。

■ **虚血性心疾患** [p.98 Technical Memo「虚血性心筋症（ICM）」，およびp.166「虚血性心疾患」参照]
□ 虚血性心疾患を基礎心疾患にもつ心不全の基本型はHFrEFである。心筋viabilityがなく収縮性の低下したOMIであれば，左室リモデリングの機序により左室拡大がみられる。
□ 心筋viabilityが残存している場合でも，慢性の重症心筋虚血が存在すれば収縮性は低下し，左室拡大が現れることがある。このような状況を，冬眠心筋（心筋ハイバネーション myocardial hibernation）という。
□ 慢性虚血性心疾患を基礎心疾患としてDCM類似の左室拡大と収縮低下をきたす疾患群を総称して，虚血性心筋症（ischemic cardiomyopathy：ICM）と呼ぶ。
□ 虚血性心疾患が心不全の原因となる基礎心疾患でなくても，HFpEFと心筋虚血の合併はよくみられる。この場合は，心筋虚血に対する治療の順番が問題となる。
□ 診断のポイント
- ●HFrEFをみたら，必ずICMを疑ってみる。疑いが濃ければ，冠動脈造影が必要。
- ●ガドリニウム造影MRI検査は，DCMとICMの非観血的鑑別に有用とされる。ICMであれば，心内膜下に遅延造影がみられる場合がほとんどである。

■ **特発性心筋症**
□ 肥大型心筋症（HCM）
- ●基本病態は，左室肥大による拡張障害を主体とするHFpEFである。左室の拡大はなく，収縮性は十分に保たれる。
- ●形態的特徴は心エコーによって診断され，不均一な心肥大を呈するのが特徴である。特に心室中隔の肥大を認めることが多く，非対称性中隔肥厚（asymmetric septal hypertrophy：ASH）という。
- ●肥大部位によっては，心室中隔中部の肥厚が顕著で心腔内での圧較差を生じる心室中部閉塞性心筋症と，心尖部に肥大が限局した心尖部肥大型心筋

症がある。
- HCMの自然予後はDCMと比較すると良好であるが，一部の患者では10年以上の経過を追っていくうちにDCM様の左室拡大と収縮性の低下をきたすことがある。拡張相肥大型心筋症（dilated phase of HCM：dHCM）と呼ばれており，予後は非常に悪い。
- 診断のポイント
  - ▶ 心エコーであたりをつけた後，心筋生検で確定診断することになる。病理的には，心筋細胞の肥大と錯綜配列を認める頻度が高い。しかし，必ずしも所見のある場所をbiopsyできているとは限らず，陽性の検出感度は70％程度といわれる。
  - ▶ 非侵襲的にはガドリニウム造影MRI検査で，肥大した心筋中層に遅延造影がみられることが多い。心筋の線維化を主体としたなんらかの変性を意味している。

□ 閉塞性肥大型心筋症（HOCM）
- HCMの亜形として左室流出路狭窄を伴う閉塞性肥大型心筋症（hypertrophic obstructive cardiomyopathy：HOCM）があり，HCMの約25％に合併する。非閉塞性と同じく拡張障害を主体とするHFpEFを呈するが，流出路狭窄のために左室拡張末期圧はたやすく上昇する。
- 心エコーでは僧帽弁の収縮期前方運動（systolic anterior motion：SAM）がみられ，SAMの程度と流出路狭窄の重症度は相関する。
- HOCMでは，急激に前負荷が減少するような状況で流出路狭窄が増強する。そのため，脱水や不用意な血管拡張薬の使用には注意を要する。
- 診断のポイント
  - ▶ 特徴的な心電図所見と心エコー所見でほぼ診断は可能であり，臨床的にはそれで十分。

□ HCMとHOCMの心エコー所見を示す（図3A-3）。

□ 拡張型心筋症（DCM）
- 左室のびまん性収縮障害と左室拡大を特徴とし，HFrEFを呈する疾患群である。
- 基本的には進行性の疾患であり，薬物療法に反応しないものは予後が不良である。臨床的に類似の病態を示す慢性心不全は多く，虚血性や高血圧性，二次性の心筋症を除外する必要がある。
- 心エコーでは左室拡大がみられ，壁厚は減少する。壁運動はびまん性低下がみられることが多いが，前壁を主体とした局所壁運動異常として捉えられることも多い。心エコーのみでは，高血圧性心筋症・虚血性心筋症・dHCMとの鑑別は困難なことがある。
- 確定診断のために心筋生検が行われるが，特異的な所見は乏しい。「DCM

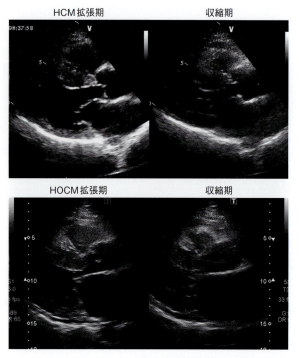

図3A-3 HCMとHOCMの心エコー所見。上：HCM症例にも多少の流出路狭窄がみられ，圧較差は16 mmHgであった。下：HOCM症例では収縮期に中隔心筋による左室流出路の狭窄が明らかで，流出路圧較差は97 mmHgであった。

として矛盾しない所見」と「二次性心筋症を否定する所見」を併せてDCMの診断としている。
- ▶「DCMとして矛盾しない所見」とは，心筋細胞の不規則な肥大と萎縮，線維化，核変形，空胞変性，など。
- 非観血的にはガドリニウム造影MRI検査を行い，壁運動の評価および遅延造影により心筋viabilityの評価を行う。DCMにおけるガドリニウム遅延造影は，心筋の線維化を主体とした変性を示している。
- DCMでは心筋中層を主体に遅延造影がみられることが多い。ICMとの鑑別に用いられる。
- 診断のポイント
  - ▶HFrEFをみたら，まず虚血を鑑別し，次に二次性心筋症を鑑別する。
  - ▶ガドリニウム造影MRI検査は線維化の程度もわかるので有用。
  - ▶将来の心臓移植が想定されるならば，心筋生検をやっておく。

表3A-3 心サルコイドーシスを強く示唆する臨床所見

心臓所見（徴候）は主徴候と副徴候に分けられ，以下の1）または2）のいずれかを満たす場合，心臓病変を強く示唆する臨床所見とする。
1）主徴候5項目中2項目以上が陽性の場合。
2）主徴候5項目中1項目が陽性で，副徴候3項目中2項目以上が陽性の場合。

心臓所見
（1）主徴候
　（a）高度房室ブロック（完全房室ブロックを含む）または持続性心室頻拍
　（b）心室中隔基部の菲薄化または心室壁の形態異常（心室瘤，心室中隔基部以外の菲薄化，心室壁肥厚）
　（c）左室収縮不全（左室駆出率50％未満）または局所的心室壁運動異常
　（d）Gallium-67 citrateシンチグラムまたはfluorine-18 fluorodeoxygluose PETでの心臓への異常集積
　（e）Gadolinium造影MRIにおける心筋の遅延造影所見
（2）副徴候
　（a）心電図で心室性不整脈（非持続性心室頻拍，多源性あるいは頻発する心室期外収縮），脚ブロック，軸偏位，異常Q波のいずれかの所見
　（b）心筋血流シンチグラムにおける局所欠損
　（c）心内膜心筋生検：単核細胞浸潤および中等度以上の心筋間質の線維化

〔日本サルコイドーシス/肉芽腫性疾患学会．サルコイドーシスの診断基準と診断の手引き-2015（http://www.jssog.com/www/top/shindan/shindan2-1new.html）より許可を得て転載〕

■ 二次性心筋症

□ 全身性の原疾患がもともとあって，心臓での表現型として心筋症が現れるものを，二次性心筋症と呼ぶ。診断がつけば次の治療が決まるので，鑑別診断が重要。二次性心筋症のなかでは，心サルコイドーシス，心アミロイドーシス，心Fabry病は押さえておく。

□ 心サルコイドーシス
　● サルコイドーシスとは，原因不明の全身性炎症性肉芽腫疾患である。心臓の炎症が広範になると，DCM様の病態となりHFrEFを呈する。心室中隔基部に特徴的な壁菲薄化を呈することがある。炎症が刺激伝導系へ波及すると，房室ブロックが高率にみられるようになる。確定診断は生検によってなされ，類上皮性肉芽腫を認める。
　● 中年以降の女性に多い。女性のHFrEFをみたら，心サルコイドーシスを疑っておく。
　● 日本サルコイドーシス/肉芽腫性疾患学会による診断基準で，心サルコイドーシスを強く示唆する臨床所見は表3A-3のとおり。
　● 診断のポイント
　　▶ 心電図異常，特に房室ブロックを伴っていれば想定しておく。
　　▶ 心エコー所見を診断の端緒とする（図3A-4）。

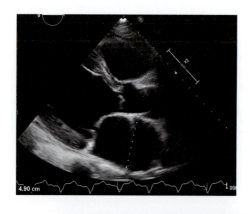

図3A-4 心サルコイドーシスの特徴的な心エコー所見。基部中隔心筋に菲薄化がみられる。

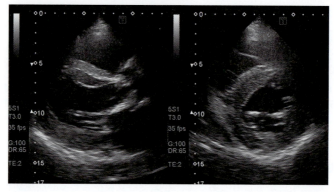

図3A-5 心アミロイドーシスの心エコー所見。左：長軸像，右：短軸像。高輝度の肥大心筋が特徴的。

▶ガリウムシンチによる心臓への集積は診断に有用。

□ 心アミロイドーシス
- 異常アミロイド蛋白が全身の様々な臓器に沈着して臓器障害を起こす疾患で，心臓にアミロイド蛋白が沈着するものを心アミロイドーシスと呼ぶ。
- 基本病態は心室にアミロイド蛋白が蓄積することによる左室壁肥大であり，病初期には拡張能が障害されてHFpEFを呈する。病状が進行すると収縮が低下して，難治性のHFrEFを呈する心不全となる。心不全を発症してからの予後は1年以内といわれている。
- 心エコーでは，特徴的な高輝度顆粒状エコー（granular sparkling appearance）がみられる（図3A-5）。心筋生検では，心筋内にアミロイド沈着が認められる。
- 診断のポイント
  ▶疑う端緒として，左室肥大による拡張障害が顕著な割には心電図での

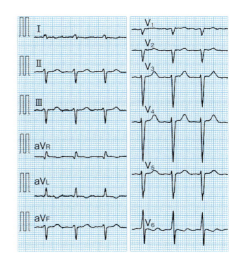

図3A-6 心アミロイドーシスの特徴的な心電図像（図3A-5と同一症例）

四肢誘導低電位がみられ，胸部誘導ではR波が乏しい（図3A-6）。
▶確定診断は心筋生検。

□ 心Fabry病
- 遺伝性の糖脂質代謝異常症で，α-ガラクトシダーゼ活性を遺伝的に欠くために全身の臓器にスフィンゴ糖脂質が蓄積して多彩な臨床症状を呈する（古典的Fabry病と定義される）。古典的Fabry病は稀にしかみない。
- Fabry病亜形の1つが心Fabry病であり，わずかに酵素活性が残存している。心Fabry病は意外と多い。発症は中年以降に多く，日本人で左室肥大を有する男性の約3％を占めるという報告もある（Nakao S. N Engl J Med 1995）。
- X染色体劣性遺伝である。異常X染色体を引き継いだ男性は心Fabry病患者となり，女性は保因者となる。
- 左室肥大が認められ，しばしばHCMとの鑑別が必要となる。病初期には左室収縮性は保たれており，HFpEFを呈する。病期が進行すると，左室収縮障害が現れてくる。
- 診断のポイント
  ▶男性の左室肥大であれば疑ってみる。
  ▶α-ガラクトシダーゼ活性の欠損あるいは低下，α-ガラクトシダーゼ遺伝子変異で確定診断される。

■ 心臓弁膜症
□ あらゆる弁膜症が慢性心不全の原因となり得るが，僧帽弁狭窄症はみることが少なくなってきた。

- □ 増加しているものは，僧帽弁閉鎖不全と大動脈弁狭窄，大動脈弁閉鎖不全。いずれも病初期には左室収縮性が保たれていて，むしろ過収縮を示すこともある。病末期になると容量負荷・圧負荷による左室心筋のリモデリングが進み，左室収縮性が低下してくることが多い。これは可逆性であることが多いが，心筋の変性・線維化の程度によっては不可逆性である。
- □ 各弁膜症の重症度評価については，日本超音波医学会による診断基準（2014）に詳しく記載されている（https：//www.jsum.or.jp/committee/diagnostic/pdf/echo_41-3.pdf）
- □ 心臓弁膜症診断のポイント
  - ● 重症度評価も含めて，心エコーがゴールドスタンダード。
- □ 僧帽弁狭窄症（MS）
  - ● 僧帽弁狭窄症の本質は左室流入障害であるが，主訴となるのは慢性的な左室後方障害の結果としての肺高血圧による息切れである。
  - ● ほぼすべてがリウマチ性であり，近年のリウマチ熱罹患の減少によりMSは減少してきている。
  - ● 長い慢性的な経過をたどる。典型的には比較的小さな左室と巨大な左房が特徴。AFを伴っていることも多い。
- □ 僧帽弁閉鎖不全症（MR）
  - ● 僧帽弁そのものの粘液腫性変化や腱索断裂による僧帽弁逸脱といった一次性のMRと，拡張型心筋症や虚血性心筋症に伴う機能性（虚血性）MRが主な原因疾患である。
  - ● 一次性MR……基本病態は，慢性左室容量負荷による左室拡大と左房拡大である。収縮性は通常保たれており，左房が左室後方障害を受け止めるバッファーとして機能している間は心不全症状を認めない。volume overや後負荷増大によって左室拡張末期圧上昇が左房のバッファー機能を凌駕すると，肺静脈圧の上昇をまねき，心不全を発症する。
  - ● 二次性MR……左室の拡大，あるいは左室の部分的な形態異常を原因として，僧帽弁輪拡大と乳頭筋の外側偏位が生じることが原因である。よって，二次性MRは弁膜症という表現型を呈するが，実態は心筋疾患である［図1B-15参照］。

> **Case**
>
> ### 一次性MRによる慢性心不全
>
> 70歳代，女性。40歳代の頃に職場の健診で心雑音を指摘されていたが，放置していた。最近は階段昇降で息切れを生じるようになっていたが，年のせいと思い込み，医療機関は受診していなかった。当院来院1カ月前の夜間に呼吸困難があり，近医を受診。下腿浮腫が著明で，X線上で

胸水貯留がみられた．NT-proBNP 1,857.8 pg/mlと高値であったので，フロセミド40 mg/日を処方され，呼吸困難感は軽減した．精査加療目的で当院を紹介受診した．

来院時は，労作時の呼吸困難も以前と同様のレベルまで改善しており，夜間呼吸困難も消失していた．下腿浮腫を認めず，呼吸音は清．心音は心尖部に全収縮期雑音を聴取（Levine Ⅳ/Ⅵ），Ⅲ音は聴取しなかった．来院時血圧は112/76 mmHg，心拍数75/minで洞調律．X線写真では胸水は消失しており，血液検査上のNT-proBNPは601.3 pg/mlまで改善していた．

胸水貯留時（前医）と当院来院時の胸部X線写真，心エコー図を示す（図3A-7）．心エコー所見は，LA 45 mm，LVDd/Ds 53/29 mm，IVS 9 mm，PW 9 mm，LVEF 77%，IVC 11 mm，TRⅡ度，TRPG 38 mmHg（心エコー所見は以下すべて，LA：左房，LVDd/Ds：左室拡張末期径/収縮末期径，IVS：左室中隔壁厚，PW：左室後壁壁厚，LVEF：左室駆出率，IVC：下大静脈，TR：三尖弁逆流，TRPG：三尖弁圧較差）．僧帽弁は後尖P2・P3の逸脱によるsevere MRを呈していた．心尖部アプローチ四腔像で左房へ回り込むような僧帽弁逆流ジェットがみられた．

水分バランスを適正にしたうえでもなおsevere MRがみられ，左室の拡大は認めないことから，一次性MRと診断した．

後日，僧帽弁形成術を行い経過良好である．

前医の胸部X線写真

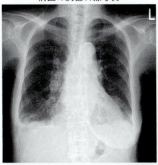

当院来院時

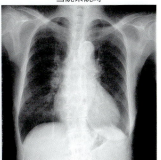

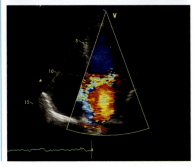

図3A-7 胸部X線写真と心エコー図．前医での胸部X線写真（左上）では両側胸水がみられていたが，当院来院時（右上）には利尿薬投与により消失していることがわかる．心エコー心尖部アプローチ四腔像（下）では，左房に回り込むようにして逆流する僧帽弁閉鎖不全症Ⅳ度がみられた．

Case

二次性MRによる慢性心不全

70歳代，男性。長年健康診断で高血圧と心拡大を指摘されていたが，放置していた。1カ月前から，布団の上げ下ろし程度で息切れが生じるようになった。夜間の呼吸困難も出現したため近医を受診し，当院に紹介された。

来院時はNYHAⅢの心不全。下腿浮腫が軽度。血圧132/80 mmHg，脈拍数116/min不整，呼吸音は正常肺胞音，心音は心尖部で全収縮期雑音（LevineⅢ/Ⅵ）を聴取，Ⅲ音は聴取しない。心電図の調律は頻脈性AF。

胸部X線写真，心エコー図を示す（図3A-8）。心エコー所見は，LA 58 mm, LVDd/Ds 65/52 mm, IVS 9 mm, PW 8 mm, LVEF 38%, IVC 22 mm, MR 高度，TR Ⅱ度，TRPG 27 mmHg, RA 56 mm, RV 40 mm（MR：僧帽弁逆流，RA：右房，RV：右室）。僧帽弁はテザリングによるsevere MRを認めた。

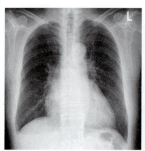
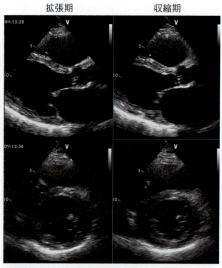
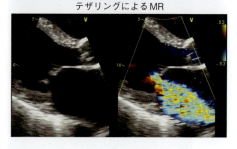

図3A-8 胸部X線写真と心エコー図。胸部X線写真（左）では心拡大がみられるが，明らかな肺うっ血は認めない。心エコー図（右上）では，左室拡大と収縮の低下がみられる。ドップラー（右下）では，テザリングによるMRを認めた。

入院のうえで，ワルファリン，アゾセミド30 mg，スピロノラクトン

25 mg，メチルジゴキシン 0.1 mg を投与。うっ血の所見がなくなった頃から慎重にカルベジロールを導入した。
　なんらかの心筋疾患から（病歴からは dHHD が疑わしい）DCM 様の心拡大をきたした二次性 MR と考えられた。

☐ 大動脈弁狭窄症（AS）
● 先天性 2 尖弁による AS と，退行変性・動脈硬化を基盤とした AS がある。今後も増加が見込まれるのは，動脈硬化性 AS である。
● AS の基本病態は，慢性左室圧負荷による左室の求心性肥大である。見かけの収縮性は保たれているが，有効な心拍出は得られず，拡張障害による左室拡張末期圧の上昇がみられる。

☐ 大動脈弁閉鎖不全症（AR）
● 弁そのものの異常である場合と，弁基部の拡大を原因とするものがある。慢性心不全の原因として増加しているのは，弁そのものの退行変性と，動脈硬化によるものである。
● AR の基本病態は慢性的な左室容量負荷であり，左室遠心性肥大を呈する。左室拡張末期圧は病初期から長期にわたって上昇しない。左室の拡大が顕著になると，心不全症状を呈するようになる。

■ 肺高血圧症および慢性右心不全
☐ 慢性心不全のなかでも異質である。純粋に慢性右心不全のみを生じる疾患は少ない。例えば，右室限局性の拡張型心筋症と，三尖弁逆流のみを認める心臓弁膜症であるが，臨床で遭遇することは少ない。
☐ 慢性右心不全のほとんどが肺高血圧症（pulmonary hypertension：PH）を原因とする。
☐ PH の臨床分類は，メカニズムから以下の 5 つに分けられている。
　① 肺動脈性肺高血圧症（PAH）……肺動脈自体の圧負荷に対するコンプライアンスが低下するもの。そのなかには，原因疾患を特定できない特発性 PAH，および遺伝性 PAH，薬剤性 PAH，結合組織病に伴う PAH が含まれる。最近注目されているのは「大人に成長した先天性心疾患」による PAH であり，先天性の体循環-肺循環シャントによるものである。最重症は肺動脈圧上昇のために Eisenmenger 症候群となり，血行動態的に右→左シャントとなる。先天性心疾患に伴う PAH は，これまで循環器内科が扱うことが少なかったため，患者数の実態はわからない。
　② 左心不全に伴う肺高血圧症……慢性左心不全の結果として肺静脈圧の亢進が伝播し，肺動脈圧の上昇をきたす。PH のなかでは患者数が多い。肺静脈性肺高血圧症とも呼ばれる。基本的に肺血管床には問題がなく，肺血管

抵抗は高くない場合が多い．肺血管抵抗が上昇しているタイプでは，左心不全の改善とは無関係にPHの症状が現れる．
③慢性肺疾患に伴う肺高血圧症……慢性閉塞性肺疾患（COPD）や肺胞低換気症候群などの慢性的な炎症と低酸素に曝露された結果，肺循環系に様々な器質的・機能的障害をきたす．肺組織および肺血管床が破壊されてくると肺血管抵抗（PVR）が上昇する．こうして肺高血圧症が生じて右室拍出量の低下，右心系のうっ血を生じる．引き続いて右心系の拡大と右心不全をきたすと，いわゆる肺性心（cor pulmonale）と呼ばれる．
④慢性血栓塞栓性肺高血圧症（chronic thromboembolic pulmonary hypertension：CTEPH）……慢性肺塞栓症による肺血管床の減少のために，残った肺動脈の圧が上昇するもの．
⑤原因不明の肺高血圧症

□ 診断のポイント
- 労作時息切れを主訴とする場合には，本疾患も鑑別として思い浮かべることが重要．
- 心電図では，PHの進行に伴って右軸偏位，肺性P波，右室肥大所見がみられるようになる（図3A-9左上）．
- 胸部X線写真では，肺門部の肺動脈陰影は拡大し，末梢で急激に狭小化することが多い（図3A-9右上）．
- 肺高血圧の存在の確定診断となるのは右心カテーテル法であるが，簡便には心エコーでわかる．右心カテーテル法では肺血管抵抗を正確に知ることができ，心エコーではPHの経時的変化がモニターできる．
- 形態的には，特徴的な左室圧排像がみられる（図3A-9下）．
- CTEPHの診断には，肺血流-換気シンチグラムでの血流欠損や，胸部造影CTでの血栓像，肺動脈造影での血栓像が有用である．

A-3 慢性心不全の診察・検査

1）慢性心不全の主訴

□ Stage C以降であっても代償機構が働いているのが慢性心不全．症状を訴えなくても，左室拡張末期圧上昇に対する予備力は低下している．すなわち，なんらかの負荷により左室拡張末期圧は容易に上昇して，心不全症状が顕在化する．
□ 慢性心不全の主訴として最も多いのが，肺静脈圧上昇に起因する労作時息切れである．
□ 左室拡張末期圧の上昇にもかかわらず心拍出量の増加が乏しい心臓では，運動耐容能低下という形で現れる．これは6分間歩行検査で定量化できる指標

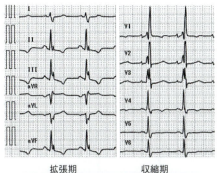
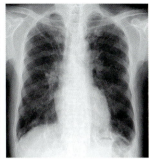

拡張期　　　収縮期

図3A-9　CTEPH患者の心電図（左上），胸部X線写真（右上），および心エコー（下）でみられた左室圧排像。いわゆる左室のD-shapeといわれる。この患者の心エコー所見は以下のとおりで，慢性呼吸不全と低心拍出による運動耐容能力低下がみられた。LA 27 mm, LVDd/Ds 33/18 mm, IVS 7 mm, PW 7 mm, LVEF 79%, RA 69 mm, RV 54 mm, IVC 16 mm, TRⅢ度, TRPG 70 mmHg。左心系が圧排されて極めて小さく，高度PHのために右心系から左心系への体液（volume）の移動が制限されていることがわかる。

である。
- 心拍出量の低下が著しい場合には，食欲低下などの消化器症状や頭痛が出現して，極型では心臓悪液質（cardiac cachexia）となる［p.29 Technical Memo「木を見て，森も見る―フレイルの評価」参照］。
- PHを伴う場合にも労作時息切れの形で症状が出現し，重症であれば労作時の低酸素を反映してチアノーゼを呈する。

2）慢性心不全の身体所見

☐ 慢性期患者を管理するうえでも，うっ血の所見と組織低灌流の所見を上手にとることが重要。Nohria-Stevenson分類は本来，慢性期管理のために提唱されたものである。

☐ 慢性期に重要となるのは，volume overの管理である。慢性心不全では，うっ血の身体所見を丁寧にとる。

☐ volume overとなっていることが圧倒的に多い。その余剰分が，

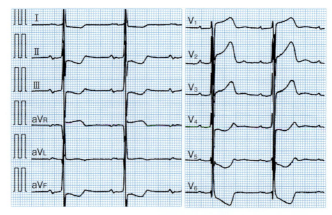

図3A-10　ストレインパターンを示すHCM患者の心電図。高電位の心電図であるが，ST変化をみるためにあえて標準（10 mm/mV）で載せている。

- 血管内にあるのか（頸静脈の観察）
- 血管外にあるのか（四肢末梢浮腫の観察）
- サードスペースにあるのか（胸水・腹水の有無）

について推測する。
☐ 血管内volumeのなかでも，循環には直接関わらないunstressed volumeの評価は難しい。消化管-門脈-肝臓に至る経路が主な貯留場所となり得る。

3）慢性心不全の検査所見
☐ 慢性期検査の目的は2つ。
　①背景にある基礎心疾患の精査目的……ただし，急性期の検査で基礎心疾患はほぼわかっている。慢性期に行うのは，心臓カテーテル検査と心筋生検，心筋シンチ，心臓MRI検査など。
　②治療効果を評価し，治療のガイドとする目的……結果をあらかじめ予測できるように心がける。

■ 心電図
☐ 基礎心疾患を精査するにあたっての取りかかりであるが，特異度に欠ける。
☐ 陳旧性心筋梗塞（OMI），あるいは高血圧性心疾患・心肥大があるかもしれない，ということはわかる。
☐ ST-T変化は虚血性心疾患だけでなく，心筋疾患でもみられる。心肥大に伴う心内膜下の相対的虚血を表す場合には，ストレインパターンが多い（図3A-10）。
☐ 心尖部肥大型心筋症における左側胸部誘導での高電位と陰性T波は，割と

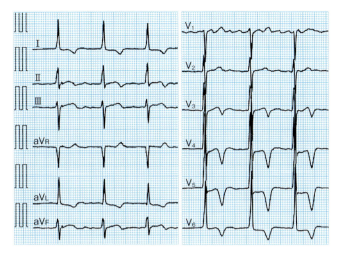

図3A-11　心尖部肥大型心筋症（図1B-13の症例）の心電図

特徴的。肥大の程度と局在によって陰性T波の程度が変わる。教科書のような「巨大」陰性T波ばかりではない（図3A-11）。
- □ 感覚的なことが意外と役に立つ。
  - 四肢誘導の低電位や胸部誘導でR波が低い場合には，左室がなんとなく元気がない。
  - QRS幅が広がってきているときには，左室に負荷がかかっている可能性がある。
  - 心房負荷の程度によってP波は変化する。
  - これらの雰囲気をつかむ。

■ 胸部X線
- □ うっ血を評価して，治療効果をみるために用いる検査。胸水やCTRは長期管理をするうえでの指標となる。

■ 血液検査
- □ 血清ビリルビン
  - 肝うっ血による直接ビリルビンの排泄低下を反映して上昇する。慢性期体液量コントロールの指標となる。
  - 心不全の状態が悪化したときにも，組織低灌流を反映してビリルビンの上昇がみられることがあるので，注意が必要。
- □ 腎機能（Cr，BUN）
  - GFRの低下を示唆する。腎血流の低下が最も大きな原因であるが，全身

のvolume overによる腎うっ血を反映することもある。
- [ ] BNP（NT-proBNP）
  - 左室心筋のストレッチを反映するので，左室拡張末期圧が上昇する状況では高値となる。
  - うっ血の状況が判断できるので，慢性期の水バランスの評価に優れている。
- [ ] 心筋トロポニン
  - 心筋細胞特異的なバイオマーカーであり，血中への流出は心筋細胞傷害を示唆する。冠動脈疾患のみならず，重症の心不全でも上昇することがわかっている。
  - 慢性心不全における心筋トロポニンTの持続高値は予後不良のサインであり，BNPとは独立した予後不良因子である。

■ 心エコー

- [ ] 診断のための心エコー検査は急性期診療で行っているはずなので，慢性期には治療効果の判定と予後推定の目的で行う。
- [ ] 形態的評価
  - LV径，LVEFの評価。HFrEFにおいてLV径の縮小とLVEFの改善がみられることをリバースリモデリング（reverse remodeling）という。
  - β遮断薬の奏功する患者では，月単位でみていくとリバースリモデリングがみられる。
  - 虚血性心筋症では，心筋viabilityの残存する部位に適切な血行再建術を行えば，リバースリモデリングが期待できる。
  - いずれの場合でも，リバースリモデリングが可能となる必要条件は，心筋viabilityが残存していること。心エコーでいうと，その部位の壁厚＞6mmであれば，なんとか期待がもてる。
- [ ] 機能的評価
  - ドップラー法による機能的評価は，慢性期における体液量の変化を鋭敏に表すことがある。
  - 僧帽弁流入血流速ドップラーは，左室弛緩能と左室スティフネス（硬さ）と左室拡張末期圧で規定される。慢性期には，左室拡張末期圧を反映してドップラーパターンが変化する。
  - 心不全慢性期には左室前負荷（＝左室拡張末期圧）を鋭敏に感知して，弛緩障害パターン〜偽正常パターン〜拘束性障害パターンをとる。弛緩障害パターン（E/A＜1）であっても，E波減衰時間（DcT）が十分に延びていれば，水バランス的には左室前負荷が適正であると判断できる［図1B-16参照］。
  - 逆に，うっ血が進行し左室前負荷が上昇している状況では，偽正常パター

ンを呈するようになる。E/Aが明らかな高値となり，DcTが短縮すると，左室前負荷が過剰と判断する。典型例では拘束性障害パターンを示す。

> **Technical Memo ▶▶▶**
>
> ### 実は大事な右心機能
>
> ●**右心機能の評価方法**［Part 1 B参照］
>
> 　以前には，右心系はあまり重要ではない，あるいは不必要であるとさえ考えられていた時代があった。
>
> 　いわゆるチアノーゼを呈する先天性心疾患に対する手術として，解剖学的右室をバイパスする術式があり，その場合，静脈血は直接肺動脈へ流れ込む。これを「Fontan手術」あるいは「Fontan循環」という。
>
> 　Fontan手術により，とりあえずは労作時低酸素（チアノーゼ）は避けることができる。しかし，いずれは重篤な右心系後方障害が出現して，治療抵抗性のうっ血性心不全をきたすことがわかってきた。つまり，右心機能は意外と重要！　右室収縮能は重症左心不全の予後規定因子の1つであると認識されている（Meyer P. Circulation 2010）。
>
> 　実際，重症左心不全の予後規定因子の1つが右心機能であり，左室補助デバイス（LVAD）を装着するような重症左心不全においても，右心機能が予後を規定することがある。
>
> ●**右室収縮能を知るうえで定まった指標はまだない**
>
> 　心エコーでは，三尖弁輪収縮期移動距離（tricuspid annular plane systolic excursion：TAPSE）が右室収縮性の1つの指標となる。心尖部四腔像M-modeにて測定し，TAPSE＜16 mmであれば右室収縮不全と診断する。
>
> 　組織ドップラーで得られる指標S′は三尖弁輪収縮期移動速度を示し，心尖部四腔像の組織ドップラーで測定する。S′＜10 cm/minは右室収縮不全を示唆する（Rudski LG. J Am Soc Echocardiogr 2010）。
>
> 　右心カテーテル法を行っていれば，RVSWI＜4，CVP/PCWP＞0.5が右心ポンプ機能不全の指標の1つとなる［Part 2 B-2参照］。

■ **心臓カテーテル検査**

□ 冠動脈疾患を確定診断し治療するための冠動脈造影と，心筋症を病理診断するための心筋生検がある。

□ **冠動脈造影**

● 心不全急性期に行うべき場合もある［p.83「左心カテーテル・冠動脈造影」参照］。急性期に冠動脈造影を行う必要がなくても，過去に冠動脈評価を受けたことのない患者では，慢性期に冠動脈造影を行っておきたい。

● 心不全慢性期における血行再建術は，心筋虚血/心筋viabilityの評価と

- セットでなければならない。
  - ▶心筋虚血／心筋viabilityの存在する領域であれば，積極的に血行再建術を考慮する。
  - ▶心筋viabilityを認めない領域の冠動脈慢性完全閉塞を治療するべきかどうかについては議論がある［3B「慢性期患者の治療」参照］。

□ 心筋生検
- ●心筋症確定診断のための手段であるが，侵襲度の高い検査であるので適応には注意する。高い侵襲に伴う不利益を凌駕するだけの利益がある場合，つまり適切な治療を当てはめることができる場合には適応となる。
  - ▶例えば，心臓移植適応に当てはまる年齢と他臓器の健康状態であれば，心筋生検による確定診断が必要となる。
  - ▶二次性心筋症のなかには，組織型により治療が決定する疾患がある。
  - ▶逆に高齢者であり，組織診断が多少違っても治療に変更がないような場合には，心筋生検の意味はない。

■ 心臓核医学
- □様々な核種がトレーサーとして使用されており，それぞれに目的が異なる。心不全慢性期には心筋虚血を調べる目的で使用することが多いが，心機能をみることもできる。
- □ ^{201}Tl，^{99m}Tc製剤を用いた心筋血流SPECTは，局所血流評価に用いられる。画質は^{99m}Tc製剤が優れている。運動負荷・薬剤負荷を用いることにより，心筋虚血をみることができる。ただし，得られる画像は，正常灌流域と思われる部位と比較した相対的な灌流分布である。
- □心電図同期を行い撮影すれば，左室容積とLVEFを正確に測定することができる。心筋虚血のみられる患者で，負荷後にLVEFが低下するようであれば，重症度が高いとされる。
- □心筋灌流についての絶対的局所灌流と血流予備能をみるにはPETが適しているが，日常的に行える施設は多くない。

> Case
>
> ### 広範囲前壁中隔心筋梗塞による慢性心不全
>
> 40歳代，男性。30歳代前半に左前下行枝#6を責任とする急性心筋梗塞を発症した。発症6カ月後の心エコーおよび左室造影では，左室リモデリングが進行していた（図3A-12）。
>
> 心エコー所見は，LA 56 mm，LVDd/Ds 66/51 mm，IVS 6 mm，PW 9 mm，LVEF 38%，IVC 23 mm，TRⅡ度，TRPG 51 mmHg。
>
> タリウム負荷心筋シンチのBull's eye画像を示す（図3A-13）。左前下行

枝領域は完全に壊死となっており，心筋viabilityを認めない。

　この患者は，その後心不全入院を繰り返した。発症から1年半後に左室拡大・心尖部瘢痕および僧帽弁閉鎖不全症に対して左室形成術と僧帽弁形成術を施行した。発症から4年後にICD植込み術を行っている。

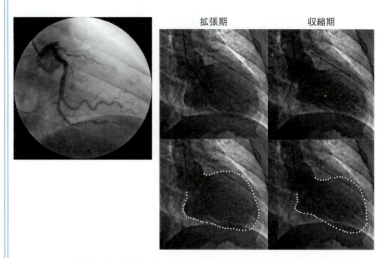

図3A-12　急性期冠動脈造影（左）では，左前下行枝近位部での完全閉塞を認めた。6カ月後の左室造影検査（右）では，心拡大と，前壁〜心尖部〜下壁の一部に至る広範囲の収縮不全を認めた。点線で心内膜面のトレースを示す。

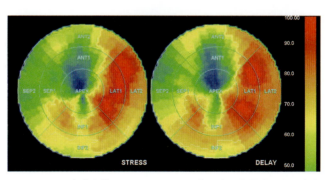

図3A-13　タリウム負荷心筋シンチBull's eye画像。左：負荷時，右：安静時。

■ 心臓MRI

- 最近の心電図同期シネMRIとガドリニウム（Gd）造影MRIは，心機能と心筋の性状を非侵襲的に評価できる。
- 最近の装置は空間分解能と時間分解能が極めて高く，シネMRI法では正確な左室容積，LVEF，壁運動異常を検出できる。
- ガドリニウム造影MRIを用いると，心筋性状の評価が可能である。梗塞心

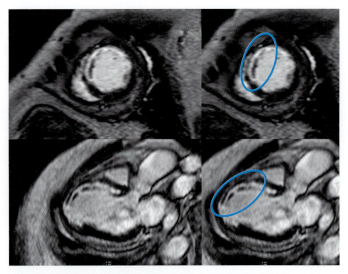

図3A-14 viabilityに乏しいOMIでみられる典型的MVO（陰影欠損）。80歳代，女性の急性心筋梗塞患者。発症2日目の心臓ガドリニウム造影MRI像。前壁中隔の梗塞部位中心部にMVOがみられる。MVOの部分は染影されず，黒く抜けている（右側の青線の囲み）。このときの左室機能は，拡張末期容積（LVEDV）87 ml，収縮末期容積（LVESV）50 ml，LVEF 43％であった。3カ月後の心臓MRIでは，左室機能はLVEDV 97 ml，LVESV 54 ml，LVEF 44％と改善がみられなかった。

筋や線維化心筋では，遅延造影で高信号を示す。心筋線維化の状況は，慢性期における予後予測に重要であり，治療によるリバースリモデリングが期待できるかどうかのカギとなる。遅延造影染影は，心筋梗塞では心内膜下から広がっていくが，DCMではむしろ心筋中層に染影を認める。

☐ 心筋梗塞患者において遅延造影の高信号領域が心内膜下にとどまらず筋層へ達し，その壁深達度が75％を超える場合には，viabilityが乏しい（Kim RJ. N Engl J Med 2000）。さらに，高信号のガドリニウム染影部中央に陰影欠損を認めることがあり，microvascular obstruction（MVO）と呼ばれる。これは毛細血管構造が破壊されたことを示しており，同部位の心筋viabilityが皆無であることを示唆する（図3A-14）。

Technical Memo ▶▶▶

心筋viabilityをみる

心筋虚血が原因となって収縮性の低下した心筋が，虚血の解除によって収縮性を回復することがある。この特性を心筋viabilityという。

慢性期における心筋viabilityとは，持続性の虚血に曝されているものの

壊死には陥っていない心筋に血行再建術を施すことによって，収縮性が回復することをいう．このような可逆性虚血心筋のことを冬眠心筋（ハイバネーションhibernation）と呼ぶ．

　心筋viability検出の精度が高いのは，心臓MRIによるガドリニウム遅延造影と，F-18 FDGをトレーサーとしたPETである．
- MRI……梗塞領域にガドリニウム遅延造影がみられる特徴を用いて，壊死心筋と冬眠心筋を区別できる．
- F-18 FDG PET……心筋の灌流と糖代謝の両者を評価できる．

　梗塞心筋では灌流の低下と糖代謝の低下の両方がみられるが，冬眠心筋では心筋灌流低下の割に糖代謝の亢進が認められる．とはいえ，どちらの検査も1件当たりの所要時間が長く，どの施設でもできる検査ではない．
　では，心電図や心エコーで簡単に心筋viabilityが評価できるだろうか？
- 心電図……例えば，Q波出現は貫壁性梗塞を示唆するが，viabilityが十分に存在する場合があり，感度・特異度ともに劣る．
- 安静時心エコー……viabilityを正確に評価するのは難しい．冠動脈造影で高度狭窄や完全閉塞があっても，支配領域の壁運動がある程度保たれていれば「viabilityあり」と判断し，慢性虚血を強く示唆する所見である．壁運動が高度低下あるいは無収縮であっても，壁厚が保たれていれば完全な壊死には陥っていない可能性があり，心筋viabilityを期待して血行再建術を行う場合がある．左室壁厚6mm程度がその境目となる．
- 負荷心エコー……心筋viability検出の精度が上がる．ドブタミン15γ以下の低用量負荷により壁運動の改善がみられる場合は，心筋viabilityが存在する可能性が高い．

参考文献
- 日本循環器学会．循環器病の診断と治療に関するガイドライン（2009年度合同研究班報告）慢性心不全治療ガイドライン（2010年改訂版）．www.j-circ.or.jp/guideline/pdf/JCS2010_matsuzaki_h.pdf
- 循環器病の診断と治療に関するガイドライン（2009-2010年度合同研究班報告）拡張型心筋症ならびに関連する二次性心筋症の診療に関するガイドライン．http://www.j-circ.or.jp/guideline/pdf/JCS2011_tomoike_h.pdf
- Rahko P, ed. Heart Failure：A Case-Based Approach. Demos Medical, New York, 2013.（小船井光太郎，渡辺弘之 監訳．症例でつかむ心不全．MEDSi，東京，2015）
- Felker GM, et al. A standardized definition of ischemic cardiomyopathy for use in clinical research. J Am Coll Cardiol 2002；39：210-8.
- Camici PG, et al. Stunning, hibernation, and assessment of myocardial viability. Circulation 2008；117：103-14.
- 伊藤浩 編．新・心臓病診療プラクティス12 冠動脈疾患の病態に迫る．文光堂，東京，2008.

B 慢性期患者の治療

B-1 慢性期心不全治療の考え方
　　―こんなのも慢性期，あんなのも慢性期
B-2 慢性期患者の治療―総論
B-3 基礎心疾患ごとの治療―各論
B-4 薬物治療（経口）と非薬物治療

慢性期心不全治療の考え方 ―こんなのも慢性期，あんなのも慢性期

□ 慢性期心不全の治療は，ACC/AHAのStage分類でいうところのCとDを扱うことになる。Stage Cの幅は広い。時相により様々な「慢性期治療」がある。例えば，
　● DCMでは，図3B-1のように緩やかなカーブを描いて心予後が悪化していく。Stage Cで心保護を考えなければならない典型例。
　● 心筋梗塞後のように激しい落ち込みの後，極めて低い心ポンプ機能で過ごす患者もいる（図3B-2）。
　● ある時点を境に急激に心予後の悪化していく場合もある。HHDやHCMでは，最初はHFpEFを呈するが，拡張相に移行すると難治性のHFrEFとなる（図3B-3）。

■ 慢性期心不全治療の考え方

□ 心不全に対する治療がジギタリスと利尿薬しかなかった時代には，Stage Cの期間は短く，心不全患者は早期にStage Dに移行して死亡していた。
□ いわゆる「心保護」を目的とした神経体液性因子の抑制が主流の時代となり，Stage Cの期間が広がった。いかにして「急性増悪」を防ぎ「心ポンプ機能低下」を遅らせてStage Dに至るまでの時間稼ぎをするかが，慢性心不全治療のカギである。
□ 慢性心不全患者の急性増悪入院は，必ず生命予後を短縮する（Ahmed A. J Card Fail 2008）。急性増悪時には神経体液性因子の活性亢進や炎症，酸化ストレスにより臓器障害が生じるためと思われる（Gheorghiade M. J Am Coll Cardiol 2009）。
□ Stage CはNYHA Ⅱ～Ⅲ（Ⅳ）に相当する。心保護はStage Cのあらゆる段階で主体となり，後半（NYHA Ⅲと一部のⅣ）では，それに加えてQOL向上のための強心薬投与が必要になる場合がある。

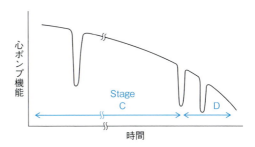

図3B-1 DCMの時間軸

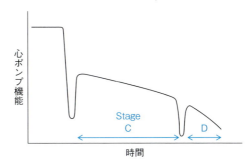

図3B-2 AMIの時間軸

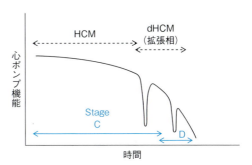

図3B-3 HCMの時間軸

☐ Stage Dでは，自己心臓の機能改善を目標とする治療は限界であり，補助人工心臓や心臓移植，あるいは緩和医療が治療法となる。

☐ 慢性期診療にあたって意識しておくべき項目
- 基礎心疾患は何か？ 基礎心疾患がわかっている場合でも，慢性期に心臓そのものは変わっていないか？ 心ポンプ機能は落ち込んでいないか？
- 今はどのStageか？
- 何を指標に治療していくか？
- 虚血の関与は？ いつカテーテルを行うか？
- 水バランスの目標値（目標体重と言い換えてもよい）は？
- ADLの目標設定は？

B-2　慢性期患者の治療─総論

□ 大まかに，HFpEFであるのか，HFrEFであるのかで分類してみる。このなかには弁膜症を基礎心疾患とする心不全は含まれない（B-3の各論で扱う）。
□ なんらかの基礎心疾患が存在し，心不全が進行していくのが慢性心不全の自然歴。HFpEFかHFrEFかは，ある時点での表現型にすぎない。しかし，HFpEFかHFrEFかによって，大まかな治療が決まってくる。
□ 基礎心疾患を鑑別したうえで治療を行わなければならないものが，二次性心筋症である。
□ 心筋虚血合併の有無によって，治療の原則は変わらなくても，順番が変わる可能性がある。
□ 最近では，心房細動（AF）を合併した患者も多い。虚血と同様に，慢性期に治療適応となる場合がある。

1）HFpEFに対する治療総論
□ 実はHFpEFに関しては，いまだに確立した治療法がない。
□ 利尿薬についてはどうか？
　● 利尿薬の過剰な投与が神経体液性因子を活性化させ，生命予後を悪化させることは広く知られている。本来，急性期を離脱して体液量コントロールが完璧になされていれば，利尿薬の必要性は薄い。
　● しかしながら現実の臨床では，慢性期に徐々に体液量は増加し，外来で体重増加をみることが多い。HFpEFといえども，急性期に純粋なvascular failureのみの患者は極めて少数で，大多数は体液貯留を伴っている。
　● したがって，HFpEFであっても慢性期に利尿薬を必要とすることは多い。なによりも，至適体液量バランスに注意して診療することが重要である。
□ ACE阻害薬/ARBについてはどうか？
　● Preserve試験ではARBの有効性を示すことができなかった（Massie BM. N Engl J Med 2008）。TOPCAT試験ではアルドステロン受容体拮抗薬を用いたが，生命予後の改善は認めなかった（Pitt B. N Engl J Med 2014）。ACE阻害薬を用いたPEP-CHFでも生命予後改善がみられなかった（Cleland JG. Eur Heart J 2006）。
　● しかし，HFpEFは高齢者に多く，高血圧の既往や，腎臓をはじめとする多臓器疾患を併発していることが多い疾患群である。やはり，多臓器保護の観点からみてもACE阻害薬は投与しておきたい。
□ β遮断薬についてはどうか？
　● HFpEFに対するβ遮断薬の使用に関しても，エビデンスはない。本邦の

J-DHF試験では，HFpEF患者にカルベジロール投与を行ったが，生命予後を改善することはなかった．ただし，登録患者数が極めて少なく，投与量も過半数が10 mg未満であったという問題がある．
- J-DHFのサブスタディで，β遮断薬投与の中央値以上（カルベジロール7.5 mg/日）を処方した群では，全死亡と心血管疾患による入院を有意に減少させている．

☐ HFpEFを呈する疾患群を治療するにあたっては，血圧コントロールにRA系阻害薬を用い，高心拍数や早朝高血圧など交感神経活性が亢進している徴候があれば，β遮断薬を用いるのは至極当然と考える．

☐ 虚血を伴うことも多く，AF合併例も多い．HFpEF治療に決め手のない現時点においては，使用可能な手段はすべて使って神経体液性因子をコントロールし，心筋虚血があれば解除する．

☐ 「HFpEF治療はトッピング全部のせ」．増悪因子になりそうなものをすべて抑える．

Case

強心薬を必要とするHFpEFもある

基本的には，動いている心臓に強心薬は必要ない．HFpEFも，初回や2回目の心不全ぐらいまで，強心薬は必要ない．しかし経時的にみると，左房が拡大していき，左室心筋スティフネスが上昇し（心筋が硬くなり，BNPが上昇する），発作性AF（PAF）や慢性AFが出現する．こうしてHFpEFは難治性となっていく．

患者は80歳代，女性．基礎心疾患はHDD．HFpEFを呈しており，volume overによる心不全入院を繰り返している．基本調律は洞調律であるが，最近は心房粗動となることが多くなっている．

心エコー所見は，LA 53 mm，LVDd/Ds 51/33 mm，IVS 8 mm，PW 9 mm，LVEF 66%，IVC 21 mm，RPG 46 mmHg，TMF E波 108 cm/s，TMF A波 48.8 cm/s，TMF DcT 125 ms（TMF：trans mitral flow 僧帽弁流入血流）．壁運動異常なし．僧帽弁逆流 II度．

四腔像と僧帽弁流入血流速ドップラーを示す（図3B-4）．重症のHFpEFでは，左房は長軸方向に拡大する．四腔像で計測したLAは短軸 55×長軸 65 mmで，長軸方向の拡大が顕著であった．E/A比 2.21でDcTの短縮する拘束性障害パターンであり，容易に左房圧が上昇する病態であった．

この患者もvolume overからの除水が非常に困難で，フロセミドでは至適体液量を保つことができなかった．このような場合，強心薬を必要とすることも多い．ピモベンダン 2.5 mg/日とトルバプタン 7.5 mg/日の導入により，体液量コントロールができるようになった．

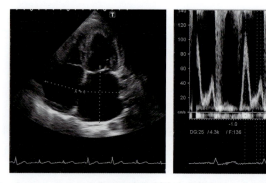

図3B-4 心エコーによる心尖部四腔像（左）と僧帽弁流入血流速ドップラー像（右）。左房の長軸方向への拡大が顕著であり，ドップラーではDcTの短縮した拘束性障害パターンを示した。

2) HFrEFに対する治療総論

- □ HFrEFを表現型とする心不全の原因となる基礎心疾患は多彩。なかでも，高血圧性心疾患の拡張相（dHHD），虚血性心筋症（ICM），拡張型心筋症（DCM）が多い。基本治療としてのRA系阻害薬とβ遮断薬の生命予後改善効果は確立している。
- □ 虚血性心筋症における血行再建術は，薬物療法と同等に重要。基本的な薬物療法は同じである。
- □ 日本循環器学会の慢性心不全治療ガイドライン（2010年改訂版）による心不全の重症度別薬物治療は，慢性のHFrEFに対する治療指針を示したものである。RA系阻害薬はStage A，NYHA Iから使用するように推奨している。β遮断薬も同様に無症候の心機能低下例から使用すべき薬剤。
- □ Stage Cであれば，RA系阻害薬とβ遮断薬を必須とし，臨床症状に合わせて利尿薬とジギタリスを使用する。心ポンプ機能の低下が顕著であれば，経口強心薬を用いる。
  - ● β遮断薬による心不全予後改善のエビデンスは，すべてACE阻害薬が前もって処方されている患者への上乗せ効果をみたものである。心保護という面で考えると，心臓への直接効果はβ遮断薬＞ACE阻害薬。ACE阻害薬はむしろ末梢血管に働きかける。
  - ● 心臓周囲の環境整備を行って（ACE阻害薬），心臓そのものを保護する（β遮断薬）ことが現代のHFrEF治療の基本方針。環境整備に体液量コントロールが必要であれば，利尿薬を追加する。ポンプ機能を底上げする必要があれば，経口強心薬を考慮する。
  - ● 血圧に余裕のある状況であれば，セオリーどおりにACE阻害薬→β遮断薬の順番で処方する。β遮断薬の導入にあたっては，収縮期血圧＞

100 mmHg，心拍数＞50/min 程度がほしい。
- ACE阻害薬を処方すると血圧が下がってしまうような場合，β遮断薬を先に導入することも考慮する。なかには，強心薬を併用して心機能を担保しつつβ遮断薬を導入することもある。ピモベンダンの強心作用はβ受容体を介するものではないので，併用は理屈に合う。
- β遮断薬は可能な限り最大用量を目指す。カルベジロールならば20 mg/日，ビソプロロールならば5 mg/日。ただし，虚血性の (OMIを基礎心疾患とした) HFrEFでは，非虚血性のHFrEFに比べてLVEF改善効果は薄い。
- β遮断薬は陰性変力作用を有する。β遮断薬療法が失敗するのは導入期である。導入の原則は，
  ①うっ血を解除してから，
  ②少量から開始する。
  カルベジロールであれば2.5 mg/日以下から，ビソプロロールであれば0.625 mg/日以下から開始する

☐ 利尿薬の過剰な投与も生命予後を悪化させる。しかし，心不全が重症になるほど，うっ血を改善するのは困難になり，慢性期にも利尿薬が必要となることは多い。短時間作用型ループ利尿薬は，RA系の活性を亢進させるので注意が必要。
- J-MELODIC試験では，フロセミドに対して長時間作用型ループ利尿薬アゾセミドが心不全予後改善効果において勝る結果となった (Masuyama T. Circ J 2012)。心不全急性期には，強力な利尿作用をもつフロセミドの使用でよい。可能であれば，慢性期にアゾセミドにスイッチする。

☐ 経口強心薬として様々な薬物が開発されてきたが，いずれも予後を改善するには至っていない。臨床で使用できるのはピモベンダンのみと考えてよい。高用量 (5 mg/日) ではなく，低〜中用量 (1日2.5 mgまで) の使用が安全。

☐ 抗アルドステロン薬の使用は，ガイドラインではStage C後半が適応となっている。RALES試験において主としてNYHAⅢ以上の重症心不全を試験対象としたことがその理由である (Pitt B. N Engl J Med 1999)。実際にはNYHAⅡ，Stage C前半であっても投与する。

☐ Stage Cでは内服治療に加えてデバイス治療 (ICD, CRT, CRT-D) が考慮される。
- 植込み型除細動器 (ICD) は心機能を改善するものではない，しかし，低心機能HFrEFの死因の半数近くは不整脈死であり，ICD治療はこのような患者の生命予後を改善することが示されている (Greenberg H. J Am Coll Cardiol 2004)。ガイドラインでは，心室不整脈の有無にかかわらず，NYHAⅡ〜Ⅲの心不全症状を有するLVEF≦35％の場合にClassⅡaの適

応である。
- 心臓再同期療法（cardiac resynchronization therapy：CRT）は，左室収縮時に同期不全（dyssynchrony）を生じる収縮不全心に適応となる。運動耐容能を改善し，左室リバースリモデリングとLVEFの改善が期待できる。ガイドラインでは，NYHA Ⅲ〜Ⅳの慢性心不全で，LVEF≦35%，QRS幅≧130 msの心室内伝導障害を有する場合にClass Ⅰの適応である。

☐ Stage Dでは，hANPや静注強心薬の使用が適応とされる。これらの薬剤に依存した状態であると，次の手段は人工心臓・心臓移植あるいは緩和医療となる。

3）心筋虚血を合併している症例の治療総論

☐ HFpEFであれHFrEFであれ，その原疾患にかかわらず心筋虚血が合併することは多い。

☐ 慢性期診療においては，「心筋viabilityが存在すれば，血行再建術を考慮する」が基本的な考え方。血行再建術を行うかどうかの判断も含めて，治療のストラテジーは患者のADLと他臓器機能，血行再建術の侵襲度によって修飾される。

☐ 高血圧性心疾患やDCMを基礎心疾患とするHFrEFであれば，心筋虚血を解除することによって収縮力の改善が得られる場合もある。

☐ HFpEFは高齢者に多く，複数臓器に疾患をもっている場合が多い。心筋虚血を合併することは珍しくない。しかし，血行再建術によって左室拡張障害が改善するかどうかは明らかではない。

4）心房細動（AF）を合併している症例の治療総論

☐ 心不全にAFを合併することは多く，NYHA Ⅲ以上では3割に達する。その機序は心房への圧負荷と，心房のリモデリングとされている。

☐ AFに対して，積極的に洞調律を維持しようと努めるリズムコントロール（rhythm control）と，心拍数の安定化を第一とするレートコントロール（rate control）では，生命予後には大きな違いがないとされている（Roy D. N Engl J Med 2008）。

☐ しかし，もともと慢性AFをもっていた患者が心不全を発症した場合と，慢性心不全患者が経過中にAFを発症したのでは，まったく意味合いが異なる。
- 慢性心不全患者にAFを発症すると，心ポンプ機能の落ち込みが激しく，生命予後を損なうことになる。慢性心不全で経過観察中にAFが発症したならば，できる限り洞調律を保つように手を尽くしたい。ただし，エビデンスはない。
- カテーテルアブレーションを選択するかどうかも，判断が分かれる。

□ 薬物療法
- HFrEFに陰性変力作用の強い抗不整脈薬を使用することは避ける。特にNa$^+$チャネル遮断薬の使用は好ましくない。
- どうしても薬物治療を行う必要があれば，アミオダロンを慎重に処方する。アミオダロンは，AFおよび心室不整脈に対して抗不整脈作用とともに徐拍化作用もあるので，心不全管理には適している。
- レートコントロールでは，現在もジギタリスはよく使われる重要な薬。β遮断薬もよく使用する。どうせ使うならば，慢性心不全に対する生命予後改善効果が確立しているカルベジロールかビソプロロールを使用する。

B-3　基礎心疾患ごとの治療—各論

□ 背景にある基礎心疾患が何であれ，現在の慢性心不全Stage，年齢とADL，他臓器障害の程度，患者の社会的背景を勘案して，個々の患者ごとにtailored programを組んで治療にあたる。
□ 慢性心不全の原因となる基礎心疾患と治療上の特徴
- 高血圧性心疾患……時相により病態と治療法が異なる。
- 虚血性心疾患……心筋viabilityを評価して治療する。
- 特発性心筋症
  ▶ HCM……基本的にHFpEFの治療。流出路狭窄を伴うと治療の難易度が高まる。
  ▶ DCM……基本的にHFrEFの治療。
- 二次性心筋症……鑑別診断が重要。治療や予後が決まる。
- 心臓弁膜症……外科的修復術のタイミングを誤らない。
- 特殊なタイプの慢性心不全……肺高血圧症と慢性右心不全。左室の心ポンプ機能には問題がない場合があり，治療は異質なものになる。

1）高血圧性心疾患

□ 病初期から中期にかけての左室肥大期には，収縮性は保たれ，HFpEFを呈する。治療もHFpEFに対する治療総論に準じる。
□ HFpEFに対する定まった治療はない。逆に考えると，HFpEFに至った基礎心疾患の特性を考えて治療しなければならない。

■ 薬物療法
□ もともとが高血圧を基盤としているので，さらなる心筋傷害を予防するためにも降圧薬は必須となる。
□ RA系の抑制を考えて，まずACE阻害薬を処方する。

- エナラプリル（レニベース®），リシノプリル（ロンゲス®）に慢性心不全に対する保険適応があるので第1選択とするが，実際には使い慣れたものでよい。
- 血管系のイベント予防効果を期待してペリンドプリル（コバシル®）を使用することも多い。ペリンドプリルは2001年発表のPROGRESS試験で脳卒中二次予防効果が証明された（PROGRESS collaborative group. Lancet 2001）。
- 血圧が高めの患者も多く，ACE阻害薬も通常量でよい。エナラプリルなら5 mg，リシノプリルなら10 mg。ただし高血圧による慢性腎臓病を合併していることも多い。少量から開始したほうがよいこともある。

☐ 降圧が不足であれば，長時間作用型のカルシウム拮抗薬を追加処方する。できるだけカテコラミンドライブ［p.206 Technical Memo「カルシウム拮抗薬は心不全治療薬になり得るか？」参照］をかけず，腎臓にもやさしいものがよい。アムロジピン（ノルバスク®，アムロジン®），アゼルニジピン（カルブロック®），ベニジピン（コニール®），シルニジピン（アテレック®）がよく使われる。

☐ 10年以上の経過を経て拡張相（dHHD）となる患者がいる。dHHDでは，HFrEFを呈してLVDdの拡大とLVEFの低下がみられる。治療もHFrEFに対する治療総論に準じる。

☐ もともとが高血圧による左室肥大であるため，DCMと違って壁厚はある程度保たれていることが多い。この段階ではβ遮断薬が効果を発揮する。拡張相であっても，早期であれば血圧も十分に保たれているので，積極的にβ遮断薬の増量を行う。

2）虚血性心疾患

☐ 慢性虚血性心疾患を原因としてDCM類似の左室拡大と収縮障害を呈する疾患群を，虚血性心筋症（ischemic cardiomyopathy：ICM）と呼ぶ。病態の本質は虚血による心筋傷害であり，心筋傷害の重症度から2つに分ける。
①心筋viabilityがないか乏しい：ICM without viability……OMIの既往があり，左室リモデリングが進行したもの。
②心筋viabilityが十分に残存する：ICM with viability……慢性の重症虚血が遷延することにより，心筋にハイバネーションが惹起されたもの。
一般的にはICMといえば，②を指すことが多い。

☐ いずれのタイプでも，心筋viabilityの評価を行い，血行再建術のベネフィットがリスクを上回ると判断すれば，PCIかCABGを考慮する。
- 血行再建術のリスクには，他臓器の状態も大きく関与する。例えば，
  ▶ 腎機能低下例では，造影剤の使用により腎機能廃絶のリスクがある。腎機能の廃絶による血液透析は，患者のQOLを著しく損なう。

- ▶慢性呼吸不全があり呼吸機能に余裕がない状況にCABGを行えば，全身麻酔後の人工呼吸器からの離脱が保証できない．
- ICM with viabilityのタイプでは，血行再建術により左室リバースリモデリングが期待できる患者がいる．血行再建術の対象血管を精査し，最適な血行再建術を行う．
- 血行再建術の技術進歩により，viabilityの乏しい患者でも積極的な血行再建術が行われているのが現状である．特にPCIにおいてその傾向が顕著であるが，わずかであっても心筋viabilityの存在を証明しておきたい．

Technical Memo ▶▶▶

open artery theoryとは？

慢性完全閉塞（CTO）病変で心筋viabilityが皆無あるいは極めて乏しい場合にどうするか？

これは「閉塞している冠動脈は開けるべし」という冠動脈開存至上主義の「open artery theory（またはopen artery hypothesis）」と呼ばれるテーゼに関係するが，その是非に関する結論は出ていない．戦略は施設ごとの見解に委ねられる．

個人的には，左前下行枝（LAD）のCTOであれば血行再建をしておきたい．なんとなく，左室リモデリングを抑えたり，心室不整脈を少なくする印象がある．

RCAやLCxのCTOではどうか？ おそらく，RCA/LCxの血行再建が予後を規定することはない．しかし将来，他枝にACSイベントが発症した場合には有効な側副血行路の供給源となる可能性があるので，個人的にはRCAやLCxであっても血行再建をしておきたい．

心筋viabilityのない患者に全身麻酔を行ってバイパスをつなぐのは忍びないので，PCIを選択する．

■ 薬物療法
- □ 基本的にはHFrEFとして，RA系阻害薬とβ遮断薬を中心とした内服処方を行う．これらの薬剤は，冠動脈疾患の二次予防目的としても重要．
  - RA系阻害薬……エナラプリル（レニベース®）かリシノプリル（ロンゲス®），あるいはペリンドプリル（コバシル®）
  - β遮断薬……カルベジロール（アーチスト®）かビソプロロール（メインテート®）

  を使用する．
- □ 血行再建に伴い，抗血小板薬や冠拡張薬が追加される．
  - PCIであれば，まず抗血小板薬2剤投与（アスピリン＋クロピドグレル，

またはアスピリン＋プラスグレル）を開始する。
- 冠拡張薬としての硝酸薬は，血行再建が一般的になるにつれて処方される機会が減ってきている。
- 血行再建術後の冠微小循環障害改善を期待して，ニコランジル（シグマート®）を処方することも多い。

☐ DCMおよびDCM類似心筋症のなかでも，ICM without viabilityは予後が悪い。心臓自体の予後も悪いが，他臓器合併症も多いのが特徴である。もともとが動脈硬化を基盤とした疾患であるので，腎機能障害や脳血管障害を合併した患者も多数経験する。

☐ β遮断薬の効果と忍容性は，残存心筋量に依存する。ICM without viabilityでは，β遮断薬の効果と忍容性も非虚血性のDCMより低く，LVEFの改善も限定的である。

☐ 心室不整脈，致死的不整脈もICMには多い。経験上，心筋viabilityが乏しい患者であっても，血行再建を行うことで心室不整脈が減少する印象がある。薬物療法を行うのであれば，アミオダロン（アンカロン®）を慎重に使用する。

☐ 心室頻拍（VT）には2つのケースがある。
- 左室心筋細胞の自動能が亢進している場合には，β遮断薬やアミオダロンが奏功する。β遮断薬はカルベジロール（アーチスト®）かビソプロロール（メインテート®）を用いる。
- 左室心筋の中で梗塞瘢痕部位周囲を回帰するタイプのVTがみられることがある。この場合はカテーテルアブレーションが奏功する可能性がある。

■ 非薬物療法

☐ 植込み型除細動器（ICD）……LVEF≦30％のICMを対象としたMADIT-Ⅱ試験では，ICDの生命予後改善効果が証明された（Moss AJ. N Engl J Med 2002）。

☐ 心臓再同期療法（CRT）……そもそもペーシング部位の心筋viabilityが問題となる。OMI領域をペーシングせざるを得ない場合は，CRTの効果は期待できない。

☐ ICMであっても，Stage D症例は心臓移植の適応となる。しかし，動脈硬化が根底にあるICMでは，非虚血性心筋症に比べて他臓器障害が多い。特に腎機能障害は，移植適応から外れる最大の要因である。

Technical Memo ▶▶▶

STICH試験

　STICH試験は，ICMに対する血行再建術（この試験ではCABG）の有用性を調べた試験である．心筋viabilityを有する低心機能ICMに対するCABG術の生命予後改善効果を検証したサブスタディ（STICH-viability試験）では，期待に反して内服加療に対する優位性を明確にはできなかった（Bonow RO. N Engl J Med 2011）．

　しかし，もともと心筋viabilityを有する患者の予後はviabilityに乏しい患者よりも良いこと，また，心筋viabilityを有するといってもその程度には個々の患者に差があることを考えると，血行再建術がすべて無駄というのは暴論である．

　慢性期心不全における血行再建術は，患者ごとに心筋viabilityの程度を評価し，他臓器の状態も考慮してtailored programで考えなければならない．

Case

血行再建術が奏功したICM患者

　慢性心不全で紹介された70歳代，男性．他院で処方された利尿薬により，心不全はコントロールされた状態であった．

　心電図を示す（図3B-5上）．心電図は洞調律で完全左脚ブロック．

　心エコーでは，LA 46 mm，LVDd/Ds 68/64 mm，IVS 8 mm，PW 9 mm，LVEF 26%，IVC径 10 mm，TRPG 11 mmHg．下壁の一部がakinesis，その他の領域はびまん性にsevere hypokinesisを認めた．moderate MRあり．

　HFrEF加療と並行して，基礎心疾患検索を行った．β遮断薬はビソプロロールを導入したが，徐脈のために2.5 mgを維持量とした．

　冠動脈造影検査で3枝病変であることが判明し，ICMと診断した（図3B-5下）．所見は，#1：75%，#2：75%，#3：50%，#6：50%，#7：CTO，#13：CTO．左回旋枝#13のCTOはこの角度ではわからない．

　タリウム負荷心筋シンチのBull's eye画像を示す（図3B-6）．心尖部の狭い範囲は梗塞となっているが，その他の領域には心筋viabilityがあると判定した．

　血行再建術の手段としてPCIを選択し，3枝に対して施行したところ，心機能の改善が認められた．PCI施行から半年後の心エコー所見は，LA 45 mm，LVDd/Ds 52/32 mm，IVS 9 mm，PW 8 mm，LVEF 51%．中隔心尖部にsevere hypokinesis，下壁の一部にhypokinesisが残存するが，その他の領域はほぼnormokinesisに改善した．

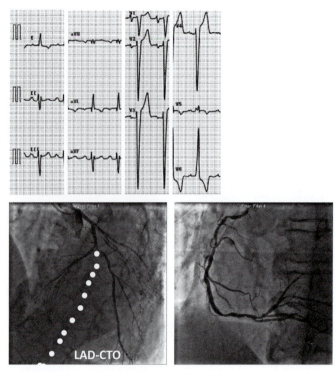

図3B-5 心電図（上）と冠動脈造影（下）

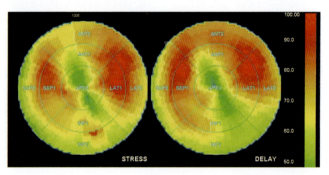

図3B-6 タリウム負荷心筋シンチBull's eye画像。左：負荷時，右：安静時。

Technical Memo ▶▶▶

糖尿病性心筋症(diabetic cardiomyopathy)とは?

　糖尿病を有し,明らかな冠動脈病変がないにもかかわらずDCM様の形態と壁運動を呈する疾患群があり,糖尿病性心筋症と呼ぶ。

　病理学的な裏付けははっきりしない点が多いが,心筋の線維化や微小循環の障害などが原因として考えられている(Boudina S. Ciculation 2007)。したがって治療法も定まったものはないので,一般的なHFrEFの治療に準じる。

Case

糖尿病性心筋症

　50歳代,2型糖尿病の既往のある男性。右冠動脈にステント留置の既往があり,#1:50%狭窄。左冠動脈は#6:50%,#7:75%,#13:50%とそれぞれ狭窄を認める(図3B-7)。

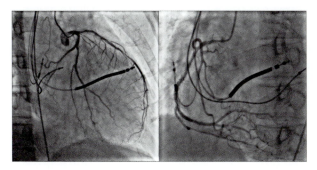

図3B-7　冠動脈造影

　心エコーでは,LA 51 mm, LVDd/Ds 73/64 mm, IVS 9 mm, PW 11 mm, LVEF 18%, IVC 6 mm, TRPG 31 mmHg。局所的な壁運動異常はなく,びまん性のsevere hypokinesisを認めた。

　糖尿病歴が長い患者なので,冠動脈硬化は存在する。しかし,ICMによるHFrEFと診断できるほどの明らかな表在冠動脈の狭窄度ではない。

　この患者は心不全入院を繰り返した。β遮断薬に対する忍容性も乏しく,CRT-D植込み術を行った。

3) 特発性心筋症

■ 肥大型心筋症(HCM)

□ 心筋肥大によるHFpEFを呈し,治療もそれに準じる。決め手となる治療はないので,後負荷軽減と水分管理が主体となる。その意味で,RA系阻害薬

を処方し，必要であれば利尿薬で体液量コントロールを行う。
- ☐ 拡張相HCM（dHCM）ではHFrEFに準じた治療を行う。通常はHCMを発症してから年月を経てdHCMに至る。心筋の変性は相当進行していると考えるのが自然であり，内科的治療に抵抗性の難治性心不全となる。
- ☐ HCMの約20%にAFが合併する。特に頻脈性AFでは，拡張期の左室充満時間（filling time）が減少することにより心拍出が減り，ショックに至ることもある。できる限り洞調律を維持するように心がける。
  - ● 洞調律維持のためには，心臓への負荷をできる限り緩和し，血清K^+が低値にならないように注意する。血清K^+値≧4.5 mEq/Lを保つようにする。AFに対する薬物療法で最も有効なのはアミオダロンであり，慎重に投与を検討する。
  - ● HCMではAFによる脳梗塞のリスクが通常心臓よりも高まる。禁忌がなければ，PAFか持続性AFかによらず，経口抗凝固薬の使用が必須である。

■ 閉塞性肥大型心筋症（HOCM）

- ☐ 基本病態は心肥大によるHFpEFであるが，流出路狭窄のために前負荷および後負荷の増大によって，容易に急性非代償性心不全を起こす（デコる）。
- ☐ 後負荷は下げなければいけない。前負荷は，急に下げると流出路狭窄を増大させる。安全域が狭いので，コントロールは非常に繊細で難しい。緩徐なコントロールで至適な体液量と血圧へもっていく。
- ☐ 薬物療法
  - ● 血圧が高いようであれば，ACE阻害薬を処方する。脱水状態となると流出路狭窄が強まり，ショックに至る。肺うっ血があるようであれば，緩徐に除水を行う。ループ利尿薬のなかでも作用が緩徐なアゾセミド（ダイアート®）を使用する。
  - ● むしろ心収縮力を下げる方向へもっていくほうがよい場合がある。β遮断薬は陰性変力作用により流出路狭窄を軽減する。カルベジロールとビソプロロール以外のβ遮断薬をあえて使用する理由はない。安定した時期であれば，少量から漸増していく必要はなく，カルベジロールを10 mgから処方してよい。ただし，心不全状態であれば要注意。少量から導入しなければデコらせる。
  - ● Ⅰa群抗不整脈薬は流出路狭窄を軽減する作用をもっている。特によく使われるのはシベンゾリン（シベノール®）。ジソピラミド（リスモダン®）も同様の効果をもっているが，抗コリン作用が強い薬剤なので長期に使いづらいことがある。
  - ● 頻脈性AFが合併すると，一気に血行動態が崩れてショックに至ることがある。シベンゾリン＋β遮断薬の処方で，できる限り洞調律を保つように

心がける。
- ジギタリスは流出路狭窄を強めるので禁忌である。
- 非閉塞性HCMと同様に，AF合併例では脳梗塞リスクが高い。禁忌がなければ，抗凝固療法を行う。

☐ 非薬物療法
- DDDペースメーカーとPTSMA，流出路心筋切除術がある。
- DDDペースメーカー療法
  ▶ 心室リードを右室心尖部に留置することにより，人工的に左脚ブロック状態を作り出す。左室側の収縮を遅らせることで中隔心筋と左室自由壁のdyssynchronyが生じ，結果として収縮期の流出路狭窄が緩和される。
  ▶ 効果のほどについては明確ではない。ゆえに，すべてのHOCM患者に適応となることはない。しかし，もともと房室伝導障害をもつ患者やICD適応患者では試みる価値がある。
- PTSMA (percutaneous transluminal septal myocardial ablation：経皮的中隔心筋焼灼術)
  ▶ 肥大中隔心筋を100％エタノールで局所的に壊死させることにより，左室流出路狭窄を解除する治療法である。
  ▶ 流出路にあたる肥大中隔心筋を栄養する中隔枝に選択的にエタノールを注入し，肥大中隔心筋に限局した心筋梗塞を作成する。標的とする中隔枝を選択するには，カテーテル室内でソノグラファーとの協力のもとでコントラストエコー法を行う必要がある。
  ▶ 人為的に心筋梗塞を作成する手技なので，特有の合併症があり得る。特に，完全房室ブロックおよび脚ブロックをきたす可能性がある。一過性のものは必発であり，一時的ペーシングが必須。多くはカテ室から帰室する頃には正常洞調律に回復しているが，術後1週間程度は厳重な監視が必要である。房室ブロックが回復することなく，最終的に永久ペースメーカー植込みが必要になることが全体の5％程度ある。
  ▶ 心筋梗塞としては大きなものではない。しかし，心筋梗塞に伴う心室不整脈発生のリスクがあり，急性心筋梗塞患者と同様の心電図モニター管理を要する。
  ▶ 手技的な合併症もある。中隔枝1本当たり1～2 ml程度のエタノールを注入するが，中隔枝からあふれ出してLAD末梢へ流れる合併症がある。その場合は，LAD領域に心筋梗塞を形成してしまう。

■ 拡張型心筋症 (DCM)
☐ HFrEFの治療総論に準じる。治療を進めつつ，並行して虚血性心疾患の関

与と二次性心筋症の鑑別を行う。
☐ 特発性のDCMであれば，できることが限られてくる。薬物治療では，いかにしてβ遮断薬を導入し維持量までもっていくことができるかがカギ。非薬物治療では，CRTの効果が見込めるかどうかを判定する。
☐ 体液量コントロールを徹底する。デコってADHFを発症すると，たとえ回復しても予後は確実に悪くなっていく。

Case

DCM慢性心不全患者

30歳代前半の若年男性。HFrEFによる慢性心不全。心電図，胸部X線写真，心エコー図を示す（図3B-8）。心電図は1度房室ブロック＋完全左脚ブロック。心エコーでは，LA 61 mm, LVDd/Ds 76/68 mm, IVS 9 mm, PW 9 mm, LVEF 22%, IVS 21 mm, TRPG 45 mmHg。

心臓カテーテル検査を行ったところ，冠動脈に病変はなく，右室心筋生

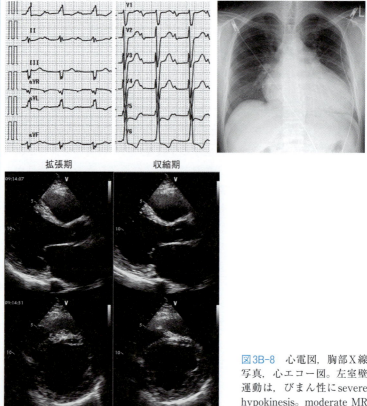

図3B-8 心電図，胸部X線写真，心エコー図。左室壁運動は，びまん性にsevere hypokinesis。moderate MRを認めた。

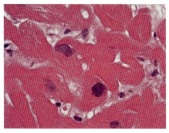 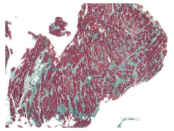

図3B-9 病理組織像。左:ヘマトキシリンエオジン染色。右:マッソントリクローム染色。

検を施行した。心筋細胞には肥大があり、間質性線維化が目立つ。一部の心筋細胞で大型核を認め、DCMとして矛盾のない病理像であった(図3B-9)。

心不全治療薬はスピロノラクトン50 mg/日、カンデサルタン4 mg/日(ACE阻害薬には忍容性がなかった)、カルベジロール5 mg/日。β遮断薬とARBは、低血圧のためこれ以上は増量不可能であった。

その後、突然の意識消失から心肺停止となり救急搬送された。心電図では心室細動(VF)。直ちに心肺蘇生がなされ、脳後遺症なく回復した。

ICDはVFの二次予防のためにClass Iの適応。心機能と心電図所見からCRTもClass Iの適応であったので、本患者にはCRT-D植込み術を施行した。残念ながら本症例は、CRTによってもβ遮断薬によっても改善がみられず(non-responder)、将来的には心臓移植が必要となる。

4) 二次性心筋症

- □ 二次性心筋症で比較的多くみられるのが、心サルコイドーシス、心アミロイドーシス、心Fabry病である。
- □ 診断がつけばそれに見合った治療を考慮するが、その可能性を想定していないと診断をつけるのは難しい。その結果、心不全管理に難渋し、入院を繰り返すことになるので注意。

■ 心サルコイドーシス

- □ 最初は対処療法的にHFrEFの治療を行ってよい。診断がつけば、心不全治療と並行してステロイド投与を検討する。
- □ ステロイドは心筋内の肉芽腫性炎症の進展を抑え、心機能低下を抑制する作用がある。ステロイド投与によって、ほぼ正常近くまで収縮能が改善する患者もいる。
- □ 病勢が進行し房室伝導障害のみられた患者に対しては、ペースメーカー植込みが適応となる。
- □ 日本サルコイドーシス/肉芽腫性疾患学会のサルコイドーシス治療に関する

見解―2003では，ステロイドの一般的な投与方法は以下のとおり．
● ステロイド剤全身投与の適応
　1）房室ブロック
　2）心室頻拍などの重症心室不整脈
　3）局所壁運動異常あるいは心ポンプ機能の低下
● 一般的な投与法
　1）初期投与量：プレドニゾロン換算で連日30 mg/日または隔日に60 mg/日で内服投与．
　2）初期投与期間：4週間．
　3）減量：2～4週間ごとに，プレドニゾロン換算で連日5 mg/日または隔日に10 mg/日ずつ減量．
　4）維持量：プレドニゾロン換算で連日5～10 mg/日または隔日に10～20 mg/日投与．
　5）維持量の投与期間：いずれ終了することが望ましいが，他臓器と異なり終了が難しい場合が多い．
　6）再燃：初期投与量を投与する．

(日本サルコイドーシス/肉芽腫性疾患学会，日本呼吸器学会，日本心臓病学会，日本眼科学会，厚生労働省科学研究―特定疾患対策事業―びまん性肺疾患研究班．サルコイドーシス治療に関する見解―2003. http://www.jssog.com/papers/2003-16.pdfより許可を得て転載)

Case

心サルコイドーシスによる慢性心不全患者

　60歳代，女性〔図3A-4（心エコー図）の症例〕．2カ月ほど前から労作時の息切れを感じるようになっていた．徐々に症状が増悪し，1週間前から下腿浮腫が顕著となってきたので近医を受診した．処方された利尿薬（アゾセミド60 mg/日）で下腿浮腫と胸水は消失したが，全身倦怠感が強いため当院に入院加療となった．

　胸部X線写真ではCTR 55%の心拡大を認めた．明らかな肺うっ血，胸水貯留は認めない．心電図では，非特異的な変化のみであった（図3B-10）．

　心エコー所見は，LA 44 mm，LVDd/Ds 69/60 mm，IVS 7 mm，PW 8 mm，LVEF 33%，IVC 6 mm．壁運動はびまん性の低下．テザリングによるsevere MRを認めた．特徴的な心室中隔基部の菲薄化と左室収縮不全を認めることから，心サルコイドーシスを強く疑う主徴候が2つとなった［p.141「心サルコイドーシス」参照］．

　収縮期血圧が60 mmHg程度の重症HFrEFであったので，ドブタミン投与下でACE阻害薬導入を試みた．しかし，エナラプリル0.625 mgの投与で血圧低下が著しく，断念した．ドブタミン漸減後にピモベンダン

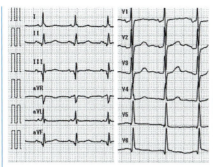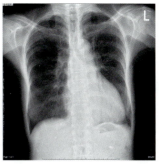

図3B-10　心電図と胸部X線写真

2.5 mgを開始し，カルベジロール1.25 mg/日を導入できた。

　心不全治療と並行して行ったガドリニウム造影心臓MRIでは，中隔〜後壁〜外側壁に遅延造影がみられた（図3B-11黄色の囲み）。心臓カテーテル検査を行ったところ，冠動脈病変はなし。右室心筋生検では，積極的にサルコイドーシスを疑う所見に乏しかった。しかし，後日行われた肺生検で多核巨細胞の出現を伴う類上皮型の肉芽腫を認め，サルコイドーシスとして矛盾しない病理組織所見であった（図3B-11右）。

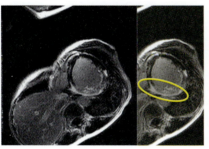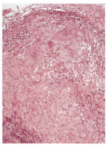

図3B-11　ガドリニウム造影心臓MRI（左）と肺生検病理組織像（右）

　以上から，心サルコイドーシスによる心機能低下，慢性心不全と診断して，上記プロトコールどおりの治療を行った。初期投与量はプレドニゾロン30 mg/日から開始。

　➡女性のHFrEFをみたら，一度はサルコイドーシスを疑ってみること！

■ 心アミロイドーシス

- 病初期には拡張能が障害されてHFpEFを呈し，病状が進行すると収縮が低下して難治性のHFrEFとなる。病期に応じて対処療法的に心不全治療を行う。
- あらゆる既存の慢性心不全治療に対して抵抗性のことが多い。疾患として進行性で予後不良であるため，早めに診断できなければならない。

- [ ] しかしながら，診断ができたとしても，確立された治療法はない．AL型アミロイドーシスであれば，MP（メルファラン＋プレドニゾロン）療法が生存期間を延長させると期待がもたれている．

■ 心Fabry病
- [ ] 心筋の表現型はHCMと酷似している．対症療法的に，病初期にはHFpEFの治療，拡張相であればHFrEFの治療を行う．
- [ ] 遺伝子組換えヒトα-ガラクトシダーゼA酵素補充療法が根本治療の1つとなり，期待されている．

5）心臓弁膜症
- [ ] 心臓弁膜症は心臓そのものが悪いので，基本的には手術療法しか寛解を得る方法はなく，その時期だけが問題となる．
- [ ] 慢性心不全のStage分類において手術療法を検討すると，StageBからCにかけてが至適時期とされる．StageCの後期では手術時機を逸していると考えるべき．
- [ ] 手術時機を逸してしまった場合，体液量コントロールと血圧管理を行うしかないが，病勢は進行性で入退院を繰り返しながらStageDに至る．

■ 手術の時期についての原則
- [ ] 狭窄性弁膜症の場合は，症状が出現したときが手術適応．
- [ ] 逆流性弁膜症であれば，症状が出現するまでに時間がかかる．そのときにはすでに左室心筋の障害が進行している場合が多く，たとえ手術が成功しても慢性心不全状態が持続する．比較的早期からの根治術が必要となる．
- [ ] 内科的治療で，手術時期を遅らせることはできる．それが適切であるかをよく考慮してから治療にあたらなければならない．
  - ● 例えば弁形成術が可能な場合は，内科治療で引っ張るよりは，ためらわずに手術に踏み切るほうがよい．長引くと不可逆的な心筋傷害をもたらす恐れがある．早期であれば，左室が拡大した場合でもリバースリモデリングが期待できる．
- [ ] 弁の器質的変化が激しいために弁置換術が必要な場合は，別の考え方が必要．例えばAS，ARに対する大動脈弁置換術（AVR）．機械弁であれば半永久的であるが，生涯にわたる抗凝固療法を必要とする．生体弁であれば，抗凝固療法は不要であるが，ある程度の年月を経て劣化するので再手術を必要とする場合がある．慎重に病勢の進行をみながら内科的治療を継続して，AVRの時期を遅らせて生体弁を選択することはあり得る．その基準となる年齢は施設ごとに異なるがおおよそ65〜70歳前後が多い．

■ 弁膜症による心不全治療法選択の原則

□ 弁膜症としての重症度を心エコー検査で判断する。基本的には，
  ● 軽症～中等症→内科的薬物治療を選択する。
  ● 重症→手術療法を選択する。
□ 慢性心不全としての進行具合（Stage 分類）を考慮して手術適応を決定する。
□ 以下，各弁膜症について述べる。

■ 大動脈弁狭窄症（AS）

□ 心不全を発症してからの自然予後は2年以内とされている。ASが心不全の基礎心疾患であれば，早急に手術を必要とする。病勢が進行するとLVEFの低下がみられるので，高度に障害される前に手術を考慮する。LVEF＜30％ならば手術はリスクが大きい。
□ ASの内科的治療では確立したものはない。中等症程度であれば高血圧の管理や動脈硬化の一次予防が必要であるが，ASの進行抑制には寄与しない。ASの進行した患者では，血管拡張薬の使用による前負荷減少が想定以上の血圧低下をまねくことがあるので注意が必要。
□ 最近になり，経カテーテル大動脈弁留置術（transcatheter aortic valve implantation：TAVI）を施行できる施設が増えてきた。適応となる病変は手術によるAVRと同様であるが，より低侵襲が要求される場合（超高齢，他疾患の併発や人工心肺の使いづらい状況）に考慮される。

■ 僧帽弁狭窄症（MS）

□ MSの程度が中等症以上で心不全症状があれば，手術を考慮する。あるいはAFが出現すれば手術を考慮してもよい。
□ うっ血に対しては利尿薬を処方する。AFとなっている患者には，レートコントロールと若干の強心作用を期待してジギタリスを処方する。

■ 大動脈弁閉鎖不全症（AR）

□ 中等度までであれば内科的治療を行う。うっ血に対しては利尿薬を処方し，収縮期高血圧があれば降圧薬を処方する。RA系阻害薬については，効果が認められたという報告と，逆に予後を悪くしたという報告が混在している。長時間作用型カルシウム拮抗薬は使用可能。
□ β遮断薬は，徐拍化により拡張時間を延長させて逆流量を増大させる可能性がある。
□ 手術のタイミングとしては，逆流の程度よりも左室機能に注目する。LVEFが高度に障害される前に手術を考慮する。LVEF＜30％ならば，手術はリスクが大きい。

■ 僧帽弁閉鎖不全症（MR）

☐ 僧帽弁逆流があるために，左室駆出は亢進状態となる。よって，見かけ上のLVEFは実勢よりも高いとみるべきで，僧帽弁手術後にはLVEFが低下すると想定しなければならない。LVEFが高度に障害される前に手術を考慮する。LVEF＜30％ならば，手術はリスクが大きい。

☐ volume overが内科的治療のターゲットになるので，利尿薬を処方する。RA系阻害薬などの血管拡張薬は，心拍出量を増加させて僧帽弁逆流量を減少させる。血圧に応じてACE阻害薬かARBを処方する。

☐ β遮断薬を積極的に使用することはない。ARの場合と同様に，徐拍化により拡張時間を延長して逆流量を増大させる可能性がある。ただし，左室収縮不全を本態とする機能的MRであれば，ACE阻害薬とβ遮断薬を考慮する。

☐ MRを基礎心疾患とする慢性心不全の場合には，逆流量よりも左心機能に注目して手術適応を考慮する。

☐ 左室の拡大あるいは形態が変化することによるMRは，機能性MR（あるいは虚血性MR）と呼ばれ，基本的にHFrEFに合併する。急性増悪時にはMR逆流量が増大し，HFrEFの治療を行うことによって逆流量が軽減する現象がよくみられる。

☐ 機能性MRの僧帽弁手術適応を決定するには，実勢のMRがどの程度であるかを知らなくてはならない。運動負荷によりMR逆流量が増えるかどうかで判断し得る。

☐ 慢性のHFrEFがデコるときに，機能性MRの存在が病態を修飾して悪化させる役割を果たしていると推定される場合には，手術を考慮すべき。

6）肺高血圧症および慢性右心不全

☐ 遭遇することが多いのは，左心不全に伴うPHと慢性血栓塞栓性肺高血圧症（CTEPH）。COPDに合併した慢性右心不全も増加してきている。

■ 左心不全に伴う肺高血圧症（PH）

☐ 肺血管抵抗が上昇していないタイプは，原疾患である左心不全の治療を行うことで改善が得られる。このような患者に安易に肺血管拡張薬を用いると，急激な肺うっ血をきたす可能性があり，特に注意する。

☐ 肺血管抵抗が上昇しているタイプは，たとえ左心不全が改善してもPHによる心不全症状が残存する。このような患者では，慎重に肺血管拡張薬を用いる。確立された治療薬はないが，エポプレステノール（フローラン®）やボセンタン（トラクリア®），シルデナフィル（バイアグラ®），タダラフィル（アドシルカ®）などが期待されている。

■ 慢性血栓塞栓性肺高血圧症（CTEPH）

- □ まずは内科治療として，抗凝固療法が適応となる．ワルファリンの投与量はINR 1.5～2.5程度．
- □ 右心不全による臓器うっ血や間質浮腫がみられる場合は，利尿薬を使用する．重症例では経口強心薬を考慮する．
- □ 肺血管拡張薬の使用には確立したものはない．しかし，ベラプロストナトリウム（プロサイリン®）やシルデナフィル（バイアグラ®），ボセンタン（トラクリア®）が効果的という報告がある．
- □ 外科的肺動脈血栓内膜摘除術は有効性が確認されている．近年では，カテーテルによる経皮的肺動脈拡張術（balloon pulmonary angioplasty：BPA）の有効性が報告されている．

■ 慢性閉塞性肺疾患（COPD）に合併した慢性右心不全

- □ 肺気腫と慢性気管支炎に代表されるCOPDは近年増加傾向にあり，それに続発する慢性右心不全，いわゆる肺性心も増加傾向にある．
- □ 治療は困難である．根本的治療ではなく，低酸素血症の軽減と緩和の方向に向かわざるを得ないことがある．
- □ 唯一有効性が認められているのが長期酸素療法であり，在宅酸素療法を含む．肺動脈の攣縮を解除し，肺高血圧と右心不全の進展を抑制するとされる．CO_2ナルコーシスを避けるために，1 L/min程度の低流量から始める．
- □ 慢性右心不全に伴う右心系うっ血に対して，多少の利尿薬を使わざるを得ないことがある．しかし，左心不全がない限りは，左心系前負荷を減少させるだけであり，運動耐容能はむしろ低下する．
- □ 肺血管拡張薬とされるヒドララジンやNO，カルシウム拮抗薬，プロスタサイクリンの有効性は証明されていない．
- □ 気道感染を契機として急性増悪し，同時に肺動脈圧の上昇をみることがある．感染症治療に並行して，呼吸管理を行う．

B-4 薬物治療（経口）と非薬物治療

1）薬物治療（経口）

- □ 慢性期心不全の薬物治療は，
  ① 心臓保護系薬物
  ② QOL改善系薬物
  に分けられる．
- □ RA系阻害薬とβ遮断薬は①心臓保護系であり，利尿薬と経口強心薬は心不全症状を緩和し運動耐容能を増強する②QOL改善系に属する．

■ レニン-アンジオテンシン(-アルドステロン)系(RA系)阻害薬
□ ACE阻害薬
- 重症慢性心不全における予後改善効果は確立している。大規模臨床研究で効果が実証されており使いやすいのは，エナラプリル(レニベース®)，カプトプリル(カプトリル®)，リシノプリル(ロンゲス®)，ペリンドプリル(コバシル®)などであるが，本邦で慢性心不全の保険適応がとれているのは，エナラプリルとリシノプリルのみ。
- 投与量については定まった見解がなく，心不全の改善度に用量依存性があるかどうかは不明。結局は血圧が下がりすぎないように，β遮断薬を導入する余地を残す程度の血圧を担保して用量を設定する。
- 投与の際は，低血圧・空咳・高K^+血症・腎機能障害・血管浮腫などの出現に注意点する。

□ アンジオテンシンⅡ受容体拮抗薬(ARB)
- ARBは空咳や血管浮腫といったACE阻害薬特有の副作用がなく，降圧作用も強力であり，使いやすい薬である。ただし，慢性心不全への保険適応はカンデサルタン(ブロプレス®)のみである。
- 根拠となったCHARM-alternative試験では，プラセボに対して死亡および心不全入院のリスクを減少させた(Granger CB. Lancet 2003)。この試験は，ACE阻害薬に忍容性のない心不全患者を対象としている。
- ARBとACE阻害薬を比較すると，心不全予後改善効果においてARBはACE阻害薬に対する優越性を示せていない。
- 慢性心不全に対してのARBのポジションは「RA系を抑制したいが，ACE阻害薬に忍容性がない」患者を対象とする。

□ アルドステロン受容体拮抗薬(カリウム保持性利尿薬)
- 比較的重症のHFrEF患者を対象としたRALES試験により，スピロノラクトンの有効性は確立した(Pitt B. N Engl J Med 1999)。
- RALES試験の対象はACE阻害薬やβ遮断薬による標準治療がなされている患者で，スピロノラクトン(アルダクトンA®)は既存の慢性心不全治療薬への上乗せで予後改善効果を認めた。慢性心不全には積極的に使っていきたい。
- ただし，高K^+血症には注意する。また，スピロノラクトン特有の副作用として女性化乳房がある。同じくアルドステロン受容体拮抗薬であるエプレレノン(セララ®)には，この副作用がない。
- エプレレノンはNYHAⅡの軽症HFrEF患者を対象としたEMPHASIS-HF試験において，心血管死亡と心不全入院を低下させた(Zannad F. N Engl J Med 2011)。

■ β遮断薬

□ β遮断薬のエビデンス
- NYHA Ⅲ～Ⅳの重症慢性心不全2,289例を対象としたCOPERNICUS試験では，カルベジロール（アーチスト®）により有意に総死亡の改善がみられた（Packer M. N Engl J Med 2001）。β遮断薬は交感神経活性の亢進を抑制し，左室リモデリングを抑制する。さらに，左室径の縮小とLVEFの改善といったリバースリモデリングをもたらす。
- 日本人の慢性心不全を対象としたMUCHA試験では，生命予後改善はカルベジロール5 mgから得られており，LVEFは用量依存性に改善効果が得られた（Hori M. Am Heart J 2004）。

□ カルベジロールの用量については様々な意見がある。欧米では，1日量として50 mg程度が標準的にみられる。日本においては最大用量設定が20 mgとなっており，さらに慢性心不全に対する使用成績調査では，平均して＜10 mgの投与しかなされていない現実がある

□ J-CHFは，日本人慢性心不全におけるカルベジロール至適用量を決定するためになされた前向き研究である。LVEF＜40％の慢性心不全を対象とし，カルベジロール1日量を2.5 mg，5 mg，20 mgに無作為化している。結果的に，この3群間で生命予後の改善効果に有意差はみられなかった（Okamoto H. Int J Cardiol 2013）。
- J-CHFによるβ遮断薬用量の解釈であるが，生命予後改善には2.5 mg/日で十分であるとするのは，症例数も少ないことから少々乱暴な感がある。ただし，心不全発症早期から，たとえ少量でもよいので開始すべきであるというのは間違いないだろう。

□ 様々な大規模試験から考えると，β遮断薬による心機能改善効果は用量依存性である。徐脈に対して忍容性があるならば，可能な限り増量するべきであろう。

■ 利尿薬

□ 利尿薬はうっ血を解除し，心不全症状を軽減させるのに最も有効な薬剤。ただし，利尿薬の投与は神経体液性因子の活性化をまねき，長期予後の改善につながらないことも事実。

□ ループ利尿薬の使用はRA系の活性亢進をまねくので，慢性期に漫然と投与することは慎まなければならない。しかし，体液量コントロールのためにどうしても利尿薬を必要とする患者は存在する。

□ J-MELODIC試験では，長時間作用型アゾセミド（ダイアート®）がフロセミド（ラシックス®）に比べて有意に心血管イベントを減少させた（Masuyama T. Circ J 2012）。慢性期心不全では，できる限り長時間作用型の利尿薬を使

用する．ただし，アゾセミドの利尿作用はフロセミドに比べて弱い．
□ ループ利尿薬抵抗性を呈する患者では，トルバプタン（サムスカ®）の使用を試みるのもよい．HFrEF患者を対象にトルバプタン長期投与の有効性を検討したEVEREST試験では，長期予後改善効果がみられなかったが，血清Na^+低値（＜130 mEq/L）症例では有意な生存率の改善を認めている（Ambrosy AP. Eur Heart J 2013）．

■ ジギタリス製剤
□ 徐拍化作用と若干の強心作用を併せ持つ．長期予後については一定の見解がない．HFrEF患者を対象としたDIG試験では，心不全死亡と心不全入院を減少させた（Digitalis Investigation Group. N Engl J Med 1997）が，逆にジギタリスは心不全予後を悪化させるとの報告もある．
□ いわゆる治療域と中毒域が近接しており，使いにくい薬の代表．血中ジギタリス濃度をモニタリングする必要がある．0.5〜0.8 ng/ml程度の血中濃度で低めにコントロールするのが安全．
□ 古い薬であり，有効性を示すエビデンスに乏しい．それでも，頻脈性AFを伴う心不全には使用してみる価値がある．

■ 経口強心薬
□ 使用可能な経口強心薬としてピモベンダン，デノパミン，ドカルパミンがある．かつては日本発の経口強心薬ベスナリノンがあったが，現在は販売中止となっている．
  ● ベスナリノンはPDEⅢ阻害作用をもつ経口強心薬で，心収縮力増強作用が認められた．しかし，VEST試験において用量依存性に慢性心不全の予後を悪化させた（Cohn JN. N Engl J Med 1998）．日本においては細々と使用されていたが，現在は販売中止になっている．
□ ピモベンダン（アカルディ®）は現在使用可能な経口強心薬のなかで，効果と安全性のバランスが良い．
  ● ピモベンダンは，心筋トロポニンCに対するCa^{2+}結合親和性を高めることにより心筋のCa^{2+}感受性を増強する（Ca^{2+}センシタイザー）働きがあり，心筋収縮力を高める．同時にPDEⅢ阻害作用もあり，細胞内cAMP濃度を上昇させて心筋収縮力を増強させる．さらに，筋小胞体へのCa^{2+}再取り込みを促進することにより，心筋拡張機能を改善する作用も報告されている．
  ● 他の経口強心薬と同様に，心不全患者の予後改善は見込めない．しかし，慢性心不全患者のQOL改善には有効と考えられる．本邦でのEPOCH studyでも，運動耐容能の改善がみられた（EPOCH Study Group. Circ J

2002）．
- あくまでも症状改善と運動耐容能の改善目的で使用し，他の心不全治療薬が無効の場合にピモベンダンが有効なことがある．1.25 mg/日の少量から始めて，できるだけ2.5 mg/日にとどめる．最大用量5 mg/日では心室不整脈が多くなる傾向があるので注意する．
- 長期的なQOL改善目的に使用する以外に，必要時に心機能の底上げを図る目的でも用いられる．心不全急性期を脱しても静注カテコラミンのウィーニングでうっ血が再増悪する患者がいるが，ピモベンダンを上乗せすることにより静注カテコラミンからの離脱が容易になる場合がある．
- 重症のHFrEFでは，β遮断薬の導入に難渋することも多い．ピモベンダンはβ受容体を介さずに強心作用を発揮するので，β遮断薬の導入や増量を容易にする．

Technical Memo ▶▶▶

これから出てくる新規心不全治療薬

● ivabradine

洞結節に作用する選択的I_f電流阻害薬である．陰性変時作用のみを発揮して心拍数を減少させ，収縮能には影響を与えない．

2010年発表のSHIFT試験では，心拍数＞70/minのHFrEF患者を対象として，ivabradineとプラセボ薬を無作為化二重盲検試験で検討している．死亡および心不全入院の複合エンドポイントにおいて，ivabradineの有効性が認められた（Swedberg K. Lancet 2010）．

ただし，心血管死亡については，プラセボに対する有意差を示せなかった．この点においてβ遮断薬とは根本的に異なる．ivabradineは「陰性変力作用のないβ遮断薬ではない」ことに注意が必要．

左室充満時間を十分に確保できることは，拍出量の増加につながる可能性はある．しかし，具体的にどのようなタイプの心不全に効果があるのかは今後の研究次第である．そもそも，β遮断薬がなぜ心不全の予後を改善するのかさえ，我々はわかっていない．

● LCZ696

ネプリライシン阻害薬（sacubitril）とARB（バルサルタン）の合剤である．ネプリライシンは蛋白分解酵素の一種で，心臓においてはナトリウム利尿ペプチド（ANP，BNP）を分解する．sacubitril投与によりナトリウム利尿ペプチドの代謝分解が抑えられ，血管拡張作用とナトリウム利尿作用が期待できる．

さらに降圧作用を期待してRA系阻害薬との合剤として開発された．ACE阻害薬との合剤を試したところ，血管浮腫の副作用が強すぎたため，ARBとのカップリングに落ち着いた．

HFrEFを対象としてエナラプリルとの比較を行ったPARADIGM-HF試験では，全死亡および心血管死を有意に減らした（McMurray JJ. N Engl J Med 2014）。

ACE阻害薬とβ遮断薬は慢性心不全の標準薬として広く認知されているが，今のところ，ARBをはじめ利尿薬・強心薬はことごとく予後改善効果を見いだせなかった。LCZ696は久々に登場した期待のもてる心不全予後改善薬である。

投薬中の心不全マーカーとしてBNPを用いることはできない。しかし，NT-proBNPはBNPの前駆物質から切り出された断片であるので，LCZ696によるBNP増加とは無関係に心室筋のストレッチの状況を表す。実際に，ネプリライシン阻害薬単剤投与によりNT-proBNPは減少する。

2）非薬物治療

■ 心臓リハビリテーション（心リハ）

- □ 日本循環器学会の心血管疾患におけるリハビリテーションに関するガイドライン（2012年改訂版）では，慢性心不全患者への運動療法はClass Iの適応であり，急性心不全から離脱した安定期に心リハプログラムを実施することが推奨されている（Class IIaの適応）。
- □ 急性期から慢性期へのスムーズな移行のためにも，心リハは欠かせない。例えば，血行動態が安定していれば，静注薬投与中であっても低強度の理学療法や運動療法は推奨される。
- □ 慢性心不全における運動耐容能低下は，低LVEFや低心拍出だけが原因ではなく，むしろ心拍出を受け止める骨格筋の問題であることが多い。
  - ● 特に入院臥床が長くなると，骨格筋の活動不足から適切な調節機構の破綻（deconditioning）が生じる。
  - ● 骨格筋は，使わなければ3日ほどで廃用萎縮が始まる。

  骨格筋のdeconditioningと廃用萎縮により，運動耐容能の低下が起こる。
- □ 運動療法による運動耐容能の上昇にも，
  - ● 心筋灌流の改善や心機能回復による心臓効果（中枢効果）
  - ● 活動骨格筋レベルの改善によりもたらされる末梢効果

  がある。慢性心不全患者の場合には，末梢効果による運動耐容能の改善がほとんどを占める。運動耐容能の上昇は，好気性代謝のみで可能な運動活動範囲の増加を意味し，運動時の疲労感を減少させる。
- □ 心リハの適応と運動処方の実際
  - ● 基礎心疾患が何かによらず，あらゆる安定した心不全は心リハの対象となる。NYHA II～IIIが適応とされ，NYHA IVおよび増悪中の心不全や心筋虚血が誘発される患者は適応ではない。
  - ● まずはベッド上での関節可動域訓練から始まり，低強度レジスタンス運動

（軽い筋力トレーニング），離床してからは廊下歩行などの病棟リハを行う。
- 心リハ室への出棟が可能となれば，運動強度と時間・頻度を決定して運動処方を行う。最初は低強度・短時間の運動を2回繰り返すことから開始し，徐々に時間と強度を増していく。
- 運動療法初期には心不全増悪のリスクがあるので，うっ血の所見がないかをチェックする。
- 運動強度の決定には，呼気ガス分析併用心肺運動負荷試験（cardiopulmonary exercise testing：CPX）を実施することが望ましい。運動強度は，運動時の酸素摂取量を測定して設定する。嫌気性代謝閾値（anaerobic threshold：AT）レベルの運動は，心不全患者でも安全に施行できるとされている。

Technical Memo ▶▶▶

嫌気性代謝閾値（AT）とは？

ATの定義は「運動強度の増加する過程で有機的代謝に無機的代謝が加わり，それに伴うガス交換の変化が生じる直前の仕事量または運動強度」とされている。

ATの意義を理解するために，以下のことを知っておく。
- 運動負荷試験で得られる運動耐容能の指標には2つある。
  ①最大負荷での指標
  ②亜最大（最大下）負荷での指標
- 心不全患者を対象とする場合には，②の指標を評価しなければならない。この負荷量の決定にATが参考となる。
- 呼気ガス分析を併用した心肺運動負荷試験を行うことにより，②の運動耐容能が評価できる。

心肺運動負荷試験で得られる指標のうち，酸素摂取量（$\dot{V}_{O_2}$）と二酸化炭素排出量（$\dot{V}_{CO_2}$），換気量（$\dot{V}_E$）に注目すれば，ATの地点がわかる。

運動強度を上げていくと，$\dot{V}_{O_2}$, $\dot{V}_{CO_2}$, $\dot{V}_E$は同じような勾配で増加していく。ちなみに，最大負荷近くまで運動強度を上げると，$\dot{V}_{O_2}$はもはや増加せずにプラトーとなる。これを最大酸素摂取量（$\dot{V}_{O_2}max$）という。心不全患者の運動負荷では，ここまで運動強度は上げない。

$\dot{V}_{O_2}$の増加は，$\dot{V}_{O_2}max$に達するまではほぼ直線的な勾配を示す。ところが，$\dot{V}_{O_2}max$に達するまでの間に，好気性代謝（有酸素エネルギー産生）ではエネルギー（ATP）供給不足となり，嫌気性代謝（無酸素エネルギー産生）の併用を必要とする時期がくる。これ以降は炭酸ガスと乳酸の産生が多くなるので，$\dot{V}_{CO_2}$と$\dot{V}_E$の増加勾配が$\dot{V}_{O_2}$の増加勾配を上回る。この地点をATという（図3B-12）。心不全患者では嫌気性代謝が早期に出現し，ATレベルの運動強度が低下する。

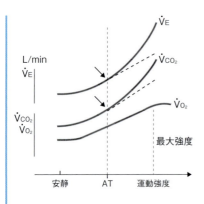

図3B-12 ATとは。矢印は勾配の変曲点。

ATレベルの運動強度は日常生活レベルをよく反映するので，心不全患者の運動能力の指標としては$\dot{V}_{O_2}max$よりも利用価値が高い。

心不全患者に運動療法を行うと，LVEFは変化しなくても，末梢運動器効果により運動耐容能が改善してATが上昇する。

■ 呼吸療法と睡眠時無呼吸（sleep apnea：SA）

☐ 閉塞性睡眠時無呼吸（obstructive SA：OSA）と中枢性睡眠時無呼吸（central SA：CSA）がある。さらに広い範囲で睡眠中の呼吸障害を総称した定義が，睡眠呼吸障害（sleep disordered breathing：SDB）である。
- 物理的な気道の圧迫によるものがOSAであり，一般によくみられるものである。OSAでは睡眠時に低酸素状態に曝されることによる夜間交感神経活性の亢進がみられており，心不全の発症リスクを高めることが示されている。
- 逆に，重症心不全においてよくみられるCSAがCheyne-Stokes呼吸（CSA with Cheyne-Stokes respiration：CSR-CSA）である。CSR-CSAは周期的に呼吸の深さが変動する呼吸様式であり，重症HFrEF患者においては心臓死の独立した規定因子とされる。

☐ SAの存在は心不全を増悪させ，また予後を規定することになるので，慢性心不全の入院中にスクリーニングを行いたい。パルスオキシメーターを用いて簡便にスクリーニングを行い，疑わしい場合は睡眠ポリグラフィ検査（polysomnography：PSG）を行う。

☐ OSAに対する治療の原則は，肥満の改善が第一である。飲酒習慣の改善も重要な要因であり，解剖学的に気道狭窄・閉塞をきたすものがあれば，これに対する治療を検討する。
- 中等度以上のOSAに対しては，CPAP療法が適応であり，夜間の交感神経活性亢進を抑制する。心不全の進展・増悪を抑制することが期待できる。

☐ 一方で，CSR-CSAには確立した治療がない。原疾患となっている慢性心不

全の治療を継続する。

■ **デバイス治療—ICD，CRT**［p.60「ICD，CRT/CRT-D」も参照］
□ ICD
- 持続性VTとVFに対する二次予防目的でのICD植込み術は，その適応が確立している。もともと低心機能の慢性心不全ではVT/VFによる心臓突然死が多く，積極的な適応となる
- 日本循環器学会の不整脈の非薬物治療ガイドライン（2011年改訂版）では，低心機能（LVEF≦35％）の慢性心不全症例（NYHA Ⅱ以上）に対する一次予防目的の植込みはClass Ⅱa以上となっている。
- ACCF/AHAガイドライン（2012改訂版）では，低心機能の慢性心不全におけるICDの一次予防はClass Ⅰの適応である。日本においてはICDの適応がやや厳しい。
- ICDによる心臓突然死予防効果は絶大であるが，そもそも日本においては心臓突然死が欧米に比べて少ないということが背景にある。
- しかしながら，できるだけICDが作動しないように，十分な内科治療を尽くす必要がある。基本的には心保護のための治療を行い，β遮断薬を可能な限り増量しなければならない。

□ CRT
- CRTには，
  ▶ ペーシング機能のみをもつCRT-P
  ▶ ICD機能を併せ持つCRT-D
  がある。CRTの適応となるような慢性心不全では致死的不整脈のリスクも高いので，CRT-Dが適応とされることが多い。
- CRTの適応は，
  ▶ 薬物療法に抵抗性のNYHA Ⅲ～Ⅳの慢性心不全で
  ▶ LVEF≦35％
  ▶ QRS幅≧120 ms
  とされている。洞調律であればClass Ⅰの適応であり，AFであればClass Ⅱaの適応である。
- 低心機能・心室同期不全を伴う慢性心不全患者において，LVEFの改善，運動耐容能の向上，機能性MRの改善が期待される。
- 一方で，CRTはすべての心不全患者に有効なわけではなく，Class Ⅰの適応であってもnon-responderが存在する。その見極めは難しい。
- 日本循環器学会の慢性心不全治療ガイドライン（2010年改訂版）を見ると，CRTの適応に関してdyssynchronyの有無は記載されていない。理論的にはdyssynchronyのある患者のほうが効果的に思えるが，実際には異

論もある．また，dyssynchronyを定量的に評する方法も定まっていない．
- しかし，CRTの適応を考えるときには心エコーで左室中隔-側壁のdyssynchronyを確認しておくほうがよい．やはりdyssynchronyが明確な患者のほうが期待をもてる．さらに幅の広いQRSのなかでも完全右脚ブロック（CRBBB）よりも完全左脚ブロック（CLBBB）のほうで効果が期待できる．
- OMIによるICMでは，左室側壁ペーシング部位に注意する．ちょうどviabilityのない梗塞部位であったりすると，CRT効果は期待できない．

■ Stage Dに対する非薬物治療

□ Stage Dは最大限の内科治療を尽くしても抵抗性の心不全状態で，適応があれば補助人工心臓（VAD）あるいは心臓移植を考慮する．

□ VAD適応の国際基準がINTERMACS（Interagency Registry for Mechanically Assisted Circulatory Support）（Stevenson LW. J Heart Lung Transplant 2009）であり，Profile 1〜7に分類されている．Profile 1〜6がStage Dにあたる．
- Profile 1……重度の心原性ショックであり，通称「crash and burn」と呼ばれる．臓器灌流不全が現在進行形で悪化していく状態で，待ったなしである．
- Profile 2……静注強心薬によっても悪液質が進んでいく進行性の衰弱であり，「sliding on inotropes」と呼ばれる．
- Profile 3……静注強心薬に依存した状態下で，安定した血行動態と臓器灌流が得られている状況であるが，強心薬のウィーニングが困難な病態である．通称「dependent stability」と呼ばれる．
- Profile 4……自宅で経口薬コントロールができているが，日常生活範囲でうっ血症状がみられる状態である．入退院を繰り返す患者であることから「frequent flyer」と呼ばれる．
- Profile 5・6……安静状態では心不全症状なく過ごせるが，労作不耐容（Profile 5）であったり，制限付き軽労作可（Profile 6）であったりする状態である．Profile 5は基本的に自宅内のみの活動で，部屋間移動に困難を伴う．
- Profile 7……NYHA Ⅲで，進行したもの．

□ 日本におけるVAD植込みは，市販後レジストリーであるJ-MACS（Japanese registry for Mechanically Assisted Circulatory Support）に登録される．J-MACSのVAD適応分類はINTERMACSに準じている．

□ VAD植込みはProfile 2・3が9割を占める．VADの成績は植込み時期によって大きく変わる．Profile 1では基本的には体外式VAD，Profile 2・3は

植込み型VADが用いられるが，Profile 1の生存率はProfile 2・3に比べて低い。
- □ 臓器灌流が保てるか保てないかのギリギリのところでVADを決断するのではなく，前段階でVADあるいは心臓移植を検討し始めることが重要。Profile 1の心原性ショックはVADを装着しても予後不良であり，植込み型VADの適応とはならない。
- □ INTERMACS Profile 3がVAD植込みと心臓移植登録に最も良い適応となる。逆にProfile 4で入院させずに引っ張りすぎると，多臓器障害が進行して良くない結果になることがあり，注意が必要。

■ 左室補助人工心臓（LVAD）
- □ LVADの植込み目的は，その適応によって異なる。2013年の日本循環器学会の重症心不全に対する植込み型補助人工心臓治療ガイドラインなどに基づいて整理したものを，表3B-1に示す。
- □ 日本における植込み型VADの保険適応は1（BTT）のみである。
- □ 植込み型VADを装着することにより，多臓器不全の改善をみることは多い。欧米ではそれを見越して2（BTC）を行う場合もあるが，日本では適応がない。
- □ 心臓移植の適応がない重症心不全でも，欧米では3（DT）が行われ，患者は内科的治療のみでは得られない生命予後と良好なQOLを得ている。本邦では承認されていないが，VADの性能向上とともに検討していかければならない課題である。
- □ 例えば，INTERMACS Profile 1の「crash and burn」で来院したDCMなどは，心臓移植適応の判断が困難である。このような場合，救命して移植適応を判断するまでのVAD使用が5（BTD）である。日本ではまず経皮的心肺補助装置（PCPS）が使用される。
- □ VADの装着により心筋リバースリモデリングがみられ，VADから離脱できることがある。「目的」というよりも結果的に6（BTR）となる患者がいる

表3B-1 LVADの植込み目的

	目的	概要
1	bridge to transplantation（BTT）	心臓移植待機のためのVAD装着
2	bridge to candidacy（BTC）	心臓移植適応見込みでのVAD装着
3	destination therapy（DT）	長期在宅VADフォロー
4	bridge to bridge（BTB）	体外式VADから植込み型への交換
5	bridge to decision（BTD）	救命目的の一時的使用
6	bridge to recovery（BTR）	自己心機能回復のためのVAD装着

が，その見極めの指針はまだない。
- [ ] VADの種類
  - 日本ではPCPSと呼ばれることの多いVAバイパスによる補助循環法も，欧米ではVADと呼ばれる．日本で一般に言われるところのVADには，体外型VADと植込み型VADがある．
  - 体外型VADは，左房あるいは左室から脱血して体外設置のポンプから上行大動脈へ送血する．現在日本で使用できる体外型VADは，拍動流ポンプを用いたNIPRO-Toyoboタイプである．
  - 植込み型VADも初期には拍動流型であったので，駆動部分が非常に大きく，胸腔には余地がないので腹腔内に設置された．現在の植込み型VADは，拍動のない連続流ポンプを用いている．ポンプには遠心ポンプと軸流ポンプがあり，その軸受方式も接触軸受から浮上型非接触軸受へと変化してきている．

■ 心臓移植
- [ ] 適応は植込み型VADと同じで，「十分な標準治療」を施しても抵抗性のStage D心不全．
  - 「十分な標準治療」とは，主にRA系阻害薬やβ遮断薬が十分量処方されていること．虚血の解除はもちろんのこと，CRTの施行や二次性心筋症であれば，原疾患の治療が十分になされていることも含まれる．
- [ ] 適応除外条件
  - 年齢については，以前は60歳未満が望ましいとされていたが，最近になり65歳に引き上げられた．
  - 不可逆的な肝不全・腎不全は絶対的除外条件．活動性感染症，薬物依存症，悪性腫瘍も絶対的除外条件とされる．
  - インスリン依存性糖尿病，精神神経症，活動性消化潰瘍などは相対的除外条件となる．
- [ ] 心臓移植適応の判断には，循環器内科と心臓外科はもちろんだが，多職種によって構成されるハートチームでディスカッションを行う．循環器内科医，心臓外科医，看護師，臨床工学士を中心として，薬剤師や栄養士，医療ソーシャルワーカー，理学療法士などの職種が含まれる．

参考文献
- 伊藤浩 編. 変貌する心不全診療. 南江堂, 東京, 2012.
- 藤井謙司 編. ICD・CRT・CRT-Dハンドブック. 中外医学社, 東京, 2010.
- 心不全の実地診療. Medical Practice 2014；31：no.3.
- 日本循環器学会/日本心臓血管外科学会合同ガイドライン（2011-2012年度合同研究班

報告）重症心不全に対する植込型補助人工心臓治療ガイドライン. http://www.j-circ.or.jp/guideline/pdf/JCS2013_kyo_h.pdf
- 日本循環器学会. 循環器病の診断と治療に関するガイドライン（2009年度合同研究班報告）慢性心不全治療ガイドライン（2010年改訂版）. http://www.j-circ.or.jp/guideline/pdf/JCS2010_matsuzaki_h.pdf
- 日本循環器学会. 循環器病の診断と治療に関するガイドライン（2011年度合同研究班報告）肥大型心筋症の診療に関するガイドライン（2012年改訂版）. http://www.j-circ.or.jp/guideline/pdf/JCS2012_doi_h.pdf
- 日本循環器学会. 循環器病の診断と治療に関するガイドライン（2009-2010年度合同研究班報告）拡張型心筋症ならびに関連する二次性心筋症の診療に関するガイドライン. http://www.j-circ.or.jp/guideline/pdf/JCS2011_tomoike_h.pdf

C 長期管理

C-1 心不全長期管理の実際
C-2 長期管理における診察と検査
C-3 長期管理の心不全治療
C-4 長期管理のための心不全チーム医療
C-5 長期管理のための地域連携

C-1 心不全長期管理の実際

- □ 外来通院中の心不全患者を対象とする。基礎心疾患によらず，すべての慢性心不全が管理対象となる。
- □ 外来における慢性心不全診療は，体重管理と血圧管理がほぼすべて。
- □ 目的は，ICD/CRTを含む心不全標準治療を行っているStage C慢性心不全患者の心不全再入院を回避すること。

C-2 長期管理における診察と検査

- □ 心不全長期管理の対象は，基本的には安定した慢性心不全患者。心臓そのものは変化していないと考える。
- □ 急性増悪してデコる原因のほとんどがvolume over。長期管理においては，体液量コントロールのための診察と検査が主体となる。

1) 身体所見

- □ 体重管理が最も重要。退院時の体重あるいは，調子のよいときの体重を指標として±2 kg以内におさまることが目標。
- □ 症状では，うっ血に伴う労作時息切れの有無を来院ごとに問診する。具体的には，「最寄駅から歩くことができましたか？」「途中で休みましたか？」「駅の階段は休まずに昇れましたか？」など。
- □ 身体所見では，頸静脈怒張の有無，呼吸音，下腿浮腫の有無を診察する。

2) 検査所見
■ 胸部X線写真
- □ 肺静脈陰影，肺動脈の太さに注意してうっ血の程度をみる。1枚の写真のみで判断するのではなく，経時的な変化をみることが大切。
- □ いわゆるサードスペースに体液貯留をきたす場合は，X線写真で胸水量を評

価する。

■ 心電図
□ 長期でフォローしていれば，心筋傷害の進展に伴ってQRS幅の広がりや電位の低下，R波の減高がみられるが，いずれも非特異的。
□ ホルター心電図は，心不全における不整脈管理に重要。DCMあるいはICMにおける心室不整脈・心室頻拍は予後を規定する。AFの新規出現は，心不全の予後を悪化させる。

■ 心エコー
□ 左室径・壁厚の計測値は，年単位の経過で変化する。HFrEFによる左室リモデリングの進行例では，左室径の拡大と壁厚の菲薄化をフォローする。β遮断薬の効果がみられれば，半年程度を経てLVDsの縮小，LVEFの改善がみられる。
□ 肥大型心筋症で安定した患者であっても，年に1回程度は心エコーでフォローする。年単位の経過で拡張相に移行する患者がいる。
□ ドップラーによる評価は，その時々におけるうっ血の状態を表す。僧帽弁逆流量の増加や三尖弁逆流圧較差（TRPG）の増大は，血管内volume overを示唆する。少なくとも月単位のフォローとなる長期管理では，1回の結果で判断するのではなく，長期的な変化をみて，体重などの身体所見と併せて判断しなければならない。

■ 血液検査
□ 腎機能は長期予後を左右する。慢性心不全では腎機能も経時的に悪化して，心不全経年変化と同様の変動を示す。心不全入院を経験すれば，落ち込むのも同様である。

Technical Memo ▶▶▶

心臓と腎臓：コルシカの兄弟

慢性心不全における腎機能変化（悪化）は，心機能低下を原因とした腎前性の要素が強い。病初期にはおそらく可逆性で，心不全の改善によって腎血流が担保されれば回復する。しかし，慢性心不全がデコるたびに腎実質に不可逆的変化が生じていく。デコると心筋トロポニンが漏れて心筋細胞に不可逆的変化が加わっていく過程とまったく同じ。

加えて，腎臓そのものの変化も考慮する。すなわち，高血圧や糖尿病により腎臓は構造的に壊れ，ネフロンが減少していく。腎臓は身体の恒常性維持に最も関与する臓器の1つであり，腎機能の悪化は体液量コントロー

ルに非常に不利。さらに，高血圧のほとんどは腎臓によって作られる。レニン-アンジオテンシン系を活性化して，末梢血管の収縮をきたす。腎動脈周囲には交感神経求心路があり，交感神経系の活性亢進をきたす。

慢性心不全患者では，消化管出血などがないのに貧血をみることが多い。これを「cardio-renal-anemia syndrome」と呼び，慢性心不全-慢性腎臓病-貧血の三者が，お互いに原因となり，結果ともなる悪循環を形成する（図3C-1）。

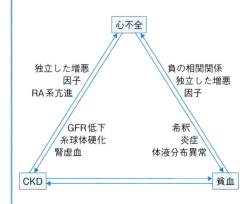

図3C-1 cardio-renal-anemia syndrome

腎機能は心不全の予後を規定する。重症心不全において，GFRはNYHA分類の重症度やLVEFの低下に勝るとも劣らない予後予測因子である。心不全治療においては，腎保護を意識していなければならない。

■ BNP，NT-proBNP

- □ BNP（NT-proBNP）をマーカーとすることで，左室壁のストレッチを感知して左室拡張末期圧の上昇を鋭敏にモニターできると考えられる。では，BNP（NT-proBNP）ガイドの長期管理はアリか？
- □ 慢性心不全の管理に使用できるかについては，様々な意見がある。少なくとも，BNPガイド心不全治療で生命予後が改善したという話はない。また，普遍的な目標値はなく，腎機能によっても左右される。患者によっては，非常な高値であっても症候は安定していることがある。
- □ 個々の患者ごとにBNPの経時的変化をみることは，長期管理を行ううえで役に立つ。体重の変化と一緒に総合的に考えて，うっ血の程度を推測することができる。

C-3 長期管理の心不全治療

■ 薬物治療

- □ 退院時に処方されている薬物は，基本的には踏襲する。しかし，血圧や体重

の管理はどうしても入院中と比べて甘くなる．チーム医療を活用してできる限りの指導を行うが，処方の追加が必要となることも多い．
☐ 大雑把には，血圧は夏場に下がり，冬場には上がる．季節ごとに降圧薬・血管拡張薬のファインチューンが必要．
☐ 体液量コントロールも季節性を考慮する．患者それぞれに水分摂取の仕様は異なる．高齢者のなかには，夏場でも水分をあまり摂らない患者がいる．その場合，利尿薬のファインチューンをしなければ脱水から低心拍出量症候群（low output syndrome：LOS）をきたす．
☐ 入院中に導入された強心薬も，そのまま継続するのが基本．逆に，新たに強心薬を始めようと思ったときには，いったん入院させるのが無難．
☐ 外来での薬物治療に行き詰り入院加療を考慮するのは，体液量コントロールが不良になってきたとき．すなわち，ループ利尿薬抵抗性となったときは入院の適応である．

■ 非薬物療法
☐ 入院中から行っていた心リハ・運動療法は，退院後も継続する．
☐ 長期管理には呼吸療法も大切．閉塞性睡眠時無呼吸（OSA）をそのままにしておくと，再入院のリスクになる．治療の中心となるのは陽圧呼吸法．自宅での長期管理には，病院で使う通常の持続的陽圧呼吸（continuous positive airway pressure：CPAP）よりも忍容性の良い補助換気（adaptive servo ventilator：ASV）が便利．
- ASVにおける陽圧換気は，その圧が固定ではなく，患者の呼吸様式に適応（adaptive）させて変動させるのが特徴である．圧の変化を滑らかにすることで，陽圧に伴う不快感を減少させる．ASVは機械自体が小さく，自宅での長期管理に向いた設計である．
- 心不全の長期管理において，陽圧呼吸が予後を改善させるかどうかについては異論もあり，確定していない．陽圧呼吸には大なり小なり強制換気に近似した不快感を伴う．無理な使用は，かえって交感神経活性を亢進させるリスクがある．
- CPAPにせよ，ASVにせよ，患者の呼吸様式と機械補助が同調して不快感を生じさせていないようであれば，心不全増悪を防ぐ効果は十分にあると考えてよい．

Case

他山の石—良かれと思ったことも
80歳代，女性．陳旧性側壁心筋梗塞と糖尿病，CKDの既往がある．微熱と感冒様症状があり，他院から消炎鎮痛薬を処方されていた．朝起床後

に息苦しさを伴う胸部圧迫感を主訴に来院した。以前の冠動脈造影ではRCAにびまん性に50%程度の狭窄，#6：50%，#8：90%，左回旋枝優位の冠構築で#13：75%，#14：99%。eGFR=25〜30 ml/min/1.73 m^{2}のCKD。直近の心エコー所見は，LA 41 mm，LVDd/Ds 52/36 mm，IVS 8 mm，PW 8 mm，LVEF 49%，IVC 18 mm，TR I度，TRPG 32 mmHg。側壁〜後壁：akinesis，下壁：severe hypokinesis。severe MRを認めた。

来院時の心電図では，以前と比べて有意なST-T変化なし。血液検査では，RBC 274万/μl，Hb 7.4 g/dl，Ht 21.1%の貧血と，Cr 1.60 mg/dl，eGFR 24.6 ml/min/1.73 m^{2}のCKDを認めた。

胸部圧迫感は貧血により心筋虚血が生じているためであると判断して，赤血球濃厚液2単位を4時間で投与した。当日深夜，呼吸困難が出現しADHFを発症した。

来院時と輸血後の胸部X線写真を示す（図3C-2）。

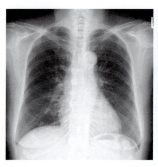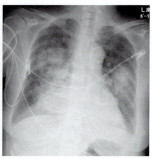

図3C-2 胸部X線写真。左：来院時。特に肺うっ血所見を認めない。右：輸血後ADHF。急激な肺うっ血像を呈しており，flash pulmonary edemaの状態である。

今回が初回心不全であったが，もともとHFpEFの要素を多くもっていたと思われる。

➡不用意な輸血は想定外の負荷となることがある。注意！

C-4　長期管理のための心不全チーム医療

☐ 心不全の再増悪・再入院の原因を整理すると，ほとんどが生活習慣や患者個人の理解度に起因する。

☐ これらに介入していくことは，医師のみでは不可能であり，心不全チーム医療が求められている。慢性心不全看護認定看護師制度も発足しており，専門性の高い看護師による介入が期待されている。

☐ 看護師による診療補助業務や生活指導・患者教育のほかにも，理学療法士による運動療法，薬剤師による服薬指導，栄養士による栄養サポート指導，

表3C-1　心不全患者の意識を高めるための質問例（大阪警察病院心不全外来）

飲水量はきちんと守っていますか？	はい / いいえ
体重は測っていますか？	はい / いいえ
薬はきちんと飲んでいますか？	はい / いいえ
無理な活動はしていませんか？	はい / いいえ
感染予防はしていますか？	はい / いいえ
血圧は測定していますか？	はい / いいえ
塩分に注意していますか？	はい / いいえ
心不全の症状を言えますか？	はい / いいえ
禁煙とアルコール制限をしていますか？	はい / いいえ
調子のよいときには無理のない範囲の歩行をしていますか？	はい / いいえ
毎日，足のむくみがないか見ていますか？	はい / いいえ

表3C-2　慢性心不全専任看護師による心不全外来指導（大阪警察病院心不全外来）

- 心不全手帳の持参確認，記入状況の確認
- 体重測定について，測定状況と測定時間の確認・指導
- バイタル測定
- 水分摂取量，塩分摂取量（食事内容）の問診・指導
- 運動・活動状況の問診
- 自覚症状について，疲労感，息切れ，動悸，について聴取
- 心不全他覚所見の取得
- 服薬状況の確認
- 通所リハビリセンター，訪問看護師などと連携をとる

ソーシャルワーカーによる社会資源の活用などを合わせて心不全チーム医療とする。
- 心不全チーム医療では，主として患者と関わっていくのは医師以外の職種。通常の外来診療以外に特別な枠で心不全外来を設けて，生活の調整を細かく行うことも有効。
- 心不全外来では，日常生活の過ごし方などの面談や，食事や運動の指導を行う（表3C-1，3C-2）。これには最短でも30分が必要。

Technical Memo ▶▶▶

長期管理における水分制限と塩分制限

　安定した心不全長期管理においては，水分制限は一般に不要である。一方で，塩分制限は可能な限り退院後も継続する。
　体液量バランスは，その総量にせよ，分布様式（stressed volumeとして存在するか，unstressed volumeとして存在するか）にせよ，Na^+の動態とほぼ一致する。ほとんどの場合，Na^+貯留は水貯留を意味しており，

塩分制限はそれなりの意味をもつ。
　では，低Na^+血症を呈した患者に対してはどうするか？
　日本循環器学会の慢性心不全治療ガイドライン（2010年改訂版）では，重症心不全で低Na^+血症をきたしている患者に対して水分制限を推奨している。塩分制限はそのまま継続でよいであろう。
　十分な内服治療が行われている状況では，RA系の活性は抑えられ，塩類は排泄されている。その状況下では，動脈系の灌流圧は低下（arterial fillingの低下）するためAVP系が活性化され，腎臓での自由水再吸収が亢進している。この病態が持続すると，塩類排泄型利尿薬（ナトリウム利尿薬）に抵抗性となるので，入院してトルバプタンを試みる。

C-5　長期管理のための地域連携

☐ 地域医療機関（地域での実地医家）に長期管理を依頼し，心不全の再増悪がみられれば再紹介してもらうことを地域連携と呼ぶ。
☐ 地域連携が可能となるには条件がある。患者を中心として，病院と地域医療機関の医師や看護師，リハビリや介護，社会的ケアに関わる多職種が情報を共有している必要がある。
☐ 病院と地域医療機関とで役割分担があり，治療のゴールを明確にして患者を支えていく姿勢が重要。例えば，
　● 基幹病院では2週間に1度の外来診療は不可能であり，どうしても外来の間隔が長くなる。
　● 実際には，血圧管理や体重管理は地域医療機関での細かい調整が必要で，心不全増悪による再入院を予防することに有効である。
　● 心不全における地域連携パスの試みがなされている。患者は基礎心疾患などの疾病情報の記載された心不全管理手帳を持ち，日々の体重・血圧・脈拍，症状，飲酒などを記載する。医療者側は，身体所見・血液検査結果や，体重と検査結果に対応した処方の変更，生活指導，運動処方などを記載し，病院と地域医療機関で情報の共有を行う。
☐ 心不全としては，退院時の状態が最も良い状況と考えられる。退院時の体重・血圧・脈拍を記録しておき，患者にも自覚症状との一致を体感でもって覚えておいてもらう。
☐ 例えば，体重が退院時より3kg増加したならば再紹介してもらいたい旨などを手帳に記載して，地域医療機関に知っておいてもらう。心ポンプ機能に余裕が少ない重症慢性心不全であれば，+2kgで再紹介してもよいかもしれない。
☐ 地域との連携は，医療機関に限ったものではなく，通所リハビリセンターや

訪問看護師との連携も重要。運動処方や，細かな服薬指示や生活指導を依頼できれば最もよい。しかし，普段の血圧を把握し，リハビリ時の運動強度とそのときの症状を知るだけでも大きな情報となる。

参考文献
- 日本循環器学会．循環器病の診断と治療に関するガイドライン（2009年度合同研究班報告）慢性心不全治療ガイドライン（2010年改訂版）．www.j-circ.or.jp/guideline/pdf/JCS2010_matsuzaki_h.pdf
- 坂田泰史 編．診断と治療のABC 106/心不全．最新医学別冊 2015．
- 生涯教育シリーズ74 心血管疾患診療のエクセレンス．日本医師会雑誌 2008；137：特別号(1)．

Part 4

処方のテクニック

A 薬物の種類と特徴

- A-1 血管拡張薬
- A-2 利尿薬
- A-3 レニン-アンジオテンシン（RA）系阻害薬
- A-4 β遮断薬
- A-5 強心薬
- A-6 ジギタリス

□ 心不全急性期および慢性期に使用する薬剤は，血管拡張薬，利尿薬，レニン-アンジオテンシン（RA）系阻害薬，β遮断薬，強心薬に分類される。

A-1 血管拡張薬

□ 心臓に対する負荷を軽減するには必須の薬物。末梢細動脈を拡張して後負荷を下げ，静脈系を拡張して前負荷を減らす。
□ 硝酸薬がその代表だが，ほかにヒト心房性ナトリウム利尿ペプチド（hANP），ニコランジルがある。

1）硝酸薬

● 作　用

□ 内皮細胞由来血管拡張物質，すなわちNOの供給源として働き，動脈系・静脈系をともに拡張する。

● 適応と目的

□ 超急性期（初療時）から急性期にかけての心不全。
□ 特に初療時に血圧の保たれた患者，クリニカルシナリオでいうとCS1または2が適応となる。vascular failureの急性期治療目的。
□ ショック例と低血圧例では禁忌と考えてよい。

● 種　類

□ 心不全で用いるものは吸入薬と静注薬。
□ 吸入薬……ニトログリセリン吸入薬（ミオコールスプレー®）
  ● 心不全超急性期（初療時）に用いる。門脈循環を通過しないために，肝代謝を受けない。すみやかに（投与後3分以内）効果が発現する。
  ● 副作用……頭痛，低血圧。
□ 静注薬……ニトログリセリン製剤（ミリスロール®）と硝酸イソソルビド（ニトロール®）

- 副作用
  - 頭痛，低血圧。循環体液量（特にstressed volume）の低下している患者や，大動脈弁狭窄症・閉塞性肥大型心筋症の患者では，低血圧性ショックに陥ることもある。

2）ヒト心房性ナトリウム利尿ペプチド（human atrial natriuretic peptide：hANP）

- 作　用
  - hANP（カルペリチド：ハンプ®）は，動脈系および静脈系に対する血管拡張作用と，近位尿細管におけるナトリウム利尿作用をもつ。
- 適応と目的
  - 心不全急性期。うっ血所見の強い患者は良い適応。低血圧患者に使用するときは，血行動態を評価して慎重に。
  - いわゆるナトリウム利尿薬を用いるとRA系の活性化が起こるが，hANPにはRA系抑制作用と交感神経活性抑制作用があるとされる。ループ利尿薬＋hANPやドブタミン＋hANPの組み合わせは，非常に利尿効果が強い。
  - 実際の心不全急性期診療では，利尿に最も効果的であった因子を特定できないことが多い。酸素化の改善だけでかなりの利尿が見込める。hANPは利尿薬というよりも血管拡張薬と考えて処方する。
- 副作用
  - 血圧低下。前負荷を下げる作用が比較的強いので，血管内stressed volumeが十分にあることを評価して投与しなければ心拍出量の低下をまねく。右心不全にも禁忌と考える。

3）ニコランジル

- カリウムチャネル開口薬であるニコランジル（シグマート®）は，冠血管拡張薬として発売されたが，2007年から急性心不全に対しての適応が追加になった。
- 作　用
  - 血管平滑筋K_{ATP}チャネルを開放して血管拡張を促す。また，構造式に硝酸基をもっており，NO供与の作用がある。
- 適応と目的
  - 心不全急性期の使用。冠動脈疾患を合併している患者には，なんとなく使いやすい。
    - 降圧作用は弱いので，過度の血圧低下を心配することなく使用できる。
    - 過度の降圧は少ないが，逆に効いているのかどうかはっきりしない。

Technical Memo ▶▶▶

カルシウム拮抗薬は心不全治療薬になり得るか？

　カルシウム拮抗薬は，L型Ca^{2+}チャネルに拮抗阻害して細胞内へのCa^{2+}流入を抑制することにより，血管平滑筋に対して拡張作用をもつ。降圧薬に分類されるが，末梢抵抗血管を拡張する作用があるので，後負荷軽減作用があるはず。しかし，一般には心不全治療薬とはされていない。大規模臨床試験ではカルシウム拮抗薬により慢性心不全の予後改善効果が得られなかったためである。例えば，LVEF＜30％の重症慢性心不全を対象にアムロジピンの効果を検討したPRAISE試験では，アムロジピンはプラセボに比べて優位性を示せなかった（Packer M. N Engl J Med 1996）。

　少なくとも短時間作用型のカルシウム拮抗薬は，心不全の病態にはよくない。第1世代とされる短時間作用型カルシウム拮抗薬には，しばしば反射性頻脈の副作用があった。血管拡張作用が強力であるため，反射性の交感神経活性亢進を伴う。これを「カテコラミンドライブ」という。

　特に慢性期心不全において，血圧管理は重要である。カルシウム拮抗薬は降圧作用も強く，使いやすい薬剤である。では，心不全に有効とまではいかなくても，心不全に使ってもよいカルシウム拮抗薬の条件とは何か？

　カテコラミンドライブをかけないことが第一。持続時間が長く一日中安定した作用をもつ第3世代カルシウム拮抗薬は，カテコラミンドライブをかけずに降圧する。アムロジピン（ノルバスク®，アムロジン®）とアゼルニジピン（カルブロック®）が該当する。

　シルニジピン（アテレック®）には，血管平滑筋細胞L型Ca^{2+}チャネルに加えて交感神経終末N型Ca^{2+}チャネルに対する拮抗作用がある。交感神経終末からのノルアドレナリン放出を抑制し，カテコラミンドライブをかけずに降圧する。輸出細動脈拡張による腎保護作用もあるので，心不全患者にも処方しやすい。

A-2　利尿薬

- 腎臓において糸球体濾過が保たれている状況では，1日当たり約200Lの原尿が作られる。原尿は，近位尿細管→Henleループ→遠位尿細管→集合管の経路で99％が再吸収される。
- 利尿薬は原尿の再吸収を阻害して尿量を増やす。例えば，99％の再吸収率が98％となれば，尿量は2Lから4Lに増加する。
- 利尿薬はその種類によって作用点が異なる（図4A-1）。
- 心不全に対して頻用するナトリウム利尿薬には，ループ利尿薬，サイアザイド系利尿薬，カリウム保持性利尿薬が該当する。これらの利尿薬は，糸球体濾過されたNa^+（＋水）の尿細管における再吸収を抑制することによって，

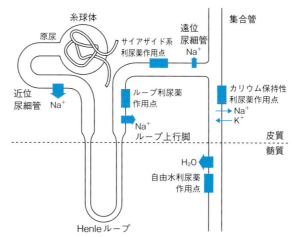

図4A-1　利尿薬の作用点

尿の形でNa^+と水を排泄する。

1）ループ利尿薬
● 作　用
- Henleループ上行脚に作用し，Na^+再吸収を阻害する。ここは糸球体濾過されたNa^+の30%近くが再吸収される場所である。
- 近位尿細管を除けば最も多くのNa^+が再吸収される場所で働くことから，利尿作用は強力。

● 適応と目的
- 心不全急性期および慢性期における除水目的。うっ血所見のある患者が適応。

● 種　類
- 心不全診療で主に使われるのは，フロセミド（ラシックス®），アゾセミド（ダイアート®），トラセミド（ルプラック®）。
  - 利尿の強さは，フロセミド＞トラセミド＞アゾセミド。
  - 作用時間は，アゾセミド＞トラセミド＞フロセミドの順に長い。
  - トラセミドはアルドステロン拮抗作用をもつことが特徴。フロセミドによる血清K^+値の低下が気になるときは役に立つ。
- 利尿薬の投与は，かえって神経体液性因子（交感神経系，RA系）の持続活性亢進をまねく。利尿薬の長期処方は，心不全の生命予後をかえって悪化させるとされている（Hasselblad V. Eur J Heart Fail 2007，Eshaghian S. Am J Cardiol 2006）。
  - 特に薬の作用が切れたときに，反射性に交感神経活性が亢進する。よって，慢性期処方には長期間作用型の利尿薬がよい。

- [ ] J-MELODIC試験によると，アゾセミドはフロセミドに比較して，慢性心不全の心血管死および入院を有意に抑制した（Masuyama T. Circ J 2012）。
- 副作用
- [ ] 電解質への影響（低Na^+血症，低K^+血症）と，代謝系への影響（高尿酸血症）。ループ利尿薬投与中の高尿酸血症は高頻度にみられる副作用。この場合の高尿酸血症は痛風発作を起こすことは少ないので，少々であれば容認できる。

> **Technical Memo ▶▶▶**
>
> ### ナトリウム利尿薬とRA系阻害薬
>
> 「ナトリウム利尿薬を処方するときは，必ずRA系阻害薬をのせておく」のが原則。
> - 理由1……利尿による細胞外液の減少のために，RA系活性が亢進する。さらに緻密斑（macula densa）の$Na^+K^+-2Cl^-$共輸送を阻害することにより，レニン分泌が亢進する。
> - 理由2……Na^+動態を考えると，糸球体濾過された全Na^+の実に60%が近位尿細管で再吸収されている。もしもRA系が活性亢進して近位尿細管でのNa^+再吸収が亢進すれば，Henleループ以降でのNa^+の絶対量が少なくなる。ナトリウム利尿薬にとっては能力を発揮すべき相手がいない状態になり，戦わずして敗退する。

2）サイアザイド系利尿薬
- 作　用
- [ ] 遠位尿細管に作用し，Na^+再吸収を阻害する。ここは通常5〜8%のNa^+再吸収が行われる場である。
- [ ] ループ利尿薬よりも遠位であり，再吸収されるべきNa^+の絶対量が少ないので，利尿作用も弱い。
- 適応と目的
- [ ] 心不全急性期および慢性期に使用する。うっ血解除目的。ただし，利尿作用は弱いために，単独で第1選択に用いることはない。ループ利尿薬のみでは利尿が物足りないときに併用すると，利尿効果が増強されることがある。
- 種　類
- [ ] 心不全ではトリクロルメチアジド（フルイトラン®）を使用する。1〜2 mg/日でループ利尿薬と併用することが多い。
- [ ] 降圧作用を期待してRA系阻害薬とともに使用することが多い。この場合，サイアザイド系利尿薬の量は少なくてよい。トリクロルメチアジド0.5 mgで処方する。

- ● 副作用
- □ 電解質への影響（低Na^+血症，低K^+血症），代謝系への影響（高尿酸血症，耐糖能異常）。

3）カリウム保持性利尿薬
- ● 作　用
- □ 皮質集合管に作用する。アルドステロンと競合阻害することにより，集合管のミネラルコルチコイド受容体を阻害する。
- □ 集合管は通常2〜3％のNa^+再吸収が行われる場である。サイアザイド系利尿薬と同様に，再吸収されるべきNa^+がそもそも少ないので，カリウム保持性利尿薬の利尿作用は弱い。
- ● 適応と目的
- □ 除水目的での使用は，本剤の補助的適応。今日では主に利尿薬としてではなく，心不全予後改善薬として心不全慢性期に処方される。
- ● 種　類
- □ スピロノラクトン（アルダクトン$A^®$）とエプレレノン（セララ$^®$）がある。
  - ● スピロノラクトン……慢性期HFrEFへの生命予後改善効果は，NYHA Ⅲ以上の比較的重症の心不全を対象としたRALES試験で確立された（Pitt B. N Engl J Med 1999）。
  - ● エプレレノン……スピロノラクトンから抗アンドロゲン作用をなくしたものである。今のところ，心不全への適応は取得していない。EMPHASIS-HF試験はNYHA Ⅱの比較的軽症のHFrEFを対象とした試験であるが，エプレレノンは生命予後を改善し，心不全入院を回避させた（Zannad F. N Engl J Med 2011）。
- □ アルドステロン依存性Na^+/K^+交換機構を抑制することにより，血中K^+濃度は上昇する。ループ利尿薬と併用すればK^+喪失を補填でき，利尿効果の増強も期待できる。
- ● 副作用
- □ 高K^+血症。スピロノラクトンでは女性化乳房がある。女性化乳房は抗アンドロゲン作用によるもので，珍しい副作用ではない。

4）自由水利尿薬（選択的バソプレッシンV_2受容体拮抗薬）
- ● 作　用
- □ 髄質集合管のバソプレッシンV_2受容体に作用する。非常に強力な利尿作用をもつ。利尿において，Na^+の移動を伴わない。
  - ● バソプレッシンの別名は抗利尿ホルモン（ADH）。本来は血液浸透圧を鋭敏に感知して視床下部から分泌される。

- ちなみに，バソプレッシンによる血管平滑筋の収縮はV_1受容体を介した作用。

● **適応と目的**
☐ 心不全急性期のうっ血所見の強い患者，あるいは他剤では十分な利尿が得られない患者。
☐ 原尿中のNa^+に依存することなく強力な利尿効果が得られることから，ループ利尿薬抵抗性となった患者にも効果が期待できる。
☐ 低Na^+血症は重症心不全でしばしばみられる病態である。また，ループ利尿薬の長期使用によっても低Na^+血症となる。このような患者へのV_2受容体拮抗薬の使用は，ちょうど良い適応となる。

● **種類**
☐ トルバプタン（サムスカ®）が商品化されている。
  - トルバプタンの使用により，血清Na^+濃度は上昇する。急速な血清Na^+値の上昇は橋中心髄鞘崩壊症（central pontine myelinolysis）の恐れがあり，注意する。投与中は頻回に血清Na^+値をチェックする必要がある。
☐ 利尿効果が非常に強力であるにもかかわらず，腎機能への悪影響が比較的小さい（Cr値の上昇がループ利尿薬使用時に比べると少ない）。

● **副作用**
☐ 口渇と高Na^+血症。原則的には，入院中に強力な利尿が必要な場面で使う薬。

> **Technical Memo ▶▶▶**
>
> **理想的な利尿薬とは**
>
> 　心不全とはうっ血をきたす症候群である。しかし，うっ血をきたす「場所」は様々で，そのときの体液分布も様々。右心系後方障害として組織間質にうっ血する場合は，効果的な除水が困難。
>
> 　利尿薬によりいわゆる「血管内脱水」の状態になると，心臓にとっては前負荷不足となり，腎血流を損なってしまう。血管内のみからではなく，間質を含めて細胞外液全体から除水するのが理想。
>
> 　トルバプタンによる除水はこの理想形に近いとされているので，心不全急性期での使用が増えてきている。

A-3 　レニン-アンジオテンシン（RA）系阻害薬

☐ 薬の分類としては血管拡張薬（降圧薬）に分類されるが，心不全での使用は慢性期〜遠隔期での予後改善効果を目的としたものである。
☐ 慢性心不全における生命予後改善効果は，1987年に最初の大規模臨床試験であるCONSENSUS試験において発表された（The CONSENSUS Trial

Study Group. N Engl J Med 1987)。
- □ 様々な大規模臨床試験の結果が発表され，RA系阻害薬の慢性心不全予後改善効果は確立された。現代の心不全診療における必須の薬物の1つ。
- □ 強力な血管収縮をもたらすRA系は昇圧系として作用し，腎臓においてはNa⁺再吸収により体液量保持を司る。
- □ 心不全ではRA系の恒常的な活性化がみられ，体液貯留や後負荷増大による悪循環を生じている。
- □ 心不全状態では悪循環を促進する系であるが，RA系はもともと生物の進化の過程で獲得した節約遺伝子による機構ではないかという説がある（thrifty gene仮説）。
  - ● 生物が海から陸へ上がったときに，まず行うべきことはNa⁺の保持。魚類はNa⁺を保持しておく必要はない。進化の過程でNa⁺を保持するシステムとしてRA系が創造された，というストーリーがthrifty gene仮説。進化の摂理にとって，塩分摂取が過剰になる時代が訪れることは想定外であったに違いない。

● 作　用
- □ 血行動態的には，強力な血管収縮物質であるアンジオテンシンⅡの生理作用を阻害することにより，末梢血管抵抗を下げて後負荷を軽減する。
- □ 慢性心不全においては，神経体液性因子の1つであるレニン-アンジオテンシン系の恒常的活性亢進を抑制する。この作用により，慢性心不全の生命予後改善をもたらす。
- □ 腎糸球体輸出細動脈を拡張する作用がある。糸球体内圧を下げることによって，腎保護につながる。

● 適応と目的
- □ ほぼすべての心不全慢性期が適応。生命予後改善目的に，可能な限り全例にRA系阻害薬を投与する。たとえ無症候の慢性心不全Stage Aであっても，投与が推奨されている。

● 種　類
- □ アンジオテンシン変換酵素（ACE）阻害薬とアンジオテンシンⅡ受容体拮抗薬（ARB）がある。

1）アンジオテンシン変換酵素（ACE）阻害薬
- □ アンジオテンシンⅠからアンジオテンシンⅡへの変換酵素（ACE）を阻害することにより，アンジオテンシンⅡ産生を抑制する。
- □ 多くの大規模臨床試験により，ACE阻害薬の慢性心不全予後改善効果は確立している。
- □ 日本において慢性心不全の適応がとれているのは，エナラプリル（レニベー

ス®)とリシノプリル(ロンゲス®)。
- □ 副作用
  - ● 空咳と血管浮腫……ACEのブラジキニン分解作用を阻害するためといわれている。
  - ● 血清K^+値と血清Cr値の上昇……輸出細動脈拡張により糸球体内圧が低下するためで，長期的にみると腎保護につながる。我慢できるレベルであれば経過観察としたい。

2) アンジオテンシンⅡ受容体拮抗薬（ARB）
- □ 細胞膜上のアンジオテンシンⅡ受容体を拮抗阻害して，RA系を抑制する。
- □ アンジオテンシンⅡを直接阻害するので慢性心不全への期待が高まったが，大規模臨床試験ではACE阻害薬に対する優越性は示せていない。
- □ 慢性心不全に対して保険適応がとれているのは，カンデサルタン（ブロプレス®）のみ。慢性心不全への第1選択は，やはりACE阻害薬。
- □ 空咳や血管浮腫といった，ACE阻害薬特有の副作用がない。これら症状がある場合には，ACE阻害薬からのスイッチを行う理由となる。
- □ 副作用……ACE阻害薬と同様に，高K^+血症と血清Cr値の上昇。

A-4　β遮断薬

- □ 現在，慢性心不全に対するβ遮断薬の予後改善効果は確立している。
- □ RA系阻害薬とともに，慢性心不全治療には必須の薬剤となっている。
- ● 作　用
- □ いわゆる交感神経アドレナリン受容体に作用する。心血管系のアドレナリン受容体は，サブタイプによりα受容体，$β_1$・$β_2$受容体に分類されている。それぞれの局在と生理作用を表4A-1にまとめる。
  - ● 心臓には主として$β_1$受容体が分布する。なかでも洞房結節と心室筋に受容体密度が高い。心室では，心筋収縮力増強，心筋弛緩速度増加をきたす。
  - ● 参考までに，α受容体は心臓と血管平滑筋でのCa^{2+}流入を制御する。心臓への作用は強くないが，末梢細動脈に強く作用し，血管収縮をきたす。
  - ● $β_2$は主として血管平滑筋に分布する。血管平滑筋はα刺激と$β_2$刺激で生理

表4A-1　アドレナリン受容体の局在と生理作用

サブタイプ	局在	生理作用
α	血管平滑筋	血管収縮
$β_1$	心筋，洞房結節	収縮力増大，心拍数増加
$β_2$	血管平滑筋	血管拡張

作用が正反対となる。
- □ β遮断薬はISA（内因性交感神経刺激作用）の有無，$β_1$選択性，α遮断作用，持続時間で分類される。慢性心不全に使用するには，長時間作用型でISAがないことが絶対的条件。
- □ β遮断薬がなぜ心不全の予後を改善するのかについては，実はわかっていないことが多い。
  - ● β遮断薬の慢性心不全予後改善機序の1つとして注目されるのが，心筋細胞内でのCa^{2+}動態の適正化である（Doi M. Circulation 2002）。特にカルベジロールは，筋小胞体上でCa^{2+}の放出を調整する蛋白であるリアノジン受容体（ryanodine receptor）の開放時間を短縮して，細胞質内Ca^{2+}漏出を抑える（Zhou Q. Nat Med 2011）。これによって，筋小胞体内のCa^{2+}枯渇と拡張期Ca^{2+}過負荷を抑制する。
  - ● 心筋細胞内Ca^{2+}動態の適正化は，心収縮力の回復のみではなく，心室不整脈の予防につながる。慢性心不全では，心不全死と同様に致死的心室不整脈に注意しなければならない。心筋内Ca^{2+}過負荷を抑制することにより，心室不整脈の減少につながると考えられている。

● **適応と目的**
- □ 心機能の低下した慢性心不全が適応となる。日本循環器学会の慢性心不全治療ガイドラインでは，Stage Bからの投与が推奨されている。
- □ 心収縮力を向上させ，生命予後改善を目的とする。
- □ β遮断薬の使用により，LVDdの縮小とLVEFの改善が得られる患者がいる〔リバースリモデリング（reverse remodeling）という〕ことがわかっている。これらの患者はresponderと呼ばれるが，responderとnon-responderを見分ける明確な指針は存在しない。
- □ 心筋細胞自体が少なくて心エコーで壁厚が薄ければ，効果は期待できない。特に虚血性心不全で壁厚＜6 mmであれば，β遮断薬の効果は薄い。

● **種　類**
- □ 大規模試験で有効性が確認され，日本国内で使用可能なのは，カルベジロール（アーチスト®）とビソプロロール（メインテート®）。
- □ β遮断薬による慢性心不全予後改善は，カルベジロールとビソプロロールに特有の作用であるのか，あるいはβ遮断薬一般にみられるクラスエフェクトなのかは不明。抗不整脈作用を目的とするときにも，β遮断薬が必要な場面ではカルベジロールかビソプロロールを使用する（表4A-2）。

1）カルベジロール
- □ β遮断作用と若干のα遮断作用をもつ。一般にβ遮断薬は糖代謝・脂質代謝に不利であるが，α遮断作用によりある程度相殺されるという利点がある。

表4A-2　カルベジロールとビソプロロールの特徴

	一般名	主要商品名	1日投与回数	ISA
$\alpha\beta$遮断性	カルベジロール	アーチスト®	1〜2回	なし
β_1選択性	ビソプロロール	メインテート®	1〜2回	なし

注：添付文書では1回/日投与だが，慢性心不全に投与する場合は，1日量を分2で投与する．

● いわゆるメタボリックシンドロームが心血管系の大きなリスクと認識されている今日においては，代謝系に悪影響しないことは重要である．
☐ カルベジロールのβ遮断作用は非選択性である．ただし，約7：1でβ_1遮断が優位である．β_2遮断作用はCOPD，気管支喘息患者に不利とされる．
☐ 副作用……ふらつきを訴えることがある．

2) ビソプロロール

☐ β_1選択性が強く，別名「心臓選択性」ともいわれる．
☐ 活動性の喘息がある場合には，やはりカルベジロールよりもビソプロロールのほうが使いやすい．ただし，気管支喘息の病態の本質は気管支の攣縮よりも慢性炎症であることがわかってきた．以前ほどには，β_2遮断は絶対禁忌というわけではない．
☐ 副作用……徐脈．カルベジロールよりも心拍数を下げる印象がある．

Technical Memo ▶▶▶

静注β遮断薬

超短時間作動型β_1遮断薬であるランジオロールが使用可能となり，心機能の低下した頻脈性心房細動・心房粗動に対する保険償還がなされている．ランジオロールは，おおむね3γ未満の低用量であれば陰性変時作用が大きい割に陰性変力作用が少なく，比較的安全に使用できる．

半減期がわずか4分なので，血圧の低下がみられても即座に減量すればリカバリーが速い．

J-Land試験では，LVEF 25〜50％の低心機能を呈した頻脈性心房細動・心房粗動患者での心拍数低下に有効であった (Nagai R. Circ J 2013)．

急性心不全に対する使用が，長期予後を改善するのかどうかは不明．今のところは，安全にレートコントロールできることが証明されているのみであって，急性心不全治療薬とは考えないほうがよい．

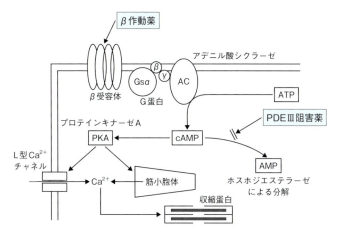

図4A-2 強心薬のシグナル伝達系による違い。強心カテコラミンとPDE Ⅲ阻害薬は，それぞれ異なる機序で細胞質内にcAMPを増加させる。cAMPはPKAの活性化を介してCa^{2+}を動員して，収縮力を増加させる。

A-5 強心薬

□ RA系阻害薬やβ遮断薬といった心血管系保護薬とは対極にある。できることなら使いたくない薬の1つ。

1）静注強心薬
● 作　用
□ カテコラミン製剤は，交感神経アドレナリン受容体α・βに作用する［表4A-1参照］。静注カテコラミン製剤は，その用量によって作用する受容体と効果が異なる。
　● 低用量のドパミンはドパミンシナプス後受容体（DA_1受容体）に作用し，腎動脈拡張作用をもたらす。
　● ドブタミンは$β_1$受容体を刺激する。
□ ホスホジエステラーゼ（PDE）Ⅲ阻害薬は心筋細胞内でPDE Ⅲを阻害する。PDE ⅢはcAMPの分解酵素であり，PDE Ⅲ阻害薬は細胞質内にcAMPを増やす形となり，β受容体を介さずに心収縮力を向上させる（図4A-2）。
● 適応と目的
□ 心不全急性期と心原性ショックにおいて，心ポンプ機能を持ち上げる目的で使用する。
● 種　類
□ 静注カテコラミンとPDE Ⅲ阻害薬がある。
□ 静注カテコラミンには，ドブタミン，ドパミン，ノルアドレナリンがある。

ただし，ノルアドレナリンは末梢血管平滑筋を収縮させ血圧を上昇させるためにのみ使用する。

☐ ドブタミン
- 合成カテコラミン製剤である。ほぼ心臓特異的にβ_1作用をもち，用量依存性に心収縮力を増強させる。
- ドパミンに比べると昇圧作用は劣るが，心収縮力増強作用において勝る。
- 若干のβ_2刺激作用もあるので，肺動脈拡張が期待できる。結果的に肺うっ血の解除に働く。
- 高用量（>10γ）を使用しても心不全が改善しないようであれば，用量を増やすよりもPDE Ⅲ阻害薬の併用を考える。あるいは，IABPなどの補助循環の使用を検討する。
- 副作用……心室不整脈の増加。

☐ ドパミン
- 内因性カテコラミンであり，ノルアドレナリンの前駆物質である。ドパミンが作用する受容体は，その用量によって異なる。
  - ▶低用量（<3γ）……DA_1受容体に作用する。腎動脈拡張作用があるのでGFRの増加をもたらすとされる。いわゆる「renal dose」とされ，若干の利尿作用が期待できる。
  - ▶中用量（3～10γ）……心筋β_1作用が優勢となり，心収縮力増強と心拍数増加がみられる。5γ以上ではα作用も同時に出現し，末梢動脈収縮による昇圧効果がみられる。
  - ▶高用量（>10γ）……α作用が優勢となるので，昇圧のみを期待する用量である。心臓にとっては，末梢血管抵抗の増加，後負荷増大へとつながり，好ましくない。
- 副作用……心室不整脈の増加。催不整脈作用は内因性カテコラミンであるドパミンのほうがドブタミンよりも強い。

☐ PDE Ⅲ阻害薬
- 強心作用と血管拡張作用を併せ持つ。強心作用はドブタミンに比べると弱い。
  - ▶強心作用はβ受容体を介さない。カテコラミンの投与が長くなり効果が減弱してきた患者や，β遮断薬がすでに処方されている患者に有効と考えられる。
  - ▶肺動脈拡張作用があり，肺うっ血を伴う低心拍出量患者に対して有用と考えられる。
- ミルリノン（ミルリーラ®）とオルプリノン（コアテック®）がある。強心作用はミルリノン，血管拡張作用はオルプリノンが勝る。
- 副作用

- ▶ 心室不整脈……特に腎機能低下時には顕著に現れる。Cr＞2 mg/dlでは禁忌と思ったほうがよい。
- ▶ 血小板減少が現れることがある。

2）経口強心薬

- □ 様々な経口強心薬が開発されたが，今まで発表されたすべての研究において，慢性心不全の予後を改善することができなかった。
- □ 基本的には短期間に限って使用するべき薬剤。

● 適応と目的

- □ 急性期を脱した心不全患者で，静注強心薬から内服への置換目的。

● 種　類

- □ 臨床で使用できる経口強心薬は，デノパミン（カルグート®），ドカルパミン（タナドーパ®），ピモベンダン（アカルディ®）。
- □ デノパミン
  - ● β_1受容体刺激作用による強心効果。
  - ● 比較的催不整脈作用は少ないとされ，1日量30 mgがドブタミン5γに相当する。
- □ ドカルパミン
  - ● ドパミンのプロドラックである。生体内でドパミンに変化する。
  - ● 1日量2,250 mgがほぼドパミン3γに相当する。作用機序から考えて，強心作用はあまり期待できない，むしろ，低用量ドパミンの利尿作用を引き継ぐことを期待する。
- □ ピモベンダン
  - ● PDE Ⅲ阻害作用による心筋細胞内cAMP濃度の増加，さらに心筋細胞質内で収縮蛋白（トロポニン）に作用してCa^{2+}感受性を増強させる。
  - ● β受容体を介さない強心作用が特徴。
  - ● 経口強心薬共通の副作用は，催不整脈作用。どのくらいの用量で危険域となるかはわからない。心室期外収縮が増えてきたら減量する。

A-6　ジギタリス

- □ 古典的には強心薬といってよいが，実際には強心作用は弱い。
- □ 静注薬と経口薬がある。

● 作　用

- □ ジギタリス（ジゴキシン）は心筋細胞膜上のNa^+/K^+-ATPaseを抑制する。その結果，細胞質内Ca^{2+}濃度の上昇がもたらされ，心収縮力を向上させるとされている。

● 適応と目的
□ 慢性心不全，特に頻脈性AFを伴う心不全。
  ● 強心作用を期待するよりも，頻脈性AFに対するレートコントロールに有効。
  ● それでいて，β遮断薬やベラパミル（ワソラン®），ジルチアゼム（ヘルベッサー®）のように心機能を落とすことなく，少々の収縮力アップも期待して使う。
□ DIG試験では，血中ジゴキシン濃度に比例して死亡率が増加することが明らかになった（The digitalis investigation group. N Engl J Med 1997）。至適血中濃度はちょっと低めの0.5～0.8 ng/mlが推奨される。
□ ジギタリスは，副作用の出現する危険域と治療域が接近している，いわゆる使いにくい薬の代表格。

● 副作用
□ 高度房室ブロック，心室不整脈，房室接合部調律，上室性不整脈など。
□ 心臓以外では消化器症状が多く，食思不振や嘔気などがある。

Technical Memo ▶▶▶

実はちょっと異なる，先発品とジェネリック

　医療費削減の国策のもと，一定数以上のジェネリック医薬品を処方することが求められる。
　では，「ジェネリック医薬品＝安くなった先発品」は正しいか？
　一部は正しいが，両者は完全に同一ではない。薬効に関与する有効成分は特許の切れた同一物質であるが，いわゆる内服薬というものは有効成分だけでなく添加物と剤形も効果発現に大きく影響する。すなわち，有効成分の溶け方，吸収動態，半減期，血中濃度のカーブに影響するのが添加物と剤形にあたる。
　ジェネリック薬品の処方でときどき見受けられる「効果が弱い」や「（血圧の上下動など）効果に変動がある」「ジェネリックを飲み始めて蕁麻疹が出た」などは，添加物と剤形が先発品と異なるためと考えられる。
　とはいえ，ジェネリック医薬品を普及させることは全世界的な流れでもあり，今さらすべてを先発品に戻すことはできない。要は，医療者側が処方するジェネリック医薬品の特性を知っておくことが必要になってくる。

参考文献
● 循環器薬の使い方―コツと落とし穴. Heart View 2010；14：11月増刊号.
● 佐々木達哉. 心不全 診療・管理のテクニック. 医薬ジャーナル社, 大阪, 2008.
● 浦部晶夫, 他 編. 今日の治療薬2016. 南江堂, 東京, 2016.

B 急性期の処方薬

B-1　血管拡張薬
B-2　利尿薬
B-3　強心薬

- □ 急性期診療の目的は原状回復。余裕があれば，生命予後のために心保護を考慮する。
- □ 静注薬を使うことが多い。薬の用量は，体重によって異なる。点滴組成が変われば，同じポンプ流量でも薬剤投与量は当然違ってくる。
- □ 静注薬の投与量はγ計算して表記するのが原則 [$\gamma=\mu g/kg/min$]。

B-1　血管拡張薬

1）急性期になぜこの薬

- □ vascular failureを起こして急性心不全を発症した患者では，末梢血管抵抗の上昇がみられ，体液分布が変わり（central shiftする），肺うっ血をきたす。
- □ 末梢血管抵抗を下げる，すなわち「末梢を開く」ことは，心不全治療に必須である。
- □ 急性心不全の診療において，血圧の保たれた患者であれば，酸素化とともに血管拡張薬の投与が必須となる。

2）急性期の使い方

■ 硝酸薬

- □ 即効性において他の薬剤に勝るので，vascular failureから急性肺水腫をきたした患者や，救急初療室での使用に適している。
- □ 最も簡便には，スプレー製剤（ミオコールスプレー®）を用いる。静脈ラインをとる前に施行できる。1〜2回噴霧することにより，門脈循環を経ずして効果を発揮する。
    - ● 適応は救急初療室での，血圧の保たれたvascular failure。CS1の症例。
    - ➡ 再度注意：クリニカルシナリオに従って診療してもよいのは，救急初療室内のみ！。
- □ 静注製剤には，ニトログリセリン（ミリスロール®）と硝酸イソソルビド（ニトロール®）がある。血圧の保たれたvascular failure症例において，スプ

レー製剤の次に使用する。
- ニトログリセリンと硝酸イソソルビドは，0.5γから開始して，5γ程度が上限。血圧をみながら増減する。

■ ヒト心房性ナトリウム利尿ペプチド (hANP)
□ カルペリチド（ハンプ®）を使用する。
□ 血圧が十分に保たれている患者では0.025γから開始する。
- 収縮期血圧120〜140 mmHg程度を目安とするが，それでも循環体液量（特にstressed volume）がさほど過剰ではない患者では，急速に血圧が低下することがある。0.0125γから開始したほうがよい場合も多い。
- 硝酸薬と同様に，血圧をみて投与量を増減する。
□ ナトリウム利尿作用もあるが，弱い。利尿薬として使う薬ではない。
□ RA系阻害作用と交感神経系抑制作用を有するとされ，多少の心保護が期待できるかもしれない。
□ しかし，漫然と長期投与する理由にはならない。可能な限り早くACE阻害薬に内服置換する。

■ ニコランジル（カリウムチャネル開口薬）
□ 日本発の薬剤で，シグマート®が商品化されている。
□ 急性心不全に対しては，3γ程度（0.2 mg/kg/h）を持続静注する。
□ 他の血管拡張薬と比べると血圧を下げない。逆に言うと，そのため投与量の増減の基準がはっきりしない。
□ もともとは，冠動脈疾患に対して末梢抵抗血管を拡張し微小循環障害を改善するのがウリの薬。このことを急性心不全に当てはめると，細動脈系を拡張して体血管抵抗を下げることが期待できる。
□ 以上から考えて，虚血性心筋症による急性心不全は良い適応になる。あまり血圧を下げたくない患者で，冠微小循環を保ちつつ体血管抵抗を多少下げたいときに使う。

3) 注意点
□ 硝酸薬とhANPは過度の血圧低下と前負荷減少に注意する。
- うっ血所見はあってもstressed volumeが比較的少ない患者では，前負荷が急速に減少してしまう。
- 特に注意するのは，鎮静を同時に必要とする状況。例えば気管挿管を要する場合に鎮静薬を併用すると，予想以上に血圧が下がることがある。

Case

> **こんな症例に注意**
>
> 80歳代,女性,陳旧性心筋梗塞を基礎心疾患にもつ。LVEF 35%のHFrEFであるが,発作性夜間呼吸困難で来院した。
>
> 来院時の血圧は200/120 mmHgで電撃性肺水腫を呈していた。ニトログリセリン噴霧後,硝酸薬持続静注を開始。意識がもうろうとしており,NPPVでは逃げ切れないと判断して,気管挿管を行った。プロポフォール(ディプリバン®)で鎮静を行ったところ,血圧が急速に低下して<60 mmHgとなり,血圧維持のためにドパミンを使用せざるを得なかった。

4) 内服置換の具体策

- □ 急性期に使用した血管拡張薬が何であれ,一般的にはACE阻害薬へ置換する。ACE阻害薬に忍容性がない場合はARBを用いる。
- □ 経口硝酸薬やニコランジル経口薬も存在するが,内服置換としての効果はない。
- □ 使用するACE阻害薬は何でもよい。血圧を考慮して,通常量から開始するか,半量から開始するかを検討する。
  - ● ACE阻害薬に限らず,近年の薬物の主流は長時間作用型で半減期が長いことが特徴。慢性期投与薬としては非常に好ましい特性であるが,急性期での使用には少々注意が必要。
  - ● 予想以上に血圧が下がり,尿が止まってしまう患者がいる。もともと血圧が低めの患者には注意する。内服置換を半量から開始するか,あるいはカプトプリル(カプトリル®)などの半減期の短いACE阻害薬から開始する。

■ 血管拡張薬の上手な使い方,下手な使い方

- □ 心ポンプ機能の極めて低下したHFrEFに血管拡張を図ると,予想以上の心拍出量の低下と低血圧をきたすことがある。
- □ 結果的に過度の血管拡張を生じたことによる,前負荷減少が原因である。

Case

> **他山の石—hANP 0.025γが過量であったHFrEF患者**
>
> hANP(カルペリチド:ハンプ®)は急性心不全治療薬として広く用いられている。日本循環器学会の急性心不全治療ガイドライン(2011年改訂版)では,標準的な使用量として0.025γから開始するように記載されているが,ときとして0.025γは過量となることがある。
>
> 患者は50歳代,男性。大きな前壁中隔心筋梗塞後のICMで,心筋viability

がほとんどない重症のHFrEFである。10年前にICD植込みが行われている。1カ月前より労作時息切れが顕著となり，前日夜に起座呼吸が出現したため救急来院した。

来院時は血圧158/108 mmHg，心拍数92/min整，体重は外来安定時と比べて1 kgの増加，四肢末梢に浮腫は認めない。呼吸音は正常肺胞音でラ音を聴取しない。

胸部X線写真を示す（図4B-1）。肺門部の陰影増強しており，肺高血圧状態が示唆される。

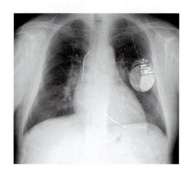

図4B-1　胸部X線写真

心エコー所見は，LA 52 mm，LVDd/Ds 72/62 mm，IVS 7 mm，PW 7 mm，LVEF 26%，IVC 15 mm，MR mild，TRPG 44 mmHgと，TRPGの上昇がみられた。

この患者にhANPを0.025γから投与したところ，血圧が急激に低下した。収縮期圧90 mmHg程度となり，腎灌流が保てなくなって乏尿状態となった。ドブタミンを開始することで再び尿量を得られるようになり，順調に回復した。

入院時の血圧が高値であったこと，多少のvolume overを伴っていたこと，低左心機能による肺静脈性肺高血圧がみられていることから，初期治療としてhANPを選択することは間違ってはいない。しかし，この患者のように心ポンプ機能の低下している場合には，0.0125γから開始するのが安全。そして，前負荷の低下に対して想定以上の血圧低下が生じることを見越して，ドブタミンサポートの心構えをしておくこと。

B-2　利尿薬

1）急性期になぜこの薬

- 急性期にはvolume overである場合がほとんど。利尿薬によるすみやかな除水が必要となる場面は数多い。
- 急性心不全では，酸素化と組織灌流の改善のみで尿量が自然と増える患者も

多いが，それだけでは足りない場合に利尿薬が必須となる。

2) 急性期の使い方
- □ 急性期に使用するのは，ほとんどが静注ループ利尿薬のフロセミド。ラシックス注® 20 mgと100 mgの製剤がある。
- □ まず，ループ利尿薬が効果を発揮するための条件を満たすようにする。すなわち，作用点であるHenleループ上行脚へ薬剤が到達することが必要。条件とは，
  - ①十分な酸素化ができていること。最低条件として，パルスオキシメーターによるSpO_2で92％は欲しい。
  - ②心拍出量がある程度は保たれていること。CIでいうと2.0以上。
  - ③血清アルブミン値は3.0 mg/dl以上が望ましい。
  - ④時間尿量＞20 ml程度はあること。
- □ フロセミドの至適な用量は各患者で異なる。まずは，フロセミド10 mgあるいは20 mgをボーラス投与する。
  - ● 効果がなければ，ボーラス投与の回数を増やすか，1回当たりの投与量を増やす。1日量80 mg程度でも利尿が得られなければ，次の手段を考える。例えば，持続投与を試みるのも一手。
  - ● ボーラス投与と持続投与は，効果に差がないとされる（Felker GM. N Engl J Med 2011）。しかし実際には，持続投与してhANPを併用すると尿量を得られる場合がある。
  - ● 持続投与はシリンジポンプを用いて，1日当たり100～200 mgを持続静注する。hANPを併用するときは，過度の血圧低下に注意して0.0125 γから始める。
- □ ループ利尿薬使用中は，できる限りRA系阻害薬を併用する。ACE阻害薬を経口投与できない場合は，RA系阻害作用のあるhANPを併用する。
- □ フロセミドの持続静注でも十分な尿量が得られない場合［p.119 Technical Memo「ループ利尿薬抵抗性」参照］，サイアザイド系利尿薬の追加やカテコラミンによる心ポンプ機能の底上げが必要になる。あるいは，早めにトルバプタンを投与するのも良い手段。
- □ トルバプタンは，
  - ● 低Na^+血症を呈するループ利尿薬抵抗性の患者では非常に使いやすいが，血清Na^+値がやや高めの患者では使いにくい。
  - ● 腎うっ血の強い患者では，薬物による利尿効果が得られにくい場合がある。トルバプタンを用いても利尿が得られなければ，CHDFやECUMによる機械的除水も考えなければならない。

> **Technical Memo ▶▶▶**
>
> **急性期にトルバプタン（サムスカ®）**
>
> 　急性心不全におけるトルバプタンの使い方が変わってきている。2010年12月の発売当初は，ループ利尿薬を極量まで使用しても利尿の得られない患者に対して恐る恐る処方していた。
>
> 　最近では，できる限り早くうっ血の解除（decongestion）を行うことが臓器保護的にも良いという考え方のもとで，早期からのトルバプタン使用が多くなっている。入院初日にはフロセミドを使用し，効果がなければ（弱ければ）2日目からトルバプタンを導入する。初日から使用する施設もある。
>
> 　トルバプタンの初期量は7.5 mg/日が多い。3.75 mg/日でも十分な効果が得られることがある。

3）注意点

☐ ループ利尿薬
- 乏尿〜無尿のときには注意する。腎血流量自体が減少している病態であれば，ループ利尿薬使用によって一層の腎血流低下と腎虚血が惹起される恐れがある。
- 電解質異常をきたすので注意。ループ利尿薬では血清Na^+とK^+の低下がみられ，サイアザイド系利尿薬を併用すると顕著となる。低K^+血症は致死的心室不整脈を増加させる。

☐ トルバプタン
- 高Na^+血症に注意する。また，意識状態がはっきりしており，意思疎通ができる状態であることを確認する。「口渇を訴えることができる」ということが重要。

4）内服置換の具体策

☐ 静注フロセミドを，内服フロセミドあるいはアゾセミド（ダイアート®）に置換することになる。
- できることなら，内服利尿薬は長時間作用型のアゾセミドが望ましい。しかし，アゾセミドは利尿効果がフロセミドに比べて劣るので，高用量の静注フロセミドからの置換は難しい。
- 静注フロセミドが20 mgであれば，内服フロセミド40 mgあるいはアゾセミド60 mgへ置換する。
- 静注フロセミドを60 mg以上必要としているような患者では，内服利尿薬への置換は難しい。心ポンプ機能の底上げのために，ピモベンダンを併用しなければならないこともある。

□ フロセミド内服でも十分な尿量が得にくい場合や，尿量が十分でなく低Na^+血症が目立つ場合には，トルバプタンの内服に変更することも考慮する。トルバプタンは7.5 mgから開始し，最初は血清Na^+値に注意する。

■ 利尿薬の上手な使い方，下手な使い方

□ 上手に利尿をかけることは大変難しい。初日はフロセミドで良好な利尿が得られても，翌日に尿の流出が渋くなる患者をときに経験する。原因として考えられるのは，
- 比較的急速に前負荷が減少したために心拍出量が低下した場合と，
- 血管内stressed volumeが減少して，間質から血管内への細胞外液量引き戻し（refilling）に時間がかかっている場合。

> **Case**
>
> **上手な利尿は2日目以降が勝負**
>
> 80歳代，女性。慢性HFpEF患者。高血圧，慢性AF，糖尿病，脂質異常症，CKDを合併しており，CKDはeGFR 20 ml/min/1.73 m^{2}前後。1カ月前から労作時息切れが出現し，体重は3 kgの増加となっていた。発作性夜間呼吸困難を呈したため救急搬送された。
>
> 来院時血圧200/116 mmHg，心拍数108/min不整，湿性ラ音を聴取し，下腿浮腫を中等度認めた。
>
> 来院時X線を示す（図4B-2）。胸水＋肺うっ血の所見で比較的長い経過で体液貯留があり，vascular failureでADHFを発症したと考える。いわゆるvascular on cardiac failureと判断した。
>
>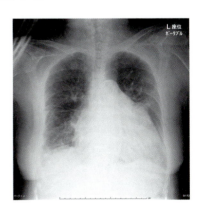
>
> 図4B-2　来院時の胸部X線写真
>
> 心エコーでは，LA 71 mm，LVDd/Ds 45/27 mm，IVS 9 mm，PW 8 mm，LVEF 73%，IVC 25 mm，MR mild，TRPG 29 mmHg。巨大な左房と求心性肥大を伴う比較的小さな左室が特徴（図4B-3）。

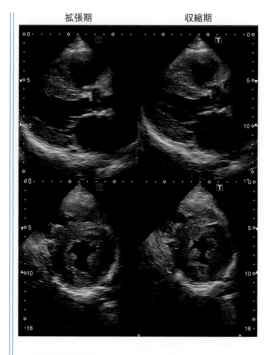

図4B-3 来院時の心エコー像

　血液検査所見では，RBC 331万/μl，Hb 9.7 g/dl，Ht 30.2%，BUN 54.6 mg/dl，Cr 1.82 mg/dl，eGFR 20.5 ml/min/1.73 m^2，NT-proBNP 4,600 pg/mlであり，cardio-renal-anemia syndromeが示唆される。

　来院時の救急初療室では，CS1の急性心不全として対処。ミオコールスプレー®とNPPVの初期治療により呼吸困難は軽減した。救急室でのフロセミド10 mg単回静注により，>1,000 mlの希釈尿を得てCCUへ収容した。入院当日の尿量は十分に確保された。

　しかし，翌日から尿流出が緩慢となり時間尿量<30 mLとなった。フロセミド40 mgを単回静注したが反応に乏しかったので，トルバプタン15 mgを処方したところ再び尿量を得られるようになり，至適体液量まで除水し，管理することができた。

　心不全歴の長い難治性の患者では，しばしばこのような経過を経験する。ドブタミンで心ポンプ機能を底上げするか，トルバプタンを使用するかを検討する。待ったなしの場合であれば，機械的除水（ECUMかCHDF）を行う。また，それにより腎うっ血が軽減して，自然と自尿の流出が回復することもある。

B-3 強心薬

1) 急性期になぜこの薬
□ ひと言で言えば「必要悪」。強心薬の使用によって生命予後が短縮することは、様々な研究で示されている。しかし、急性期の第一の目標が「原状回復」であることから、必要なときは使う。
□ 使用目的は、
　①心ポンプ機能の底上げを重視
　②血圧の維持を重視
　に分けられる。
- うっ血に加えて組織低灌流を呈する心不全では……ほとんどの場合、心ポンプ機能が低下しており、強心薬が必要になる。
- うっ血はあるが組織低灌流を伴わない心不全では……多くは血管拡張薬と利尿薬によりうっ血の解除が可能である。しかし、最初の間はよいが、途中から利尿効果が得られなくなる患者がおり、そのときは強心薬を用いて心ポンプ機能を底上げする必要がある。

2) 急性期の使い方

■ ドブタミン
□ 組織低灌流の所見がある場合に、2γ 程度の低用量から開始する。用量依存性に強心作用を発揮し、比較的心筋酸素需要を増加させない。
□ 10γ を超えると心拍数の上昇も顕著になり心筋酸素需要が増加するので、単独では 10γ 以下に抑え、必要なら他の薬剤を併用する。

■ ドパミン
□ 腎血流の増加を期待して使用する場合は、$1\sim3\gamma$ の低用量で使用する。
□ 昇圧を目的とする場合には、α 作用が現れる 5γ 以上の用量で使用する。10γ 以上の使用は催不整脈作用が顕著となってくるので、望ましくない。
□ ドブタミン＋ドパミンの併用療法は、ときに利尿に有効なことがある。$5\sim10\gamma$ までの中等量ドパミンによる心拍出量増大効果と、3γ までの低用量ドパミンによる利尿効果を組み合わせる。

■ PDEⅢ阻害薬
□ 強心作用と血管拡張作用を併せ持つが、どちらの作用もドブタミンやhANPに比べると弱い。単剤で急性期診療が完結することは少ない。
□ カテコラミンとは異なり、β 受容体を介さずに強心作用を発揮するので、ドブタミン先行の状態で効果不十分の場合に併用すると効果が期待できる。

- この場合には，可能な限り低用量（ミルリノンであれば0.25γ）から開始する．
- ドブタミンと併用したときのウィーニングは，ドブタミン→ミルリノンの順番がよい．ドブタミンの長期使用は，不整脈の増加，効果の減弱をもたらす．好酸球増加も気になる．

■ ノルアドレナリン
☐ 昇圧目的に使用する．初期開始量は0.03γ程度．
☐ 結果的に左室にとっては後負荷増大となるので，右心カテーテル法で心ポンプ機能と末梢血管抵抗の状態をモニターしながら用量調整を行う．

3) 注意点
☐ 催不整脈作用に注意する．
  - 特に高用量ドパミン投与時は注意する．血圧の維持目的であれば，高用量ドパミン単独よりもノルアドレナリンを併用するほうがよい．
  - ミルリノン使用時には，腎機能低下例で心室不整脈，心室頻拍が多くなる．
  - 心ポンプ機能の底上げが目的の強心薬使用であるが，陽性変力作用よりも陽性変時作用が強く出ることがある．心拍数の増加は左室拡張時間の短縮をまねき，さらに低心拍出に陥る可能性が高い．
☐ 強心薬で粘りすぎないことも大切．薬物治療では心ポンプ機能の向上が見込めない場合はStage Dと判断して，左心補助デバイス治療か緩和医療かを選択しなければならない．

4) 内服置換の具体策
☐ 可能な限り体液量バランスを適正にして，強心薬を中止する．内服強心薬はかえって生命予後を短縮するので，内服置換はできるだけ行わずに済ませたい．
☐ 心ポンプ機能が極めて低下して，ドブタミン1γからのウィーニングが困難な患者に遭遇することがある．その場合には，ピモベンダン2.5 mgを上乗せしてドブタミンの減量が可能かどうかを試みる．

■ 強心薬の上手な使い方，下手な使い方
☐ 強心薬の増量はたやすいが，減量は難しい．減量を行うときは，なんらかの指標をモニターする．
  - 例えば，血圧と心拍数の変化は用量変更後30分以内に評価できる．よって，昇圧目的のカテコラミン（ノルアドレナリンと高用量ドパミン）は30〜60分ごとに評価して減量する．

- 一方で，うっ血の状況を評価するのは時間がかかる．身体所見，尿量，X線の評価を24時間ごとに行う．よって，ドブタミンの減量は（半日〜）1日ごとでよい．
- 強心薬の減量は指数曲線的に行う．例えば，$4\gamma \rightarrow 2\gamma \rightarrow 1.5\gamma \rightarrow 1\gamma \rightarrow 0.75\gamma \rightarrow 0.5\gamma$ のように．

☐ 心ポンプ機能が低い患者ほど，低用量からの離脱に苦労する．

参考文献
- 浦部晶夫, 他 編. 今日の治療薬2016. 南江堂, 東京, 2016.
- 循環器薬の使い方―コツと落とし穴. Heart View 2010；14：11月増刊号.
- 村川裕二. 循環器治療薬ファイル 第2版. MEDSi, 東京, 2012.

C 慢性期の処方薬

- C-1　利尿薬
- C-2　レニン-アンジオテンシン（RA）系阻害薬
- C-3　β遮断薬
- C-4　経口強心薬
- C-5　ジギタリス
- C-6　併存疾患をもつ慢性心不全の内服治療

- □ 慢性期の目的は，急性増悪させない（デコらさない）こと。
- □ 心臓周りの環境を整備し（利尿薬とRA系阻害薬），心臓そのものに働きかける（β遮断薬と強心薬が代表。弱めではあるがRA系阻害薬も期待できる）。
- □ 併存疾患をもつ患者が多い。心不全治療薬も調整が必要。

C-1　利尿薬

1) 慢性期になぜこの薬

- □ 慢性期心不全が急性増悪する最大の要因はvolume over。うっ血が残存したままで退院すると，心不全再入院率が有意に上がることが示された（Ambrosy AP. Eur Heart J 2013）。
- □ HFrEFかHFpEFかにかかわらず，利尿薬の助けがなければ体液量バランスの最適化を望めないことは多い。
- □ 利尿薬の投与は心不全予後を改善しないとされている。しかし，日本循環器学会ガイドラインでは，うっ血に伴う諸症状の軽減のために有効な薬剤とされている。強心薬ほどではないが，軽い必要悪の1つ。
- □ カリウム保持性利尿薬のスピロノラクトンは，出自こそ利尿薬であるが，その本態はRA系の最終産物であるアルドステロンに対する競合阻害。RALES試験において重症心不全の予後改善効果が認められている。

2) 慢性期の使い方

■ ループ利尿薬
- □ フロセミド（ラシックス®），トラセミド（ルプラック®），アゾセミド（ダイアート®）が該当する。
  - ● 利尿効果の強さは，フロセミド＞トラセミド＞アゾセミド。逆に心臓にやさしいのは，アゾセミド＞トラセミド＞フロセミド（長時間作用型である）。
  - ● トラセミドは，若干のアルドステロン拮抗作用があるため，低K^+血症を

- 防ぐことができる。スピロノラクトンほどの心保護効果があるかどうかは不明。
  - ● 急性期から慢性期への移行過程で，フロセミド経口薬が処方されていることは多い。慢性期や長期管理に使うなら，アゾセミドにスイッチしたいところ。
  - ● おおまかに，フロセミド40 mgは，アゾセミド60 mgあるいはトラセミド8 mgに相当するが，利尿効果は若干落ちる。アゾセミドも，可能であれば30 mg/日に減量する。
- □ 強力な利尿が必要であれば，フロセミドを継続使用せざるを得ない。あるいは，安定した慢性期にはアゾセミドを使用して，うっ血所見の強いときにフロセミドを一時的に処方し，改善すればアゾセミドに戻すことは可能。
- □ フロセミドの処方も80 mg/日未満にしたほうがよい。サイアザイド系利尿薬やカリウム保持性利尿薬の追加で利尿が増強できないかを試みる。フロセミド80 mg/日に他剤を加えても利尿が不十分であれば，ループ利尿薬抵抗性の状態と考える。

■ サイアザイド系利尿薬
- □ 利尿効果は劣る。体液量コントロール目的での単独使用はほとんどない。
- □ ループ利尿薬との併用により，利尿効果が増強できることがある。トリクロルメチアジド（フルイトラン®）を1～2 mg/日併用する。

■ カリウム保持性利尿薬
- □ 利尿効果よりも心臓保護効果に期待する。血清K^+値が許容できれば，慢性心不全患者にはスピロノラクトン（アルダクトンA®）25 mgあるいは50 mgを処方する。
- □ 心不全の適応はとれていないが，エプレレノン（セララ®）も心不全予後改善には効果があると思われる。スピロノラクトンで女性化乳房の副作用が出現する場合には，エプレレノンに置換するという考え方でよい。

■ 選択的バソプレッシンV_2受容体拮抗薬
- □ 心不全慢性期にループ利尿薬抵抗性に陥った患者において，有効な利尿を得ることを目的とする。
- □ トルバプタン（サムスカ®）は，7.5 mg/日あるいは3.75 mg/日の処方で有効な利尿が得られることが多い。導入時には飲水は自由とし，血清Na^+値を頻回に測定する。
- □ 外来での長期管理中にトルバプタン導入が必要であれば，入院のうえで行うのが無難。

3）注意点

☐ 腎機能の悪化と代謝系への悪影響に注意する。
  ● 利尿薬の投与により，多くの場合で血清Cr値が上昇する。なかには，腎うっ血がとれるにつれて血清Cr値が回復してくる患者がいるので，初期の腎機能悪化は少々我慢することも大切。
☐ ループ利尿薬やサイアザイド系利尿薬では，血清尿酸値の上昇がみられる。血清Na^+値とK^+値の低下もしばしばみられる。
☐ スピロノラクトンでは高K^+血症に注意し，トルバプタンでは高Na^+血症に注意する。

4）いつまで使う？

☐ 期限を明確にはできない。おそらく生涯にわたって必要となるが，利尿薬は慢性期や長期管理において処方量のファインチューンが必要な薬剤の1つ。
☐ 退院時処方には多少の利尿薬が入っていることが多い。そのまま漫然と処方し続けるのはよくない。フロセミド20 mg/日程度の処方量であれば，退院後初回の外来で一度中止してみるのも一手。体重が退院時と変化していないことや，BNP（NT-proBNP）が増加していないことは確認しておく。1〜2週間後に再診する。
☐ 夏場に脱水気味であれば利尿薬は減量する。体重とBNP（NT-proBNP）が減少して，BUNとCrが上昇してくれば，利尿薬の減量を試みる。
☐ 長期投与していると，どうしても腎機能や代謝系への悪影響が出てくる。特に，腎機能の廃絶はADLを大きく損なう。eGFR＜30の患者のCrが上昇してきた場合，もしも体重とBNP（NT-proBNP）が減少しているならば利尿薬の減量を試みてもよいが，少しでもうっ血の所見があるようなら入院させたほうが無難。

> **Case**
>
> #### 他山の石—慢性期利尿薬の上手な使い方，下手な使い方
>
> 　慢性期利尿薬も一種の必要悪である。できるだけ使いたくないし，「トイレの回数が多くて大変」と患者から訴えられると同情してしまう。しかし，減量・中止してしまい痛い目をみることがあった。
> 　90歳代，男性。広範囲前壁心筋梗塞を発症して入院した。血行再建術は成功したが，術後心不全の加療に難渋した。
> 　退院時心エコー所見は，LA 45 mm，LVDd/Ds 65/56 mm，IVS 8 mm，PW 8 mm，LVEF 22 %，IVC 23 mm，TR Ⅱ度，TRPG 46 mmHg。前壁〜中隔〜心尖部にかけてakinesis，テザリングによるmoderate MRあり。

退院時処方は，エナラプリル1.25 mg，フロセミド40 mg，トリクロルメチアジド2 mg，アミオダロン100 mg，ニコランジル10 mg（心不全処方のみ記載，用量は1日量）。
　　退院後は近医への通院希望があったので，紹介状を作成して上記処方を依頼した。しかし，その病院で患者が「尿が出過ぎて，トイレまで往復するのがつらい」と訴え，かかりつけ医がフロセミド40 mgを中止したところ，利尿薬中止後4日で体重が8 kg増加し，ADHFを発症して当院へ搬送された。
　　本来，どちらかと言えば高齢者は脱水になりやすい。最近は入院期間が短い場合が多いので，退院時の利尿薬の量が本来必要な量よりも多いという可能性がある。そのままにしているとBUN，Crが上昇してくる患者も多い。
　　しかしこの患者は，心ポンプ機能の低下が著しく，利尿薬を中止できる状態ではなかった。一度に尿が出すぎて困るということならば，効き目が緩徐なアゾセミド60 mgに変更して様子を見てもらうのも一手。

C-2　レニン-アンジオテンシン（RA）系阻害薬

1）慢性期になぜこの薬
- □ 神経体液性因子の活性化を抑制することは，慢性期心不全管理の第一歩。大規模臨床試験においてACE阻害薬が慢性心不全の生命予後を改善したのは，道理にかなったこと。
  - ● 最初は1987年発表のCONSENSUS試験。NYHA Ⅳの重症心不全に対して，エナラプリルの生命予後改善効果が示された。
  - ● その後もSOLVD試験において，中等症以下の慢性心不全についても効果が実証された（The SOLVD Investigators. N Engl J Med 1991）。
- □ RA系を抑制することによる前負荷・後負荷の軽減と，体液貯留・Na^+貯留の抑制が主たる効果。
- □ 心臓に対する直接効果もある。アンジオテンシンⅡは心筋細胞肥大，間質の線維化を惹起して，心臓のリモデリングを促進する。
- □ ただし，心臓への直接効果という点では，アンジオテンシンⅡ産生を抑制する（ACE阻害薬）よりも，交感神経活性を抑制する（β遮断薬）ほうが，より明確に効果がみえる。

2）慢性期の使い方
- □ 急性期を脱した心不全であれば，血圧の許す限り早期からACE阻害薬を処方する。慢性期に処方するならば，無症候のStage Aから開始する。

- □ 現代の慢性心不全治療では，よほどのことがない限りRA系阻害薬の投与は当たり前のこと。利尿薬や強心薬ほど効果を実感することは少ないが，必須の薬物と覚えておく。
- □ 慢性心不全の保険適応がとれているACE阻害薬は，エナラプリル（レニベース®）とリシノプリル（ロンゲス®）。しかし，慢性心不全に対するACE阻害薬の効果は，クラスエフェクトの要素が大きいと思われる。施設で使い慣れたものでよい。
- □ 血圧が十分にあれば，通常使用量でよい（エナラプリルなら5 mg）。もともと血圧がやや低めの場合（収縮期血圧が100 mmHg近辺をウロウロしているときなど）や，ACE阻害薬で降圧するとβ遮断薬の導入が困難になりそうな場合は，半量から開始する。
- □ 輸出細動脈を拡張するため，糸球体濾過量（GFR）は低下する。見方を変えれば，糸球体内圧を下げることになり，腎保護へとつながる。ただし，導入初期にCr値の上昇がみられるので，あまりにCr値が高いと使いにくい。その場合は，半量あるいは1/4量から使用する。
- □ 心不全の慢性期管理に利尿薬が必要となる患者も多い。利尿薬服用時にはレニンの産生亢進がみられる。たとえ少量でもよいので，RA系阻害薬を隠し味のように入れておく。
- □ 慢性心不全の予後改善効果は，ACE阻害薬≧ARBである。空咳と血管浮腫の副作用でACE阻害薬が使用しにくい場合に，ARBを使用する。
  - ● 日本で認可されているACE阻害薬の用量は，欧米に比べて少ない。強力な降圧が必要な場合は，ARBを使用することもある。

3）注意点

- □ 比較的副作用が少なく，使いやすい薬である。ACE阻害薬では，空咳と血管浮腫の副作用がある。
- □ 咳が出るということは，高齢者の誤嚥性肺炎予防に有利ではないかとも考えられる。実際に高血圧治療ガイドライン2014年版では，誤嚥性肺炎の既往のある高齢者高血圧症に対して，咳が自制範囲内であればACE阻害薬が推奨されている。
- □ RA系阻害薬の導入初期には，血清K^+値の上昇とCr値の悪化を認めることがある。しばらく我慢することも大切。長期的にみれば腎保護につながる。

4）いつまで使う？

- □ 生涯にわたって服用すべき薬剤である。たとえ心不全の標準治療が奏功しリバースリモデリングした患者であっても，少量の服用は継続する。夏場に減量し，血圧の上がる冬場には増量するなどのファインチューンが必要。

- 投与初期にはCr値が上がることもあるが，できるだけ我慢して使う。しかし，なかには血清K^+値が上がってくる患者もいる。K^+値≦5.5 mEq/Lならば問題ない。K^+＞5.5 mEq/Lで，ほかにK^+高値となる理由が見当たらない場合には，半量へ減量することがある。

> **Technical Memo ▶▶▶**
>
> ### 合剤の功罪
>
> 　世の中には合剤があふれて，組成が何であったのか思い出せないものも多い。なかでもARB＋カルシウム拮抗薬のパターンが多く，ARB＋利尿薬が続く。降圧療法としての2剤組み合わせもこのパターンが多く，合剤としてまとめたのはそれなりに意味がある。
> 　しかし，心不全患者であればACE阻害薬を使いたい場面も多く，そもそも利尿薬などは細かな調整をしたい。血管拡張薬にしろ利尿薬にしろ，夏場と冬場で調節をすべきである。
> 　入院中の患者に関しては，合剤の「功」はない。外来診療においても，心ポンプ機能の低下した慢性心不全患者であれば合剤を使うべきではない。高血圧を合併したStage Aであれば，服薬アドヒアランスの向上によいかもしれない［p.244 Technical Memo「長期管理・在宅管理で使用する慢性心不全治療薬」参照］。

C-3　β遮断薬

1) 慢性期になぜこの薬

- 1990年代半ばからの大規模臨床試験によって，β遮断薬の慢性心不全に対する予後改善効果が確立した（表4C-1）。
- 現代の慢性心不全薬物治療の多くの部分は，「β遮断薬をいかに導入し，維持量までもっていけるかどうかである」と言っても過言ではない。
- 有効性が確認されたのは，カルベジロール（アーチスト®），ビソプロロール（メインテート®），メトプロロールの3つ。メトプロロールは本邦では酒石酸塩（セロケン®）が市販されており，臨床試験で使用されたのはコハク酸塩であることに注意。
- 大規模臨床試験の結果から，心不全重症度NYHA Ⅱ～Ⅳの広い範囲の慢性期心不全患者に有効であることが明らかとなった。

2) 慢性期の使い方

- 収縮不全を認める患者では，無症候のStage Bであってもβ遮断薬の導入が推奨される。

表4C-1 海外での主な大規模臨床試験

試験名（掲載年）	薬剤	患者数	NYHA	LVEF	結果
MDC（1993）	メトプロロール	383	Ⅱ～Ⅲ	<40%	死亡率を34%抑制
U.S. Carvedilol HF Study（1996）	カルベジロール	1,094	Ⅱ～Ⅳ	≦35%	死亡率を65%抑制
CIBIS Ⅱ（1999）	ビソプロロール	2,647	Ⅲ～Ⅳ	≦35%	死亡率を34%抑制
MERIT-HF（1999）	メトプロロール	3,991	Ⅱ～Ⅲ	≦40%	死亡率を34%抑制
COPERNICUS（2001）	カルベジロール	2,289	Ⅳ	<25	死亡率を35%抑制
CAPRICORN（2001）	カルベジロール	1,959		AMI後，LVEF≦40%	死亡率を23%抑制
COMET（2003）	カルベジロール vs メトプロロール	3,029	Ⅱ～Ⅳ	≦35%	カルベジロールがメトプロロールに比べて死亡率を17%抑制
CIBIS Ⅲ（2005）	ビソプロロール vs エナラプリル	1,010	Ⅱ～Ⅲ	≦35%	ビソプロロールがエナラプリルに比べて死亡率を12%抑制

■ どのβ遮断薬を使うか
☐ 大規模試験で有効性が証明されたカルベジロールかビソプロロールを使用する。
☐ 海外を含めたエビデンスの数では，カルベジロール＞ビソプロロール。日本でもMUCHAをはじめとして，J-CHF，J-DHFでアーチスト®を用いたエビデンスがあるが，いずれも患者数が少ない。
☐ カルベジロール
　● 最もエビデンスの蓄積のあるβ遮断薬。ビソプロロールほどには心拍数を下げない。
☐ ビソプロロール
　● $β_1$選択性が高いので，徐拍化を期待できる。心拍数の高い患者には使いやすいが，1回拍出量の低下を心拍数の増加で代償している患者には注意する。
　● ビソプロロールを用いた大規模試験はカルベジロールに比べて少なく，特に日本人における試験は皆無である。ゆえに使用方法・用量についてはカルベジロールでのエビデンスを参考にせざるを得ない。使用の原則は同じ

でよい。
- □ 「カルベジロール20 mg＝ビソプロロール5 mg」の換算が大まかな指標。それぞれ，導入時の最少量はカルベジロール1.25 mg/日，ビソプロロール0.3125 mg/日（メインテート® 0.625 mg錠を半分に）を目安にする。
- □ カルベジロールにせよ，ビソプロロールにせよ，LVEFの保たれた拡張不全心に対して効果があるかどうかについてははっきりしない。

■ β遮断薬の用量はどう考えるか

- □ カルベジロールの用量は日本と海外とで異なる。海外での標準用量は日本での用量よりはるかに多く，カルベジロール50 mg/日の処方も多くみられる。
- □ 日本人においては，高用量β遮断薬による徐脈や，ふらつきが増えるなどの忍容性の問題が大きい。さらにβ遮断薬の陰性変力・変時作用への漠然とした恐れが医療者の側にあると思われる。アーチスト®の市販後調査では，患者1人当たりの平均処方量＜10 mg/日であった。
- □ LVEFの改善をみた海外文献では，DCMにおいてはカルベジロール50 mg/日まで用量依存的に改善したが，ICMでは20 mg/日までの用量で効果はプラトーに達した（Bristow MR. Circulation 1996）。
- □ 日本人に対する使い方を考えるために，日本から発信されたエビデンスを3つ紹介する。カルベジロール投与量は全般的に少ないが，「日本人には少量でも効果がある」と断定するには症例数が少ない。
  - ● MUCHA試験……LVEF＜40%のDCM/ICMを問わない慢性心不全患者において，カルベジロールの予後改善効果を検討した。カルベジロールは5 mg/日と20 mg/日の投与がなされて，LVEFは用量依存的に改善がみられた。全死亡・心不全入院についてはカルベジロールの投与により有意に減少したが，用量による違いはみられなかった（Hori M. Am Heart J 2004）。
  - ● J-CHF試験……LVEF＜40%の慢性心不全患者に対するβ遮断薬至適用量を検討したprospectiveな試験である。カルベジロールの投与量2.5 mg/日，5 mg/日，20 mg/日の3群において，LVEFの改善度，および全死亡と心血管疾患による入院の減少の度合いに差はみられなかった（Okamoto H. Int J Cardiol 2013）。
    - ▶ この試験結果をもって，慢性心不全に対するカルベジロール至適用量を2.5 mg/日とするには症例数が足りない。
    - ▶ カルベジロール2.5 mg/日という極めて少量であっても慢性心不全に対する効果があると解釈すれば，心不全の徴候がみられ始めた初期の段階からβ遮断薬を処方すべきであるというメッセージと受け取ることができる。

☐ J-DHF試験……LVEF＞40%のHFpEFを対象としてβ遮断薬の効果を検討した．心血管死亡と入院の複合エンドポイントをみると，カルベジロール投与の有無によって有意差はなかった．詳細に検討すると，カルベジロールを中央値（7.5 mg/日）以上投与した群では，上記エンドポイントを有意に減少させている（Yamamoto K. Eur J Heart Fail 2013）．

■ β遮断薬導入の原則
☐ 導入の原則は，
　①うっ血を解除してから，
　②少量から開始する．
　さらに，
　③増量は1週間おきに行う．カルベジロールであれば2.5 mg/日→5 mg/日→10 mg/日→20 mg/日のように増量．
　④急性の効果は期待しない．LVEFの改善やリバースリモデリングは月単位の進行である．
☐ 1日量を分2で開始するのが上手な導入法．添付文書では1日1回投与だが，心ポンプ機能が低下した患者では分2で処方する．例えば，カルベジロール1日量2.5 mgなら，1.25 mg×2回/日とする．
☐ LVEF＜35%の重症低左心機能症例であれば，カルベジロール1.25 mg/日から開始するのが無難．さらに心機能の低下した症例であれば，0.625 mg/日より開始することもある．

■ β遮断薬の導入・増量に困ったら？
☐ β遮断薬を導入すると，低心機能のために心不全が増悪あるいは血圧が下がってしまう患者がいる．極少量（カルベジロール0.625 mg/日）から開始するのも一手．
☐ 強心薬を上乗せして，とにかくβ遮断薬を導入してしまうこともよくある．この場合の強心薬は，β受容体を介さない機序のものが望ましい．少量のミルリノン静注，あるいはピモベンダン2.5 mg/日を経口で投与する．
☐ 血圧が低くて導入しにくいことも多い．β遮断薬導入時にはなるべく，収縮期圧＞100 mmHgがほしい．ガイドラインどおりにACE阻害薬を先行投与していると，血圧が下がってしまう患者がいる．
　● ガイドラインでなぜACE阻害薬を先行投与することになっているかというと，ほとんどのβ遮断薬に関する大規模臨床試験がACE阻害薬への上乗せの形となっているからである．
　● 心臓への直接作用は，β遮断薬のほうがACE阻害薬よりも大きいと考えられる．基本的方針としてはACE阻害薬から開始すべきであるとして

も，それで血圧低下が著しいと思われる患者では，β遮断薬の先行投与は十分に考慮してよい。
- LVEF＜40%のHFrEF患者にカルベジロールとACE阻害薬ペリンドプリルのどちらかを先行投与させた試験では，LVEFの改善度においてカルベジロール先行群のほうが勝る結果となった（Sliwa K. J Am Coll Cardiol 2004）。

□ β遮断薬を増量すると心不全が増悪してしまい，増量が困難な患者もいる。重症例でカルベジロール1.25 mg/日から2.5 mg/日に増量するときによくみられる。

□ β遮断薬を投与中止にしてしまうのはよろしくない。1.25 mg/日に戻して，体勢を立て直す。体液量バランスをもう一度適正化すること，ピモベンダンを導入あるいは増量することで対処する。カルベジロールを細かく増量するのもよい（例えば，1.25 mg/日から2.5 mg/日への増量の途中で1.875 mg/日を挟む）。

□ いかなる手段をとってもβ遮断薬の導入あるいは極少量からの増量が困難な患者は，Stage Dであると心得ておく。早晩に静注カテコラミン依存の状態となるので，次の手としての機械的補助・心臓移植か，緩和医療に向かうかを考えておく。

3) 注意点
□ 導入あるいは増量時に注意する点がいくつかある。重要なものから順に，
　①心不全の増悪
　②徐脈
　③気管支喘息，COPD，糖尿病，冠攣縮性狭心症の既往

□ 現代の慢性心不全治療では，③はほとんど気にならない。気管支喘息やCOPDの病態の本質は慢性炎症であるので，カルベジロールもあまり気にせず使用している。重症の肺疾患でどうしても$β_2$遮断による気管支攣縮を避けたい場合には，ビソプロロールを使用する。

□ β遮断作用による糖尿病悪化の可能性は否定できないが，カルベジロールはα遮断作用があるので，ある程度は相殺できる。

□ 従来，冠攣縮性狭心症には使えないとされてきた。β遮断作用により冠動脈平滑筋の弛緩が阻害されて攣縮を生じるのではないかと，なんとなく不安になる。しかし証明はされていないので，あまり気にせずに使用している。

4) いつまで使う？
□ 基本的には生涯服用する。増やすことはあっても，心不全が改善したからといって減量するタイプの薬ではない。

□ 慢性期にβ遮断薬を服用している場合には，急性非代償性心不全を発症しても（デコっても）投与は中止しない．減量して処方は継続する．
□ 奏功する患者は，月単位でLVEFが改善する．なかにはLVEFが正常範囲へと回復する患者もいる．このような患者でも，β遮断薬は生涯継続するのが普通．

Case

慢性期β遮断薬の上手な使い方，下手な使い方

β遮断薬の投与により，左室リバースリモデリングできた症例を示す．

高血圧，糖尿病，脂質異常症を危険因子にもつ60歳代，男性の初回心不全．来院時NT-proBNPは8,202 pg/mlと高値．普段に比べて5 kgの体重増加があった．

心エコー検査では，LA 51 mm, LVDd/Ds 63/54 mm, IVS 10 mm, PW 11 mm, LVEF 31%, IVC 22 mm, TRPG 21 mmHg. 全周性のhypokinesisを認めた．

利尿薬を用いてうっ血を解除し，β遮断薬を導入した．カルベジロール2.5 mg/日から開始．念のために分2で内服を開始したところ，忍容性は良好であり，1週間後に5 mg/日と増量した．経過観察した後に同用量で退院した．退院後は1カ月おきに10 mg/日 分2，20 mg/日 分2と順調に増量が可能であった．

半年後の心エコー検査では，LA 55 mm, LVDd/Ds 55/36 mm, IVS 9 mm, PW 10 mm, LVEF 63%, IVC 6 mm, TRPG測定感度以下．壁運動もほぼ正常となっていた．

慢性心不全のなかにはβ遮断薬が驚くほど効果を発揮する患者がいる．その見極めは常に難しい．この患者では，左室拡大の状態であっても，ある程度の壁厚が保たれており，心筋としてviabilityがあったと思われる．

➡ HFrEFであれば，β遮断薬導入・増量の原則に従って全例処方を試みる姿勢で！

C-4 経口強心薬

1）慢性期になぜこの薬

□ あらゆる大規模臨床試験において，経口強心薬は慢性心不全患者の予後を悪化させた．それにもかかわらず，慢性期に使う理由は，
　①一時的な使用で最大のベネフィットを得ること……静注強心薬からスイッチして離脱の補助に使う場合と，β遮断薬の導入が困難なときに使用する場合．
　②長期管理に使うベネフィットがリスクを上回ると判断できる状況……強心

作用で末梢循環と臓器灌流を改善することが，生命予後とQOLのバランスによいと考えられるとき．
- □ 薬物の作用機序からは，ドブタミン→デノパミン，ドパミン→ドカルパミン，ミルリノン→ピモベンダンというスイッチの仕方になる．しかし，静注カテコラミン製剤からの離脱にも，ピモベンダンを使うことは多い．上記②の長期管理では，ピモベンダンを選択する．
- □ β遮断薬の導入が困難なとき……β受容体を介さずに強心効果を得られるピモベンダンを使用する．
- □ 経口強心薬を長期管理に使用すると，生命予後を悪化させる……これは大規模な心不全集団においては正しい．しかし実臨床では，慢性心不全治療はtailored programを組む．

2) 慢性期の使い方
- □ 可能な限り少量で使うのがよい．たとえ静注カテコラミンからのスイッチで導入されても，可能なら減量する．
- □ デノパミン
  - ● カルグート®5 mg錠と10 mg錠．最大量は1日30 mg．できるだけ15 mg/日で服用する．
- □ ドカルパミン
  - ● タナドーパ®750 mg包．ドパミンからのスイッチで導入される．1日量は2,250 mg．利尿が十分であれば，徐々に減量を試みる．
- □ ピモベンダン
  - ● アカルディ®1.25 mg錠．静注強心薬（ドブタミン，ミルリノン）からのスイッチに使用されるほか，外来での長期処方やβ遮断薬導入の補助に使用する．最大量は5 mg/日であるが，心室不整脈が多くなる懸念があるので，できるだけ2.5 mg/日以下で処方する．
  - ● 外来管理中あるいは慢性期病棟管理中に，
    - ▶ 徐々に体重が増加してくる
    - ▶ 利尿薬では浮腫が取り除けなくなる
    - ▶ 徐々に血清Cr値が上昇してくる

    などの場合に，心機能を底上げする目的で，ドブタミン持続点滴ではなく，ピモベンダン2.5 mg/日を使用することがある．ほとんどの患者がHFrEFであるが，うっ血のコントロールが困難なHFpEFでも効果を認めることがあるので，試してみる価値はある［p.161 Case参照］．

3) 注意点
- □ 不整脈……ホルター心電図をとるまでもなく，モニター心電図や外来診療の

心電図で心室期外収縮が増えてくれば，強心薬の減量を考慮する．減量が難しいようなら，入院として体液量バランスの最適化を行う．
□ 閉塞性肥大型心筋症……ジギタリスを含めて，すべての強心薬は禁忌．流出路狭窄をさらに増悪させる．

4) いつまで使う？
□ 可能であれば短期間が望ましい．大規模臨床試験によると，強心薬の長期投与は生命予後を悪くする．
□ しかし，大規模試験では個々の患者の臨床像は見えてこない．例えば，
- 心臓移植適応年限をはるかに超えた高齢者であれば，強心薬使用によるQOL向上のベネフィットが生命予後短縮のリスクを凌駕する．継続投与でよい．
- 心臓移植適応の年齢内であればどうか？
  ▶ Stage D……減量・中止の必要はない．
  ▶ Stage C……可能な限り体液量バランスの最適化を図って，強心薬減量を試みる．これは入院中に行う．

□ 患者がどのStageにいるのかを判定することがすべてであるが，非常に難しい．

■ 慢性期経口強心薬の上手な使い方，下手な使い方
□ 経口強心薬はできるだけ使いたくない薬であるが，静注薬からの離脱とQOLのためには有効なことがある．入院までの期間を延ばすことができる．
□ 心臓移植の年齢制限を外れてしまった末期心不全では，ときに有効なことがある．

Case
経口強心薬を用いた静注強心薬からのウィーニング

60歳代後半で，心臓移植適応年限を超えた男性．基礎心疾患は拡張相肥大型心筋症．薬物療法はビソプロロール5 mg導入済み，非薬物療法はCRT-D植込み術を行っているが，心不全入退院を繰り返しているStage Dの慢性心不全．体重の増加はなかったものの，労作時の息切れと倦怠感が強くなり来院した．

来院時の血圧84/50 nnHg，心拍数96/min不整（慢性AF），頸静脈怒張と下腿浮腫を認めた．

来院時胸部X線写真を示す（図4C-1）．心エコー所見は，LA 49 mm，LVDd/Ds 66/60 mm，IVS 4 mm，PW 8 mm，LVEF 14%，IVC 23 mm，MR moderate，TRPG 35 mmHg．血液検査の結果は，T-Bil 4.2 mg/dl，

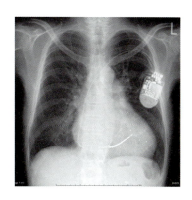

図4C-1　来院時の胸部X線写真

BUN 51.7 mg/dl, Cr 1.87 mg/dl, Na$^+$ 133 mEq/L, K$^+$ 4.3 mEq/L, NT-proBNP 6,653 pg/ml。

　X線，心エコー検査と合わせて考えると，左心系（肺静脈）のうっ血はごく軽度，ビリルビン上昇は右心系（肝）のうっ血を示唆し，Cr上昇と血清Na$^+$低値は低心拍出（LOS）によるものと考えられた。

　まずは心ポンプ機能を底上げする必要があったので，ドブタミン1.5γとミルリノン0.15γを開始したうえで，トルバプタン7.5 mgを処方したところ，血圧を維持した状態で十分な尿量が得られ，心不全症状は改善した。

　ドブタミンのウィーニングを試みるため，1.5γ→1.2γへ減量したところ腎機能の再悪化所見，血清Na$^+$低下，尿量減少傾向となった。極度に低下した左室心ポンプ機能を考慮して，ビソプロロールを2.5 mg/日に減量，ピモベンダン2.5 mg/日を導入し，静注強心薬からの離脱を図ることとした。まずミルリノンから離脱。最終的に，ピモベンダン5 mg/日を内服することで，ドブタミンからの離脱に成功した。ドブタミン1.5γからの離脱には，ピモベンダン投与下で3週間を要した（指数曲線的にゆっくりと）。

C-5　ジギタリス

1）慢性期になぜこの薬

□「なぜ？」と問われても，明確な答えはない。世の中に不可欠な薬ではないが，なくなると淋しい。

□慢性AFを伴う心不全のレートコントロールには使いやすい。

2）慢性期の使い方

□慢性AFを伴う心不全のレートコントロールでも，まずはうっ血と組織低灌流を改善させる。しかるのちに，β遮断薬（カルベジロールかビソプロロール）の投与を考える。ジギタリスは，β遮断薬が使いにくい状況や，効果不

十分のときに使用する。
- ●例えば，心機能の低下が心配な患者の徐拍化のために，まずジギタリスを使用することがある。ジゴキシン（ジゴシン®0.25 mg，0.125 mg）かメチルジゴキシン（ラニラピッド®0.1 mg，0.05 mg）を使用する。

☐ ジギタリスは少量で使う。心構えは「治療域を目指す」ではなく，「中毒域にならない」ように処方する。ローディングはせずに，最初から常用量を投与する。

☐ ハーフ製剤が使いやすい。ジゴキシンなら0.125 mg錠，メチルジゴキシンなら0.05 mg錠がある。血中濃度は0.5〜0.8 ng/mlにとどめておく。

3）注意点

☐ 中毒域と治療域が近接している。高度の房室ブロック，ジギタリス中毒に注意する。
- ●ジギタリス中毒は様々な種類の不整脈を惹起する。消化器症状や不定愁訴も多い。
- ●ジギタリス中毒に注意すべき状況は，低K^+血症。下痢や利尿薬投与時には注意して使用する。

4）いつまで使う？

☐ どれほどの効果があるのかよくわからない点があるが，副作用がなければ継続して使う。

☐ ジギタリス中毒が出現すれば，いったん内服を中止する。

☐ ジギタリス濃度を検査しておく。通常量を使用していて血中濃度が1.0 ng/mlを超えていれば，ハーフ製剤に変更する。

> **Technical Memo ▶▶▶**
>
> **長期管理・在宅管理で使用する慢性心不全治療薬**
>
> 　慢性期在宅での長期管理で特に問題となってくるのが，服薬アドヒアランス。同義語で，以前は服薬コンプライアンスという言葉が一般的であったが，最近はアドヒアランスという。「コンプライアンス」はどこか威圧的で医療者側の高圧的な態度を連想させるが，「アドヒアランス」は患者本人の意思決定権を尊重し，患者も治療に参加する意味合いがある。
>
> 　一人暮らしの高齢患者で，心配したアパートの大家さんが部屋を覗くと倒れていたという事例は多い。薬をきちんと飲めていないことも多い。逆に，食事が摂れていないにもかかわらず，「薬だけは」律儀に服用した結果，極度の脱水や低血圧になったり，ワルファリンが効きすぎることもある。

- 薬の数が多ければ，リストラできる薬はないのかを考えておく。
- 少なくとも薬を，朝服用・昼服用・夕服用と服用時間ごとのパッケージとする（処方の一包化という）。
- 往診してくれる地域の医療機関を探し，訪問看護などの社会インフラを利用しなければならない。

C-6 併存疾患をもつ慢性心不全の内服治療

1）糖尿病合併慢性心不全

□ 糖尿病を原因とする虚血性心筋症の場合には，血行再建術を行うことで心ポンプ機能の改善を期待できる。糖尿病合併例では，冠動脈の評価と腎機能の評価をまず行う。

□ 内服治療では，糖尿病を悪化させないような薬剤を選択する。
- ACE阻害薬は通常どおりに処方する。
- 利尿薬とβ遮断薬は，多少なりとも糖尿病を悪化させる。利尿薬では，特にサイアザイド系で糖尿病が悪化する。あえてサイアザイド系を使用する理由はあまりない。
- β遮断薬を用いると，相対的にα受容体優位となるので，糖尿病が悪化するとされている。しかし，糖尿病自体が心血管系リスクであるので，あまり気にせずにβ遮断薬を処方する。カルベジロールは若干のα遮断作用があるので，少し有利。

□ 逆に，糖尿病薬のなかでもピオグリタゾン（アクトス®）は，体液貯留の方向へと傾ける。心不全患者にあえて使うことはない。

□ そのほかにも，SU剤をはじめとして，インスリン製剤にも体重増加の副作用があり，心不全患者には不利である。これら薬剤は生体を高インスリン血症の状態とするため，脂肪細胞を主として細胞増殖に働きかけるのが原因である。もちろん，冠動脈プラークも増大させる。

□ 最近発売されたNa^+・グルコース共益輸送体（SGLT2）阻害薬は，グルコースの尿細管排泄を促進する。結果として，多くの患者で尿量が増加する。患者によっては，ナトリウム利尿薬と同等かそれ以上に尿量が増加することがあり，心不全患者に有効ではないかと期待されている。

□ SGLT2阻害薬のエンパグリフロジン（ジャディアンス®）を心血管リスクの高い2型糖尿病患者に用いたところ，心不全入院を抑制した（EMPA-REG試験：Zinman B. N Engl J Med 2015）。

2）COPD合併慢性心不全

□ COPD合併心不全では，肺組織の破壊と肺血管床の減少による肺血管抵抗

(PVR) の上昇が病態を複雑にする。
- ☐ COPDの存在はβ遮断薬の使用を躊躇させるので，β遮断薬の導入にのみ注意が向きがちである。しかしながら実際には，よほどの重症COPDを除いて$β_1$選択性のビソプロロールは導入が可能。少量より開始する。
- ☐ むしろ，β遮断薬を導入する前提条件となるべき「うっ血の解除」と「血管拡張薬（ACE阻害薬）の導入」にも注意が必要である。
- ☐ 血管拡張薬を処方する目的は左室拡張末期圧を下げることにあるが，COPD患者ではPVRが高値のために想定した以上に前負荷の減少が生じて，血圧の低下をみることがある。エナラプリルを2.5 mg/日あるいは1.25 mg/日の少量から処方開始する
- ☐ 利尿薬の使用方法は難しい。COPDが重症であるほど右心不全の要素が多くなるので，右心系はうっ血する。途中に抵抗値の高い肺血管系が介在するので，右心系から左心系への体液の移動が妨げられ，結果として動脈系血管内容量（stressed volumeと言い換えてもよい）のみから除水される。
  - ● 左心不全の症状よりも，右心不全の症状が強くなることが多い。全身浮腫の改善のために利尿薬を使用するが，ときに左室心拍出量の低下につながり，さらに腎機能が悪化していくことがある。
  - ● ループ利尿薬抵抗性であれば，トルバプタンを7.5 mg/日あるいは3.75 mg/日処方する。

3) 腎機能障害・透析患者の慢性心不全

- ☐ 透析導入前の高度腎機能障害であれば，どのようにして効率的に除水するかが問題となる。
- ☐ 比較的高用量のループ利尿薬が必要となることが多く，しばしばフロセミド80 mg/日以上が必要となることもある。それでも効率的な除水が行われていないようであれば，トルバプタン7.5 mg/日を導入する。入院が望ましい。
- ☐ 透析・非透析にかかわらず，心不全の標準治療を行う。心室不整脈は多くの患者でみられ，ときに致死的である。β遮断薬を導入し，最低でもカルベジロール5 mg/日を処方する。
- ☐ ACE阻害薬の多くが腎排泄性であるので，少量から処方したほうがよい。腎機能と血清K^+値に注意して，エナラプリル2.5 mg/日から開始する。
  - ● 高度の腎機能障害例では，ACE阻害薬によって血圧低下が遷延する場合がある。半減期の短いカプトプリル12.5 mg/日から開始してもよい。
- ☐ ARBを使用するならば，ほぼすべて肝代謝されるテルミサルタンが使用しやすい。血清K^+値に注意して，テルミサルタン20 mg/日から使用する。

4）高血圧合併慢性心不全

☐ そもそも，慢性心不全の基礎心疾患の多くが高血圧・高血圧性心疾患である。

☐ 初期にはHFpEFの病態を呈する。内服薬はACE阻害薬を最大量まで処方する。さらに降圧薬を上乗せする必要があれば，カテコラミンドライブをかけないタイプのカルシウム拮抗薬を処方する。腎機能が問題なければアムロジピン5 mg/日でよい。腎機能が気になる，あるいは尿蛋白がみられていれば，シルニジピン10 mg/日やアゼルニジピン16 mg/日，ベニジピン4 mg/日を処方する。

☐ 病勢が進行してdHHDとなり，LVEFが低下し始めるなら，β遮断薬を追加投与する。LVEF 30〜40％であれば，カルベジロール2.5 mg/日から開始する。

> **Technical Memo ▶▶▶**
>
> #### 高齢者全臓器不全に対する薬物治療
>
> 高齢者患者の特徴は，認知機能，高次脳機能，咀嚼機能，嚥下機能，呼吸機能，心機能，消化・吸収機能，代謝機能，腎機能，排泄機能に低下がみられ，四肢筋力低下と関節拘縮が現れる。これを老年症候群（geriatric syndrome）という。
>
> geriatric syndromeの極型である，いわゆる「全臓器不全」を呈した患者の治療は常に困難であり，どこをゴールとするか悩ましい。循環器系臓器であれば，心臓も腎臓も機械によって長期間補助することができる。しかし，消化・吸収・代謝については代替品がない。心臓そのものは変化していない慢性的に経過してきた心不全では，治療の手段がなくなってくる。
>
> 特に嚥下機能と消化・吸収機能が落ちると，内服薬は効かない。「薬を飲む」という行為が，誤嚥性肺炎を引き起こす。この期に及んでは，処方している薬を整理して，薬物治療をあきらめる選択肢も考慮する。

参考文献
- 浦部晶夫, 他 編. 今日の治療薬2016. 南江堂, 東京, 2016.
- 循環器薬の使い方―コツと落とし穴. Heart View 2010；14：11月増刊号.
- 村川裕二. 循環器治療薬ファイル 第2版. MEDSi, 東京, 2012.
- 荻原俊男, 他 編. β遮断薬のすべて 第3版. 先端医学社, 東京, 2009.

索　引

【欧文索引】

3rd Universal Definition of Myocardial Infarctionの定義　98

ACC/AHAのStage分類　134, 158
ADHERE試験　34
afterload mismatch　11
ATTEND registry　16, 69, 118

BNP/NT-proBNP　34, 53, 62, 196, 152, 232
butterfly shadow　30

CABG　166, 169
CAPRICORN試験　236
cardiac failure/cardiac pathway　37, 67, 92, 94, 97
cardio-renal-anemia syndrome　196
CHARM-alternative試験　182
CHART-2 study　12, 31
Cheyne-Stokes呼吸　188
CIBIS Ⅱ　236
CIBIS Ⅲ　236
COMET試験　236
CONSENSUS試験　210, 233
COPERNICUS試験　183, 236
CV (cardio-vascular) continuum　16

D-dimer　113
decompensation　10
DIG試験　184, 218

EMPA-REG試験　245
EMPHASIS-HF試験　182, 209
EPOCH study　59, 184
EVEREST試験　184

Forrester分類　36, 72, 91
Framingham研究　16, 18, 74
Frank-Starlingの法則　7

giant LA　12, 41

HFpEF (heart failure with preserved ejection fraction：収縮性の保たれた心不全)　11, 31, 41, 59, 67, 73, 78, 137, 160, 165, 171
　——急性期治療　**94**
　——心筋虚血　94
　——不整脈　94
HFrEF (heart failure with reduced ejection fraction：収縮性の低下した心不全)　11, 31, 41, 58, 62, 67, 70, 73, 78, 83, 88, 90, 138, 141, 162, 177, 180, 221
　——急性期治療　**97**
　——心筋虚血　98
　——不整脈　100

INTERMACS (Interagency Registry for Mechanically Assisted Circulatory Support)　71, 190
ivabradine　185

J-CHF試験　183, 237
J-DHF試験　12, 59, 161, 238
J-Land試験　214
J-MACS試験　190
J-MELODIC試験　163, 183, 208
J-Wind試験　108

Kerley B line　75

Laplaceの式　8

MDC試験　236
MERIT-HF試験　236
MUCHA試験　183, 237

Na^+再吸収　33, 119, 207, 211
Na^+排泄　14, 33, 120
New York Heart Association心機能分類 (NYHA分類)　18, 135
Nohria-Stevenson分類　23, 72, 89

one look echo　76
OPTIMIZE-HF試験　58

PARADIGM-HF試験　186
PCI　98, 106, 166
PEP-CHF試験　160
pitting edema　25
PRAISE試験　206
Preserve試験　160
PROGRESS試験　166
PROMISE Study　58

RALES試験　163, 209

SGLT2阻害薬　245
SHIFT試験　185
small LV　12, 41
SOLVD試験　233
Starling force　3
STICH試験　169
stressed volume　5, 11, 28, 100, 120, 136, 205, 220, 246
ST上昇型急性心筋梗塞（STEMI）　108, 122
Swan-Ganzカテーテル　35, 91, 106
Symplicity HTN-3試験　15

U.S. Carvedilol HF Study　236
unstressed volume　5, 11, 136

Val-Heft試験サブスタディ　34
vascular failure/vascular pathway　37, 67, 91, 94, 97, 104, 219
volume central shift　11, 56, 67, 90
volume over　5, 22, 59, 89, 136, 149, 180, 222, 230

【和文索引】

あ

アゼルニジピン（カルブロック®）　166, 206, 247
アゾセミド（ダイアート®）　119, 163, 172, 183, 207, 224, 230
圧-容積（PV）ループ　38
アドレナリン受容体　215
　──α　122, 212, 216, 227, 239
　──β_1　121, 212, 216, 236
　──β_2　122, 212, 216, 239
アミオダロン（アンカロン®）　95, 101, 165, 168, 172
アムロジピン（ノルバスク®，アムロジン®）　166, 206, 247
アルギニンバソプレッシン（AVP）系　13, 33
アルドステロン拮抗薬　56, 163, 182 → カリウム保持性利尿薬も参照
アンジオテンシンⅡ　119, 211, 233
アンジオテンシンⅡ受容体拮抗薬（ARB）　212
アンジオテンシン変換酵素（ACE）阻害薬　160, 162, 165, 182, 211, 221, 233, 238, 246

息切れ　18, 62, 68
1回拍出量（SV）　7, 26, 36, 78, 97, 236
陰性変力作用　101, 163, 165, 172

ウィーニング　59, 125, 129, 185, 242
植込み型除細動器（ICD）　60, 163, 168
右室圧（RVP）　35, 36
右室拡大　49, 51, 80, 113
右室梗塞　50
右室仕事係数（RVSWI）　36
右心カテーテル検査　35, 82, 91
右心機能　153
右心不全　50, 76, 92, 111, 136, 147, 180, 246
うっ血　9, 23, 25, 55, 67, 72, 89, 124, 149, 210, 227
　──肝　3, 25, 29, 68, 151
　──腎　124
　──臓器　21
　──肺　2, 11, 18, 26, 29, 37, 68, 75, 89, 103, 122, 216
うっ血性心不全診断基準　18

右房圧（RAP）　35, 36, 49
運動耐容能　7, 19, 21, 148, 181, 186
運動負荷試験　46, 187

エナラプリル（レニベース®）　166, 182, 211, 234, 246
エプレレノン（セララ®）　182, 209, 231
塩分摂取　61, 199

オルプリノン（コアテック®）　122, 216

か

拡張型心筋症（DCM）　10, 42, 71, 78, 97, 139, 144, 158, 173, 237
拡張期血圧　24, 28
拡張機能　46, 49, 79, 106, 184
拡張機能障害　12, 46, 79
下大静脈（IVC）径　42, 49, 81
カテコラミンドライブ　118, 166, 206, 247
カプトプリル（カプトリル®）　182, 221, 246
カリウム（K$_{ATP}$）チャネル開口薬　118, 220
カリウム保持性利尿薬　56, 182, **209**, 231
　→アルドステロン拮抗薬も参照
カルシウム拮抗薬　166, 206, 247
カルベジロール（アーチスト®）　161, 163, 167, 172, 183, 213, 235
カルペリチド（ハンプ®）　108, 117, 205, 220
簡易Bernoulli法　44, 49
肝頸静脈逆流　7, 18, 23
間質線維化　53, 175, 233
肝腫大　18
感染　53, 61, 93, 108
カンデサルタン（ブロプレス®）　182
冠動脈造影　39, 83, 98, 108, 153

気管支喘息　26, 214, 239
気管挿管　55, 72, 114, 220
起座呼吸　18, 24, 73
偽正常　48, 152
ギャロップ　7, 18, 26
急性冠症候群　31, 94
急性心筋炎　10, 71, 77, 83, 89, 108
急性心筋梗塞（AMI）　10, 31, 34, 41, 51, 71, 73, 77, 83, 89, 94, 106

――ST上昇型（STEMI）　108, 122
――機械的合併症　107
急性心不全（急性期心不全）　9, 28, 32, 39, 56, **66**
――基礎心疾患　92
――呼吸管理　84
――主訴　68
――循環管理　88
――処方薬　**219**
――診察・検査と診断　66, 73
――診療のプリンシプル　66
――治療　84
――非代償性（ADHF）　10, 58, 66, 74, 92, 123, 172
――非薬物療法　123
――薬物治療　117
強心薬　28, 37, 82, 88, 121, **215**
――HFpEF　161
――急性心不全　**227**
――経口　58, 162, 184, 217, **240**
――静注　190, 215, 240, 242
胸水　18, 29, 76
胸痛　51, 111
胸部CT　35, 52
胸部X線写真　29, 52, 75, 113, 151, 194
虚血性心筋症（ICM）　60, 71, 97, 98, 144, 166, 168, 189, 237
虚血性心疾患　10, 16, 39, 98, 138, 166

クリニカルシナリオ（CS）　11, 28, 55, 67, 88, 219

経カテーテル大動脈弁留置術（TAVI）　103, 179
頸静脈怒張　7, 18, 73, 112, 194
経皮的心肺補助装置（PCPS）　57, 77, 92, 82, 91, 127, 191
経皮的中隔心筋焼灼術（PTSMA）　173
経皮的肺動脈拡張術　181
血液検査　151, 195
血管拡張薬　28, 37, 56, 82, 88, 93, 103, 117, 180, **204**
――急性心不全　**219**
血管内脱水　5, 97, 120, 210
血管内容量　28, 100, 136, 246
血行再建　60, 83, 98, 153, 157, 164, 166, 169, 245

血栓溶解療法　116
嫌気性代謝閾値（AT）　187

高K⁺血症　182, 209, 232
交感神経系　13, 58, 61, 73, 84, 117, 137, 196, 206
抗凝固療法　101, 173, 178
高血圧　13, 31, 195, 234, **247**
高血圧性心疾患（HHD）　10, 42, 78, 94, 137, 165
　──拡張相（dHHD）　10, 78, 97, 137
抗血小板薬　167
交互脈　27
拘束性障害　48, 152
高炭酸ガス血症　33, 71, 86
高Na⁺血症　224, 232
高尿酸血症　208
後負荷　**6**, 25, 35, 38, 56, 67, 76, 82, 89, 137, 171, 211
後負荷不適合　11
抗不整脈薬　101, 165, 172
後方障害　2, 6
抗利尿ホルモン（ADH）　13, 209
高齢者　12, 31, 104, 160, 197, 234, 247
呼気終末陽圧（PEEP）　55, 84
呼吸音　26
呼吸器疾患　22, 52
呼吸困難　19, 24, 28, 34, 85, 111, 124
　──安静時　19, 68
　──発作性夜間（PND）　18, 68, 73, 221
呼吸不全　22, 32, 52, 72, 86, 112
混合静脈血酸素飽和度　36

さ

サイアザイド系利尿薬　56, **208**, 223, 231
催不整脈作用　89, 122, 216, 227
左室拡大　10, 41, 45, 99, 139, 144, 166
左室拡張末期圧（LVEDP）　7, 34, 75, 81, 144, 152, 196
左室駆出率（LVEF）　41, 78, 152, 164, 180, 237, 237
左室径（LVDd, LVDs）　12, 41, 78, 152, 195
左室仕事量係数（LVSWI）　36, 82, 91
左室充満　95, 100, 172
左室肥大　31, 42, 73, 103, 137, 138, 142, 165

左室壁菲薄化　42
左室流入障害　43, 144
左心カテーテル　83
左心不全　3, 50, 115, 136
左房圧上昇　26, 29, 53, 75
左房拡大　41, 42, 51, 104, 144
Ⅲ音　18, 26, 72
三尖弁（逆流）圧較差（TRPG）　49, 51, 113
三尖弁閉鎖不全症／三尖弁逆流　43, 50, 81, 195

ジェネリック医薬品　218
弛緩障害　48, 152
ジギタリス　95, 121, 162, 165, 184, 217, 244
　──慢性心不全　**243**
ジゴキシン（ジゴシン®）　244
四肢冷感　7, 23, 73, 90
収縮期血圧　24, 28, 57, 114, 162
収縮機能　12, 48, 106
収縮障害　110, 139, 143, 166
自由水利尿薬　56
昇圧　114, 122, 211, 228
硝酸イソソルビド（ニトロール®）　117, 204, 219
硝酸薬　56, 117, **204**
除細動　74, 101
女性　12, 141, 177
ショック　56
　──心原性　26, 57, 70, 77, 88, 105, 111, 125, 127, 190, 215
　──低血圧性　120
　──敗血症性　92, 123
徐脈　73, 239
ジルチアゼム　101
シルデナフィル（バイアグラ®）　180
シルニジピン（アテレック®）　166, 206, 247
心Fabry病　143, 178
心アミロイドーシス　142, 177
心エコー　35, 90, 113, 152, 157, 195
　──右心系の評価　49, 80
　──左心系の評価　**39**, 78
　──心臓弁膜症の評価　47, 79
心拡大　14, 18, 41, 78, 113

腎機能　33, 62, 90, 124, 151, 166, 182, 195, 232
腎機能障害　168, **246**
心筋stunning　110, 129
心筋viability　10, 42, 152, 156, 166
心筋虚血　55, 138, 153, 164
　──HFpEF　94
　──HFrEF　98
心筋梗塞　158
　──下壁　45
　──急性（AMI）　10, 31, 34, 41, 51, 71, 73, 77, 83, 89, 94
　──前壁中隔　154
　──陳旧性（OMI）　41, 42, 78, 97, 99, 221
　──左冠動脈主幹部（LMT）　77
心筋酸素需要　13
心筋症　40, 94, 141, 175
　──拡張型（DCM）　10, 42, 71, 78, 97, 139, 144, 158, 173, 237
　──虚血性（ICM）　60, 71, 97, 98, 144, 166, 168, 189, 237
　──たこつぼ型　71, 83, 89, 110
　──糖尿病性　171
　──肥大型（HCM）　42, 71, 78, 94, 138, 150, 158, 171
　──頻脈誘発性　74, 102
　──不整脈源性右室　50
心筋生検　108, 139, 142, 154
心筋バイオマーカー　34
心係数（CI）　36, 37, 82, 91
神経体液性因子　13, 33, 58, 93, 136, 158, 207
心原性ショック　26, 57, 70, 77, 88, 105, 111, 125, 127, 190, 215
心サルコイドーシス　141, 175
心室中隔穿孔　26, 107
心室頻拍（VT）　122, 141, 168, 176, 195, 228
心室不整脈　60, 168, 176, 195, 213, 216, 218, 228, 246
心臓MRI　138, 155
心臓悪液質　29, 149
心臓移植　57, 61, 130, 190, 192, 242
心臓核医学　154
心臓カテーテル検査　35, 153

心臓再同期療法（CRT/CRT-D）　60, 164, 168, 189
心臓喘息　26, 33, 72
心臓突然死　189
心臓弁膜症　43, 103, 143, 178
　──手術の時期　178
　──心エコーによる重症度分類　47
心電図　31, 73, 113, 150, 195
腎動脈周囲交感神経節アブレーション（腎デナベーション）　15
心嚢液貯留　51, 77
心拍出量（CO）　8, 35, 36
心拍数（HR）　8, 27, 121, 228, 236
深部静脈血栓症（DVT）　112, 114
心不全
　──HFpEF　11, 31, 41, 59, 67, 78, 137, 160, 165, 171
　──HFrEF　11, 31, 41, 58, 67, 70, 78, 83, 138, 141, 162, 177, 221
　──一般病棟での治療　58
　──右心　76, 92, 136, 147, 180, 246
　──外来　61
　──鑑別診断　52
　──基礎知識　2
　──急性（急性期心不全）　9, 28, 32, 39, 56, **66**
　──急性非代償性（ADHF）　10, 58, 66, 74, 92, 123, 172
　──虚血性　78
　──左心　3, 50, 115, 136
　──重症度Stage分類　18
　──集中治療　54
　──主訴　2
　──診察・検査と診断　18
　──身体診察　22
　──治療　54
　──難治性　61, 125, 135, 172
　──慢性（慢性期心不全）　9, 16, 29, 61, **134**, 212
　──問診　18
　──臨床検査　29
心房細動（AF）　74, 94, 101, 118, 164, 172, 214, 243, 218
心房性ナトリウム利尿ペプチド（hANP）　56, 104, 117, 205, 220, 223
心ポンプ機能　7, 37, 70, 73, 92, 227

水分制限　199
睡眠時無呼吸　188
　　──閉塞性（OSA）　188, 197
ステロイド　108, 175
ストレインパターン　31, 73, 150
スピロノラクトン（アルダクトンA®）
　　182, 209, 231

静水圧勾配　3
全臓器不全　247
選択的バソプレッシンV_2受容体拮抗薬
　　（自由水利尿薬）　**209**, 231
前負荷　**6**, 38, 42, 91, 204, 220
前方障害　6, 21, 43

僧帽弁狭窄症（MS）　43, 44, 144, 179
僧帽弁閉鎖不全症／僧帽弁逆流（MR）　26,
　　44, 51, 60, 79, 104, 144, 180
組織低灌流　9, 23, 55, 72, 89, 149, 227
組織プラスミノーゲン活性化因子
　　（m-tPA）　116

た

体液貯留　28, 69, 76, 160, 211
体液分布　11
体液量過剰（volume over）　49, 67, 136
体液量コントロール　59, 151, 174, 197
体血管抵抗（SVR）　7, 36, 220
体血管抵抗係数（SVRI）　36, 82, 91
対側性変化　73, 108
大動脈解離　51, 79
大動脈内バルーンパンピング（IABP）　57,
　　92, 104, 106, 125
大動脈弁狭窄症（AS）　80, 103, 147, 179
大動脈弁閉鎖不全症／大動脈弁逆流（AR）
　　44, 79, 103, 147, 179
たこつぼ型心筋症　71, 83, 89, 110

地域連携　200
チーム医療　198
中心静脈圧（CVP）　25, 39, 81
中枢性睡眠時無呼吸（CSA）　188
長期管理　**194**
　　──非薬物療法　197
　　──薬物治療　196

陳旧性心筋梗塞（OMI）　41, 42, 78, 97, 99,
　　221

低K^+血症　208, 224, 230, 244
低血圧　28, 56, 127, 204
低血圧性ショック　120
低酸素血症　53, 86, 113, 181
低心拍出　21, 197
低炭酸ガス血症　113
低Na^+血症　14, 33, 120, 200, 208, 223
テザリング　45, 60
デノパミン（カルグート®）　217, 241
テルミサルタン　246
電撃性肺水腫　3, 28, 30, 69, 75, 90

同期式間欠的強制換気（SIMV）　87
洞性頻脈　100, 113
透析　123, **246**
糖尿病　16, 31, 195, 239, **245**
糖尿病性心筋症　171
洞不全症候群　32, 74
動脈血ガス分析　32, 55, 86, 113
動脈血酸素飽和度（SpO_2）　32, 84, 114
冬眠心筋／ハイバネーション　98, 138, 157
ドカルパミン（タナドーパ®）　217, 241
ドップラーによる評価　43
ドパミン　89, 114, 122, 216, 227, 241
ドブタミン　89, 101, 114, 121, 216, 227,
　　241
トラセミド（ルプラック®）　119, 207, 230
トリクロルメチアジド（フルイトラン®）
　　208, 231
トルバプタン（サムスカ®）　13, 56, 62,
　　120, 184, 200, 210, 223, 231, 246
トロポニン　34, 98, 152, 184, 217

な

ナトリウム利尿薬　120, 200, 208
難治性心不全　61, 125, 135, 172
ニカルジピン（ペルジピン®）　117
ニコランジル（シグマート®）　56, 118,
　　168, 205, 220
二次性心筋症　40, 94, 141, 175
ニトログリセリン　88
　　──ミオコールスプレー®　55, 117, 204,
　　219

――ミリスロール® 117, 204, 219
乳頭筋断裂 26, 107

ネプリライシン阻害薬 185

ノルアドレナリン 92, 114, 122, 215, 228

は

肺うっ血 2, 11, 18, 26, 29, 37, 68, 75, 89, 103, 122, 216
肺炎 52
　　――誤嚥性 94, 234, 247
肺血管抵抗（PVR） 36, 148, 180, 245
敗血症性ショック 92, 123
肺血栓塞栓症（PTE）/肺塞栓症（PE） 50, 80, **111**
　　――PCPS 115
　　――急性期治療 114
　　――検査所見 113
　　――抗凝固療法 115
　　――呼吸・循環管理 114
　　――病態 111
肺高血圧症（PH） 136, 147, 180
　　――右心不全 50
　　――左心不全 147
　　――肺動脈性（PAH） 147
　　――慢性血栓塞栓性（CTEPH） 148, 181
　　――慢性肺疾患 148
肺静脈圧 30
肺水腫
　　――急性 18, 71, 82, 219
　　――心原性 22, 53
　　――電撃性 3, 28, 30, 69, 75, 90
　　――肺胞性 76
　　――非心原性 22, 53
肺性心 50, 148, 181
肺動脈圧（PAP） 35, 36, 82
肺動脈拡張 122, 216
肺動脈拡張末期圧（PAEDP） 49, 81
肺動脈性肺高血圧症（PAH） 147
肺動脈楔入圧（PCWP/PAWP） 35, 53, 72, 79
肺動脈造影 113
肺胞低換気 32, 148
バソプレッシンV₂受容体阻害薬 13
パルスオキシメーター 33, 114, 188

ピオグリタゾン（アクトス®） 245
微小循環障害 168, 171, 220
ビソプロロール（メインテート®） 163, 167, 172, 214, 235, 246
肥大型心筋症（HCM） 42, 71, 78, 94, 138, 150, 158, 171
　　――拡張相（dHCM） 71, 97, 139, 172
　　――閉塞性（HOCM） 78, 104, 139, 172, 242
ピモベンダン（アカルディ®） 59, 62, 163, 184, 217, 238, 241
貧血 33, 196
頻脈 7, 18, 26, 73, 94, 112
頻脈誘発性心筋症 74, 102

浮腫 21, 25, 30
　　――下腿 18, 68, 194
　　――間質 3, 26, 30, 75, 136, 181
不整脈 241
　　――HFpEF 94
　　――HFrEF 100
　　――頻脈性 100
不整脈源性右室心筋症 50
フレイル 29
フロセミド（ラシックス®） 118, 183, 207, 223, 230

閉塞性睡眠時無呼吸（OSA） 188, 197
ペースメーカー 173
β遮断薬 58, 123, 160, 162, 172, 183, **212**, 245
　　――静注 214
　　――慢性心不全 **235**
壁運動異常 10, 40, 76, 78, 139
壁応力 8
壁菲薄化 141, 195
ベニジピン（コニール®） 166, 247
ヘパリン 115, 125, 128
ベラパミル 101
ペリンドプリル（コバシル®） 166, 182

房室ブロック 32, 74, 121, 141, 173, 176, 218, 244
補助人工心臓（VAD/LVAD） 57, 61, 127, 130, 153, 159, 190, 191
ホスホジエステラーゼ（PDE）Ⅲ阻害薬 58, 114, 122, 184, 216, 227

ボセンタン（トラクリア®）　180

ま
末梢血管抵抗　57, 122, 211, 219
末梢循環不全　18, 37, 71, 127
慢性血栓塞栓性肺高血圧症（CTEPH）　148, 181
慢性腎臓病（CKD）　31, 59, 166, 196
慢性心不全（慢性期心不全）　9, 16, 29, 61, 134, 212
　──基礎心疾患　**137**
　──主訴　148
　──処方薬　**230**, 244
　──診察・検査　148, 150
　──診療のプリンシプル　**134**
　──長期管理　**194**
　──治療　**158**
　──病態　**136**
　──薬物治療（経口）　**181**
慢性閉塞性肺疾患（COPD）　22, 32, 52, 82, 148, 181, 214, 239, **245**

水再吸収　15, 33, 120, 200
水バランス　10, 69, 94, 97, 120
水分布　5
脈圧　24, 28
脈拍　26
ミルリノン（ミルリーラ®）　58, 122, 216, 228, 238

メチルジゴキシン（ラニラピッド®）　244
メトプロロール（セロケン®）　235

や
夜間咳嗽　18

有効循環血漿量　13
輸血　198

陽圧換気
　──持続的（CPAP）　55, 84, 188, 197
　──侵襲的　86
　──二相性（BiPAP）　84
　──非侵襲的（NPPV）　28, 55, 84
陽性変時作用　101, 228

ら・わ
ラ音　18, 72
ランジオロール　95, 101, 214

リシノプリル（ロンゲス®）　166, 182, 212, 234
利尿薬　28, 37, 56, 89, 103, 118, 124, 160, 162, 183, 200, **206**, 245
　──カリウム保持性　56, 182, **209**, 231
　──急性心不全　**222**
　──サイアザイド系　56, **208**, 223, 231
　──自由水　56
　──ナトリウム　120, 200, 208
　──慢性心不全　**230**
　──ループ　14, 56, 118, **207**, 223, 230, 246
リバースリモデリング　238
リモデリング　16, 41, 74, 78, 99, 106, 137, 166
流出路狭窄　78, 104, 111, 139, 172

ループ利尿薬　14, 56, 118, **207**, 223, 230, 246
ループ利尿薬抵抗性　97, **119**, 197, 210

レートコントロール　74, 95, 101, 164, 179, 214, 218, 243
レニン-アンジオテンシン（RA）系　13, 61, 117, 165, 205
レニン-アンジオテンシン（RA）系阻害薬　58, 182, 208, **210**
　──慢性心不全　**233**

労作時呼吸困難（DOE）　7, 18, 52, 68

ワルファリン　181, 244

＜著者経歴＞
樋口　義治　大阪警察病院循環器内科　部長
1994年　大阪大学医学部附属病院第一内科研修医
1995年　大阪警察病院循環器内科医員
1999年　大阪大学大学院医学系研究科（多田道彦教授）
2003年　医学博士。ドイツ・ゲッティンゲン大学医学部研究員（Gerd Hasenfuss教授）
2005年　大阪大学医学部附属病院循環器内科医員
2007年　桜橋渡辺病院内科。2010年より内科医長・心臓血管センターCCU科長
2012年　日本大学板橋病院循環器内科助教・CCU室長
2015年　大阪警察病院循環器内科副部長
2016年〜　現職

・日本内科学会認定内科医・指導医，日本循環器学会専門医，日本心血管インターベンション治療学会専門医，日本医師会認定産業医，臨床研修指導医，日本心臓病学会，日本冠疾患学会，日本血管内視鏡学会，日本心血管画像動態学会，日本血管映像化機構・監事

・「サブウェイ循環器病ファイル」「症例から問いかけるCCUカンファレンス」（MEDSi），「レジデントノート増刊—循環器診療の疑問，これで納得」（羊土社），「変貌する心不全診療」（南江堂），「循環器臨床を変えるMDCT」（文光堂），「むかしの頭で診ていませんか？　循環器診療をスッキリまとめました」（南江堂），ほか（いずれも共著）

循環器研修テクニカルノート　心不全
—臨床を上手に行うための「頭と実地」
のテクニック—　　　　　　　　　定価：本体5,000円＋税

2016年9月15日発行　第1版第1刷 ©
2019年10月22日発行　第1版第2刷

著　者　樋口　義治

発行者　株式会社　メディカル・サイエンス・インターナショナル
　　　　代表取締役　金子　浩平
　　　　東京都文京区本郷1-28-36
　　　　郵便番号113-0033　電話（03）5804-6050

印刷：アイワード／表紙装丁：トライアンス

ISBN 978-4-89592-865-6 C3047

本書の複製権・翻訳権・上映権・譲渡権・貸与権・公衆送信権（送信可能化権を含む）は，㈱メディカル・サイエンス・インターナショナルが保有します。
本書を無断で複製する行為（複写，スキャン，デジタルデータ化など）は，「私的使用のための複製」など著作権法上の限られた例外を除き禁じられています。大学，病院，診療所，企業などにおいて，業務上使用する目的（診療，研究活動を含む）で上記の行為を行うことは，その使用範囲が内部的であっても，私的使用には該当せず，違法です。また私的使用に該当する場合であっても，代行業者等の第三者に依頼して上記の行為を行うことは違法となります。

JCOPY　〈出版者著作権管理機構　委託出版物〉
本書の無断複製は著作権法上での例外を除き禁じられています。複製される場合は，そのつど事前に，出版者著作権管理機構（電話 03-5244-5088，FAX 03-5244-5089，info@jcopy.or.jp）の許諾を得てください。